汤剂煎服法研究

主　编　刘起华　仝小林
副主编　文　谨　孙玉雯　陈弘东
编　委　(以姓氏汉语拼音排序)
陈弘东　方　静　傅延龄　郭　敬　乐智勇
连凤梅　刘　安　刘　峰　刘凤麟　刘起华
饶　毅　孙玉雯　仝小林　王跃生　魏慧珍
文　谨　章　军　赵林华

科学出版社
北　京

内 容 简 介

本书是一部结合理论与实践论述中药汤剂煎煮与服用方法的专著。全书共分六章，第一章为绪论，阐述了汤剂的历史沿革及历史成就。第二章至第五章从现代煎煮法的研究、汤剂临床服用等方面进行了梳理，尤其对影响汤剂煎煮的因素作了详细而深入的解析与探讨。同时挖掘并建立了“煮散”研究的示范方法，对于节约药材、减少资源的浪费、规范临床煎煮使用方法、完善中药的形式都具有重要的研究价值及意义。第六章阐述了饮片汤剂的未来发展趋势。附录收载了相关的管理法规，便于读者查阅。书中列举了大量科研实例，可为相关技术人员提供宝贵的一手参考资料。

本书适于中医师、中药师等从事中医药相关领域工作的人员及中医院校学生阅读参考。

图书在版编目(CIP)数据

汤剂煎服法研究 / 刘起华，仝小林主编. —北京：科学出版社，2016. 6
ISBN 978-7-03-049198-5

Ⅰ. ①汤… Ⅱ. ①刘… ②仝… Ⅲ. ①汤剂-煎药法-研究 Ⅳ. ①R283. 3

中国版本图书馆 CIP 数据核字（2016）第 146986 号

责任编辑：陈深圣 / 责任校对：张怡君
责任印制：赵 博 / 封面设计：陈 敬

科学出版社 出版
北京东黄城根北街 16 号
邮政编码：100717
http://www.sciencep.com
涿州市般润文化传播有限公司印刷
科学出版社发行 各地新华书店经销
*
2016 年 6 月第 一 版 开本：787×1092 1/16
2025 年 7 月第九次印刷 印张：18
字数：394 000
定价：78.00 元
（如有印装质量问题，我社负责调换）

序

提到中医，人们很自然会联想到汤药。汤药，的确是中医的一大发明。传说商朝的伊尹创制汤液并撰写了奠定中医汤剂治疗学开端的《汤液经法》。汤液，已经延续了三千多年，至今仍然是中医的主要给药剂型。

然而，随着时代的变迁，汤液也在发生着变化。许多传统汤液制作的精华渐被淹没，变得模糊；许多新的制作和煎煮方法，使汤液发生了巨大变化，如煎药机、配方颗粒等等；需求的增大，药源的紧缺，忙碌的生活节奏等，都给汤液的现代应用，提出了新的挑战。这些问题，都需要用科学的研究来回答。特别是，在当今药材资源紧缺的情况下，如何恢复煮散这一被应用了两千多年，曾经在宋明盛行了四百余年，可以大大节省药材的汤剂类型。

《汤剂煎服法研究》，是在科技部973计划“经典名方量效关系相关基础研究”项目和北京市科委“十病十药”科技计划“煮散工艺共性技术示范研究”项目的支持下，经过多学科的共同努力完成的。它主要回答了如下几个问题：一是汤药怎样煎煮，煎煮几次为宜；二是汤药煎煮的影响因素有哪些；三是传统煮散较之饮片的优势何在；四是对仲景煎煮法的现代研究，并以此为经方本源剂量的考据，提供了坚实的科学依据。当然，汤剂的现代科学研究，还仅仅是刚刚起步，尚有诸多问题需要回答，本书也只是抛砖引玉。

作为中医师、中药师，作为从事中医药相关领域工作的人员，了解汤剂的相关知识，掌握科学的煎服法，无疑是非常必要的。相信本书会给大家带来丰富的营养。

在本书出版之际，我们要特别感谢国家973计划，感谢北京市科技计划所给予的立项支持和资金的提供；特别感谢为本研究做出了贡献的多学科专家王跃生教授、傅延龄教授、徐国良教授、柯李晶教授等；感谢科学出版社编辑，为本书的校对出版所作出的努力。最后，赋诗一首，以表感谢。

汤剂赞

汤液商代伊尹创，仲景伤寒立津梁。
宋代煮散省药材，颗粒之花初绽放。
科学煎煮保药效，合理服法药力彰。
传统插上科技翅，古老汤剂大发扬。

丙申仲夏写于知行斋

前　言

汤剂是中药饮片加水煎煮去渣取汁的液体剂型，具有随症加减灵活变通的特点，在中医几千年防病治病的用药实践中，汤剂始终作为中药的最重要剂型发展运用至今。中医药的发展离不开汤剂，若想达到理想的临床疗效，除了有医生的正确诊断、准确处方和药师精准的配药外，汤剂的煎煮和服用作为中药应用于临床的最终环节，其正确与否，直接关乎中药的疗效与用药安全。中药汤剂是中医治疗疾病的主要手段之一，应重视中药汤剂煎煮、服用的研究，实现汤剂煎煮的规范化，亦是方药深入研究的基础。从非规范的汤剂煎煮、服用，到中药汤剂煎煮、服用规范的全面推广实施，将是一个质的飞跃，这对于指导临床如何使用中药，更好的发挥中药的临床效果，提高患者的依从性等均有非常重要的意义。

本书从中药汤剂的历史到临床应用进行了梳理，对中药的煎服之法进行了系统的研究探讨，建立了一个较为完整的中药汤剂煎煮理论体系，可指导临床医生更好地运用汤剂这一传统剂型。书中根据973计划“以量-效关系为主的经典名方相关基础研究”项目中的研究结果，阐述了影响中药汤剂临床疗效的诸多因素：从药材和饮片的角度而言，包括药材的质量、药物炮制、药材的性状等因素；从处方角度而言，包括煎煮和服药方法等因素，尤其对影响汤剂煎煮的诸多因素作了详细而深入的解析与探讨。这些内容既提高了人们对中药煎煮重要程度的认识，也对煎药的具体操作起到指导作用，可确保中药汤剂的临床疗效。

本书还引用了973计划的研究结果，即通过对中医方药临床用量下降原因进行全面深入的解析，提出宋代“煮散”盛行是导致方药用量下降的关键原因之一，进而重新挖掘了中药“煮散”这一用药形式。研究了药材粒度对煎煮工艺的影响，系统的建立了“煮散”研究的示范方法，对于节约药材、减少资源的浪费、规范临床煎煮使用方法、完善中药的形式都具有重要的研究价值及意义，也为广大医药工作者开展煮散的研究及确定临床应用方法、剂量提供了参考依据。书中结合本课题组的研究工作，列举了大量科研实例，可为广大医药工作者提供宝贵的一手参考资料。

在本书出版之际，也衷心感谢以下同道穆兰澄、朱国雪、张超、梁少瑜、张家成、彭智平等，为本书编写工作做出的贡献，同时对本书中所引研究数据的多位专家与学者也一并致谢。由于我们学识水平有限，编写经验不足，加之时间仓促，本书错漏之处在所难免，热忱希望广大读者对本书提出批评指正！

编　者

2016年6月于北京

目　　录

第一章 绪 论

第一节 概 述

一、汤剂的概念

汤剂，古称汤液，俗称汤药，是中药饮片加水煎煮去渣取汁的液体剂型。一般作内服用，亦可外用作洗浴、熏蒸及含漱。因煎煮时间和方法的差异又分为煮剂、煎剂、饮、沸水泡药等类别。《备急千金要方》序：“凡古方治疾，全用汤法，百十之中未有一用散者……卒病贼邪，须汤以荡涤。”《圣济经》：汤液主治，本乎腠理，凡涤除邪气者，用汤最宜。伤寒之治，多先用汤者以此。在中医几千年防病治病的用药实践中，汤剂始终作为中药的最重要剂型发展运用。

二、汤剂的特点及分类

汤剂是中医药应用最早一种剂型，也是古今众多中药剂型中，应用最多的一种剂型，具有以下特点：①汤剂能全面、灵活地根据患者或各种疾病的特殊性，在方剂的基础上加减化裁，灵活变通地使用药物，适应中医辨证施治、随症加减的原则；②汤剂多为复方，按照中药配伍原则，使药物之间相互促进、互相制约，从而达到增强疗效、缓和药性的目的；③汤剂为液体制剂，内服后吸收快，能迅速发挥疗效；④汤剂溶媒来源广，制备简单易行；⑤汤剂可根据药性不同，选择合适的煎煮方法和煎煮时间，保证了临床疗效和用药安全；⑥汤剂的缺点：某些脂溶性和难溶性成分煎出不全，药液含杂质较多，易霉变；口服量大，味苦涩；儿童服用困难；携带不方便，且需临时煎制。

（一）按汤剂制备方法分类

其可分为煮剂、煎剂、煮散和饮剂 4 种。

1. 煮剂

药材饮片加水煎煮，去渣取汁所得的液体剂型。具有浓度适中、吸收快、奏效迅速、作用强的特点，是汤剂中应用最多的剂型。

2. 煎剂

煎剂是将经过煎煮去渣的药液，再经过加热浓缩所得的液体剂型，因其加热时间较长、故可减弱药物的毒性、同时又具有浓度较高、服用量少等特点。

3. 煮散

煮散乃药材粗颗粒与水共煮去渣取汁而制成的液体药剂。与汤剂相比较，具有节省药材、便于煎服等特点。

4. 饮剂（代茶饮）

饮剂是药物经过沸水浸泡去渣所得的液体剂型。加热时间较短、温度较低，药液味薄气清，适合频频饮服，擅清上焦热邪。

（二）按汤剂的应用范围分类

其可分为内服和外用2种。

内服汤剂可用于治疗各种疾病。

外用汤剂主要有洗浴、熏蒸、含漱等。①洗浴可用药液洗浴头、身和四肢，直接接触病变部位，发挥其祛风除湿、清热解毒等作用，多用于治疗疮疹溃疡。其中眼科洗药，则专用于眼睛局部，有祛风退翳明目、消肿止痒等作用，用治目赤翳障、睑缘糜烂等证。②熏蒸须趁热使用，使药气窜入肢体的肌腠筋骨，发挥其祛风、散寒、除湿等作用，适于治疗病邪在外的疾患。③含漱使药液暂留在口中，直接分布患处，发挥其清热解毒、消肿利咽等作用，适于治疗口腔、咽喉等部的疾患。

三、影响汤剂疗效的主要因素

（一）中药饮片质量的影响

中药饮片是中医治病的物质基础，中药饮片质量好坏直接影响到中医治病的效果。只有保证和提高中药饮片质量，才能提高中医的疗效，而中药饮片的质量受诸多相关因素的影响，可概括为以下几个方面。

1. 药材的品种、产地对质量的影响

中药经过数千年的开发应用，主流品种有所演变，各地又有习用品种，资源开发过程中又出现一些代用品和新品种，使得同名异物、同物异名现象十分普遍。例如《中华人民共和国药典》（简称《中国药典》）一部规定白附子为天南星科植物独角莲的块茎，而东北、上海、广东等地使用毛茛科黄花乌头的块根。金钱草，四川用的是报春花科的过路黄，主治胆结石；广东用豆科植物金钱草，主治膀胱结石；浙江用旋花科的黄胆草，主治黄疸。大青叶有十字花科菘蓝的叶子、蓼科蓼蓝的叶子、爵床科马蓝的叶子、马鞭草科大青的叶子等，而药典规定为十字花科菘蓝的叶子。白头翁，有些地区以蔷薇科植物翻白草或委陵菜的根或带根的全草作为白头翁、有的地区则以菊科植物漏芦的根头部分作为白头翁加以应用，而药理学研究显示这些品种的药用价值大相径庭，如果只认药名，不辨同名异属，就难以保证疗效。

中药的来源也比较复杂，一味中药的来源既有只涉及一个品种的，也有包括多个品种的，如《中国药典》2010年版收载石斛5个品种，而关于石斛5个品种的质量，目前认为铁皮石斛最优，环草石斛次之，黄草石斛、金钗石斛、马鞭石斛质差。又如麻黄来源于麻黄科植物木贼麻黄、草麻黄和中麻黄三个品种，三者之间生物碱的含量以木贼麻黄最高，草麻黄次之，中麻黄最低。所以虽同是《中华人民共和国药典》（简称《中国药典》）正品，其质量悬殊，药效有区别，而且由于品种混乱，药形相似又难以鉴别，在流通与使用过程中常发生错卖、错买、错发、错用的偏差。如中药牛膝，中医以其来源分类，有川牛膝和怀牛膝之别，而在很多地区将二者混用。其实它们在功效上是有很大不同的。二者虽都补肾强筋骨，然而，川牛膝偏于活血化瘀，怀牛膝则偏于补肝肾。由于不同品种在化学成分种类及含量方面差异很大，品种与品质密切相关，直接影响到饮片的质量和临床应用剂量和功效，因此鉴定饮片，查明原药材来源非常重要。临床用药应以《中国药典》收载品种为准，地方习用品只能限于该地区使用而不应运销它地。

在古代，医家们经过长期的实践经验积累，通过对药材的外观、形态、口味、功效等方面考证，逐渐总结出各产地药材的特点，"道地药材"之说也由此而生。所谓"道地药材"是指名优正品，且需生长在适宜的条件和特定的产区，因其产品质量优良，功效显著，故被历代中医药学家所公认。而所谓"正品"首先与药用植物的"种"有直接关系，它也是形成"道地药材"的重要内在因素，若药用植物的"种"不同，即使有同样的生长条件，也永远成不了"道地药材"。其次，"道地药材"的生长与自然条件也是至关重要的，否则即使药用植物的"种"相同，没有适宜的生长条件，药材的产品质量也会低劣。

我国第一部药学专著《神农本草经》序录中就曾强调药材的"土地所出"。南北朝时期梁代陶弘景亦云："江东以来小小杂药，多出近道，气力性理不及本邦。"指出药材产地的重要性。明代伟大的医药学家李时珍，根据自己对实物的调查，结合用药经验，对某些优质药材论述得更加具体。如对药材地黄的评价为"今人惟怀庆为上"，怀庆为当时的怀庆府，即现今河南省沁阳县及其毗邻孟县、温县一带，均为地黄主产区。《本草乘雅半偈》记载："江浙壤地者，受南方阳气，质虽光润而力微，不及怀庆山产者禀北方纯阴，皮有磊可而力大也。"《本草从新》言："以怀庆把大而短，糯体细，菊花心者佳。"由此可见，怀庆产区的地黄具有历史悠久、产品质量优良等特点，被誉为"四大怀药"之一，一向被国内外称为"道地药材"（四大怀药为地黄、山药、牛膝、菊花，都是道地药材）。

麦门冬即麦冬，一向以浙江慈溪、余姚产地出品的为著名，素有"杭麦冬"之称。李时珍曾曰："浙中来者甚良。"现今入药所选用的麦门冬的主流品种可分为两大类：杭麦冬和川麦冬，因生长的土壤、水分和年限不同，二者性状迥然有异，杭麦冬栽植后四年收获，为纺锤形，个头一般较川麦冬肥大，表面黄白色，显油润，新品质柔软，中间木心（中柱）质硬，气微香，味微甜，被誉为"浙八味"之一，（"浙八味"为浙贝母、麦冬、浙玄参、白术、温郁金、芍药、杭白菊、元胡）；川麦冬，主产于四川绵阳、三台等地，栽植后两年收获，较瘦小，表面乳白色，气味较淡。

五味子分为南、北两类，其中北五味子为东北特产药材之一，一直以来，被医药学家视为佳品。李时珍曾曰："五味子今有南北之分，南产者色红，北产者色黑，入滋补药必用北产者乃良。”北五味子（又称辽五味子）双卵、乌黑、肉厚、油润、质柔、酸味较重，质优。南五味子（华中五味子）呈状粒，肉薄、干燥、不油润、酸味较差，质次。

枸杞子以往主要分为宁夏枸杞与津枸杞两类。宁夏枸杞主产于宁夏的中宁、中卫；津枸杞（又称血杞），主产于天津郊区的杨柳青、静海及河北大城等地（现产量甚少），其他如甘肃、内蒙古、新疆等地亦有少量出产。近年来，枸杞子在河北省来鹿县产量甚丰，但北方枸杞仍以宁夏产的质量为优，这是因为枸杞喜生沙质土壤和排水良好的地方，具有耐寒、耐旱的特性，怕低洼积水，所以宁夏中宁地区的气候、土壤最适宜枸杞的生长。宁夏的枸杞子性状特点为果实呈长卵形或类纺锤形，色红，肉厚，质柔润，籽少，味甜，为枸杞中隽品；而河北来鹿的产品均呈纺锤形，一般个较大，但肉薄，瘪瘦，籽多，甜度差，略带苦味，质量较差。

中医在治病用药时往往注重道地药材的应用，如东北人参、鹿茸、五味子，浙八味，云南的三七，四川的黄连，甘肃的当归，宁夏的枸杞，河南的怀山药，青海的大黄等，都是效果较好的著名道地药材。如葛根中总黄酮的含量，产于吉林的高达12%，产于贵州的仅1.77%；新疆甘草的甘草酸含量可达7.2%，而一些混杂品种仅含0.72%，相差10倍；《中国药典》规定，当归含挥发油应在0.4%以上，甘肃武都饮片含量为0.65%，云南丽江饮片含0.59%，而四川饮片仅含0.25%；正品济银花绿原酸含量高达5.87%，四川天全产者仅0.125%，差异达47倍；地黄中梓醇具有降血糖、利尿和缓泻作用，河南武陟产者含量为0.81%，产于广东增城者为0.019%，浙江仙居产者为0.001%，竟有810倍之差。

再如大黄，地道药材产于青海、西宁、四川和甘肃省，主要用于治疗胃肠实热便秘或热结旁流，且无腹痛的副作用，其主要泻下成分为番泻苷A、B、C、D。而非道地药材藏边大黄、河套大黄、华北大黄、天山大黄，含有土大黄素，不含双蒽酮苷、番泻苷类，无泻下作用，服后可致腹痛，且不含大黄有效成分大黄酸和芦荟大黄素，抑菌作用也较弱，一般作兽药用或作工业染料的原料。

中医防治疾病的主要工具是中药，中药品种的稳定与可靠，是中医临床用药安全、有效的基本前提。中药材种类繁多，据相关数据统计我国中药材的药用资源共12807种、其中常用600余种、年产量达30万吨。综上可见饮片质量与生药原产地环境因素密切相关，不同产地、不同来源的中药品种其质量相差较大，但目前我国对中药材的管理尚无统一的标准，导致中药饮片质量参差不齐，如此情况下，即使医师处方合理，也很难保证疗效一致。

2. 人为因素对质量的影响

（1）中药的真伪。中药的真伪即指中药品种的真假，真，为真品，亦称正品，指药材来源的科、属、种符合国家药典、部颁规定的标准及地方标准；伪，即伪品，亦称假药。伪品药材即是与上述标准规定不相符的药材。如大黄在《中国药典》中收载有寥科植物掌叶大黄 *Rheum palmatum* L.、唐古特大黄 *Rheum tangutieum* Maxim. exBalf. 或药用大黄 *Rheunr offieinale* Baill 三种，其他还有多种类似品虽也称大黄，但因所含成分不符合药用要求，故应视为伪品，不能入药。如患者服用了假药，轻者贻误病情，重者可危及生命。假药多为价昂珍稀品种，如牛黄、沉香、人参、珍珠、冬虫夏草、番红花等伪造掺杂，牟取暴利。当今不仅贵重药有伪劣，供应紧缺的药材，包括一般草药也常有伪劣品，如用小赤链蛇充金钱白花蛇，以百花锦蛇充蕲蛇，以菊科植物大鳍蓟的果实和木香的果实当牛蒡子，以生晒人参加工冒充西洋参，以贝壳打圆磨光冒充珍珠，以松香、红土加铁粉、染料制成团块伪充血竭。有的只为牟利有意制售假药，如以牛胆汁、熟鸡蛋黄又加入黄连素制假人工牛黄几百斤，还有在海马腹内灌水泥、鱼粉，冬虫夏草体内夹铁丝，甚至灌水银等，将三棱切削后加入蜡冲撞打光等精心加工后冒充三七。有的将报春花科植物聚花络黄的干燥全草作为金钱草，孰不知金钱草可利水通淋，清热消肿，主治热淋、砂淋与胆囊结石、肾与膀胱结石，也可用于治疗湿热恶疮肿毒，而过络黄四川又称风寒草，民间用于祛风清热，治毒蛇咬伤，两者混淆，往往得不到应起的疗效。沙参、桔梗伪充人参，川黄芪、红芪充黄芪，用莪术的根茎雕刻染色伪造成三七，冬虫夏草有地蚕、凉山虫草、分枝虫草等混充。如柴胡中掺北豆根、薏苡仁中掺高粱米、蒲公英中掺切碎的它种植物叶片、蒲黄中掺黄土及其他蕨类植物的孢子、红花中掺细锯末或红土、金银花拌糖水掺细沙、用银环蛇成蛇纵剖成条接上其他小蛇头盘成圆盘状者、或用黑背白环蛇幼蛇伪充金钱白花蛇、或在它种幼蛇体上用白色油漆画出环纹伪充金钱白花蛇、全蝎腹中注上水泥、乌梢蛇腹中填塞面条或泥土等。种子类药材，以成熟饱满为优，而有些药材中却掺有较大量的秕、瘪种子，如杏仁、桃仁、酸枣仁等。由于有的毒性中药炮制饮片价格略高，亦有掺假现象和伪品的出现，如半夏的炮制品法半夏、清半夏、姜半夏等掺杂水半夏，或以水半夏剪去尖端后混充半夏炮制品；市场还出现过有人用木薯加工后冒充制白附子片等。这都会延误治疗，对患者健康埋下隐患。

(2) 中药的优劣。中药的优劣即指中药质量的好坏，所谓优，即药材质量优良，既要符合国家药品标准规定的各项指标，又是道地药材真品中质量上乘者。中医处方，为强调要优良品，常在药名前冠以产地、性质、质地、颜色等，如杭白芍、怀山药、广藿香、宣木瓜、秦当归、云茯苓、川黄连、化橘红、双钩藤、细木通、绵茵陈、黑玄参、紫丹参、甘葛根等等，均意谓用优质效宏的药材，以期尽快收到应有疗效。

所谓劣药，系指药材虽属正品，但药材质量低下，不符合或不完全符合国家药品标准规定的各项指标，固不能再入药，否则，轻则治病无效，延误病情，重则出现毒副反应，危及人们的健康甚至生命。劣药形成的原因很多，如药材的采收季节、产地加工、炮制不当，或贮存不善等等。

(3) 中药的养护与管理。大多数中药材，特别是含有挥发油、生物碱及色素等成分的药物，在贮存过程中极易受周围环境中温度、湿度、光照和空气等因素的影响，而出现霉烂、虫蛀、变色、泛油等现象，导致药材有效成分损耗或药材变质，这类变质药材用于临床不仅影响治疗效果，甚至可能导致患者罹患它病。因此库房管理者应根据不同药物的性质采用适宜的贮藏养护方法，如黄芪、枸杞子、瓜蒌、熟地、黄精、玉竹等含糖、淀粉、胶质成分较多的药材很易吸潮发霉，宜置于干燥通风处；种子、果实类药材春夏之季易虫蛀、泛油，不宜大量贮存，且应经常清斗、翻晒或烘烤，及时灭除害虫；人参及一些动物类药材与花椒、细辛一起存放，则不易发生虫蛀；牡丹皮与泽泻共同存放，牡丹皮不易变色，泽泻不易虫蛀。

一般而言，大多数中药是当年新货质佳，随着贮存时间延长，质量逐渐下降，药效降低。据报道，对同一产地同一品种的白芍进行了贮藏试验，结果表明，白芍贮藏1、2、3、4、5年的芍药苷含量，分别是0.241%、0.205%、0.219%、0.158%、0.106%，呈逐年下降趋势。又如金银花，其中的主要有效成分为绿原酸，其含量每年递减10%左右。可见，使用白芍，以贮存3年以内者为佳，使用金银花以当年新货为宜。柴胡在贮存过程中挥发油和皂苷的含量随贮存时间的增长而降低，柴胡的贮存期以3个月为宜；荆芥的主要成分——挥发油的含量会随着贮藏时间的延长而逐渐减少；绵马贯众杀虫、抗肿瘤的有效成分间苯三酚类化合物可自然分解，贮藏6个月以上则药效基本消失；细辛中具有镇咳作用的酸性氨基酸，鲜品含量最高，可贮藏6个月后，几乎无镇咳作用。因此，针对此类药材，库房管理应遵守先进先出的原则，避免因贮存时间过长而导致饮片质量下降。

少数药材，如半夏、橘皮、吴茱萸、艾叶、枳实等则宜陈用，如半夏的生品未见有祛痰作用，但放置一年后却有明显的祛痰作用；橘皮的有效成分是高沸点的挥发油和橙皮苷，久存后非有效成分的低沸点挥发油散失后，等量的药材中，其有效成分的含量会相对增加，疗效也相应增强。针对此类需要长期放置的饮片，在贮藏过程中更要注意避光、防潮、通风低温，同时注意鼠耗等现象的发生，防止因贮藏不当而降低质量。

3. 炮制加工对质量的影响

炮制加工是指中药应用或制成各种制剂前必要的加工过程。包括去除杂质、干燥、粉碎、切制等一般加工过程（部分在产地完成，称产地加工）和根据中药特点采取的炒、炙、煅等特殊加工。其目的是提高临床疗效、降低中药的毒副作用，更好地为临床服务。如明代陈嘉谟在《本草蒙荃》中指出："制药贵在适中，不及则功效难求，太过则气味反失。火制四：煅、炮、炙、炒也；水制三：渍、泡、洗也；水火合制：蒸、煮二者也。造法虽多，不离乎此。酒制升提，姜制发散，入盐走肾而软坚，用醋注肝而止痛。童便制除劣性而降下，米泔制去燥性而和中，乳汁制润枯生血，蜜制甘缓益元，陈壁土制窃真气骤补中焦，麦麸皮制抑酷性勿伤上膈。乌豆汤、甘草汤渍曝并解毒，致令和平；……去瓤者免胀，抽心者除烦"。清代张仲岩在《修事指南》中指出："炮制不明，药性不准，则汤药无准，而病症无验也。"然而随着社会的发展和人们对经济利益的追求，往往忽视或忽略中药的炮制，没有严格执行炮制工艺和技术标准或操作不规范。主要存在四个方面的问题：①该炮制的不进行炮制，使用生饮片。②受西药"毒性反应"观念的影响，对药性峻猛的一些中药材，如半夏、附子等过度炮制，使其临床疗效大大降低。③中药饮片炮制上，既有国家药典收载的炮制规范，又有各省市的炮制规范。而两种规范并存，反而使国家和地方的规范皆失去了约束力和权威性，造成了事实上普遍的不规范。"相同的药材有多种炮制方法，有的甚至相互矛盾"。④不同的炮制品相互代用混用等，也直接影响中药的临床疗效。

规范炮制才能保证中药材的疗效：《太平圣惠方》云："炮制失其本性，虽有疗疾之名，永无必愈之效，是以医者务必殷切注意"。可见中药疗效的高低，不仅取决于中药材本身的质量，而且与炮制适当与否有密切关系。另外，药理研究表明，中药药物毒性的降低，主要是通过炮炙转变了毒性成分，或者是减少了毒性成分；如川乌中的乌头碱有剧毒，炮炙后，乌头碱平均减少78%~82%，达到药用要求。柴胡，生用则升散作用强，用于解表退热；醋制后既缓解了升散之性，又增加了疏肝止痛作用。而现今大多中药房的柴胡均未醋制，用于解表则可，用于疏肝则少有疗效。延胡索中的生物碱不溶于水，醋制后煎用，药液中生物碱大大增加，止痛效果好。药物通过加工炮制后其有效成分和含量都有所变化，药理作用和临床疗效可因之不同，如槐花不同炮制品，其成分含量都各不相同，实验证明，生槐花、炒槐花及槐花炭有效成分——芦丁相对含量分别为12.5 %、12.3 %、3.34 %，而鞣质相对含量分别为0.66 %、1.39 %、2.57 %，可见槐花炒后芦丁含量无明显变化，但加热可破坏转化酶，以保存药材中芦丁含量，而炒炭后芦丁含量降低，但鞣质增加了近4倍，所以增强止血作用；又如何首乌其制品中含糖量要比生品增高1倍，生品含量为5.8 %、而制品含量为10.84 %，同时制首乌可使去肾上腺饥饿小鼠肝糖质的积累增加，比生品增加6倍，所以制品补益作用增强，同时通过炮制，生品中的致泻有效成分结合性蒽醌衍生物被破坏，降低了致泻的不良反应，更显示出含卵磷脂的滋阴养血作用等。

中药饮片的炮制不能太过，也不能不及。今市场供应的部分饮片，虽是法定饮片，但炮制欠当，同样影响疗效。如蔓荆子的法定饮片有生品和炒品两种，生品疗效好，但蔓荆子一半包于宿存花萼中，故也可以炒制以去除宿萼，便于药性的发挥。炒蔓荆子，《中国药典》规定炒的程度是“微炒”，便于除宿萼，而药房实际供应的炒蔓荆子饮片多是炒炭品。蔓荆子炒炭以后，有效成分含量减少，药理活性下降。研究表明，蔓荆子炭发散力弱(挥发油含量：生品0.128%，炒焦品0.079%，炒炭品0.017%)，镇痛力弱（治头痛生品1.5g显效，炒炭品30g才有效)。可见，蔓荆子炒的太过，是会影响用药疗效的。各级炮制规范中未对炮制用辅料做具体规定，也让不法分子钻空子。例如，全蝎的炮制系在捕捉后除去泥沙，置沸水或沸盐水中煮至全身僵硬，阴干，而《中国药典》及各地药品标准中均未规定含盐量，使盐的含量竟可达全重的30%～70%，配方时很难准确把握实际用量，将直接影响疗效，大量盐分的存在甚至产生严重不良反应；半夏炮制时用矾水浓度过大等，都影响饮片药性以至药效。实验证明，生当归、酒炒当归、清炒当归、焦当归、当归炭中阿魏酸的含量分别为0.05%、0.03 %、0.04 %、0.04 %、0.01 %，差异很大；板蓝根薄片浸出物及还原糖含量高于斜片、原片、段片。故强调炮制要规范操作，还应根据临床需要选择适宜的炮制品。如地黄传统分为大生地、熟地黄和细生地三种，其功用不同，大生地清热凉血，熟地黄滋阴补血，细生地滋阴清热而不腻膈。

在饮片炮制过程中还常出现以下问题：川贝、白芍、山药等用硫磺熏白，久置泛黄，药味变酸；炒炭品杜仲炭、大黄炭、棕榈炭等药材因火候把握不准，炮制过头，无法做到保持药物的存性；川乌、草乌、半夏、附子等毒性药物未按规范标准炮制或炮制不得法，炮制后口尝仍有强烈麻舌感，未达到减毒的作用。如附子的毒性成分乌头类生物碱，过量服用对呼吸中枢、血管运动中枢及反射功能均有麻痹作用，但乌头碱的水溶性大，遇热易被分解破坏，生附子经炮制后乌头碱大部分被破坏，毒性大大减弱，如果炮制不得法而应用于临床则极易导致中毒事件的发生。可见以上的各因素不仅导致了中药饮片质量的降低而且对临床用药的安全性也构成了一定的威胁。还有不按规定操作：如加工天麻应该用蒸的方法，而使用煮的方法，就会造成药材有效成分下降；有些饮片，如全蝎、牛膝、醋制延胡索、蜜制黄芪、蜜制甘草等炮制品含水量过高，既影响疗效，又会使饮片在运输贮藏中发霉、变质。

炒制是中药炮制中的一项重要的加工方法。炒制的“火候”很重要，一般来说，炒黄用文火，炒焦、麸炒、土炒、米炒用中火，炒炭用武火。不同的炒制方法，对中医临床疗效都有直接影响。一些种子类药材如草决明、王不留行、牛蒡子、莱菔子等，经炒制后一可使种皮鼓起或爆裂，入煎时有效成分易于煎出，能更好地发挥药物的疗效，消导药如山楂、麦芽、神曲等经炒制后使药物产生焦香气味，以增强健脾消食作用，某些有毒药物经炒制后可降低毒性或缓和药性，如牵牛子炒制后可使一部分牵牛子苷破坏，毒性降低；苍耳子含苍耳子苷和毒性蛋白，经炒制后能使分解苷的酶破坏，毒性蛋白质及树脂凝固变性，毒性大大降低，有效成分易于保存。若不遵循炮制方法炮制，则严重影响中药的疗效，再以白术为例，正确的炮制方法是经麦麸炒，以减轻白术的燥性，然而现在多是用锯末熏，使白术根本达不到应有的疗效。可见依“法”炮制中药的必要性。

中药饮片的切制应严格符合《中国药典》及各省、自治区、直辖市制定的中药材炮制标准或规范。应严格按照药要求切片、段、块、丝等。其规格、厚度药典中都有一定要求，但目前对中药饮片的切制规范要求还较为粗糙，如《中国药典》、《全国中药炮制规范》等对饮片的切制往往只规定“切厚片”、“切薄片”等切片类型，但对饮片大小、片重限度等尚无具体明确的要求。而中药饮片切制的厚薄、大小、长短等规格，对汤剂中浸出物有很大影响，从而影响中药药性的发挥。如 2～4mm 宽的杜仲的浸出物为 10.45%，而 2～3mm 宽的丝片浸出物为 18.19%。

中药饮片切制过程中常出现的问题：

（1）饮片该切不切。

（2）中药材水处理时间过长，浸润过度，药材吸水过多，导致药材有效成分流失甚至霉烂变质的伤水现象，如白芍伤水，切出的饮片呈凉帽状，表面不光洁；山药伤水引起的色泽变红；桂枝伤水导致的表皮脱落等。饮片切制前处理不得法，切制前应遵循少浸多润原则，对药材进行预处理，否则经长时间浸泡，药材会失去部分有效成分，甚至导致化学变化。例如，以前认为黄芩有小毒，须用水长时间浸泡，待浸泡液变绿，方可切片。实际上黄芩苷被酶解成黄芩素，后者为邻三羟基黄酮，易氧化为绿色的醌类成分失去药效，现在采用蒸、煮、烫，以破坏酶，既保留有效成分，又软化药材，易于切片，而且烫、煮、蒸黄芩的抑菌能力较生及冷浸者高。

（3）中药饮片切制应符合各中药饮片的标准，不宜切制太厚，而在临床应用过程中，常可见白芍、射干等按规定应切 1～2 mm 的薄片，却多切 2～3 mm；山药、天花粉等应切 2～4 mm 的厚片，竟达到 10 mm 左右。中药饮片切制太厚不仅影响饮片炮制的质量而且不利于煎煮时有效成分的释放。如板蓝根薄片的浸出物还原糖含量明显高于斜片、厚片等。紫草、鸡血藤、大黄、茯苓、鸡冠花等以大块入药，这亦容易造成分量不均，剂量不准。一些药材公司对饮片的切制也不够重视，往往规格、大小相差较大。如一批白术饮片 200g 中含有 59 片，平均片重 3.39g，其中最轻的饮片在 1g 以下，最重的达 12g，重量差异十分显著，调剂时导致分剂量的不准确是显而易见的。

毒性中药是指毒性剧烈、治疗剂量与中毒剂量相近，使用不当会致人中毒或死亡的中药。毒性中药分炮制和不炮制两种。毒性中药材不经加工或不经减毒处理加工后用于中药处方调剂的饮片为毒性中药饮片；还有一类称为毒性中药炮制饮片，即将毒性中药材按中医药理论，根据中医临床需要进行炮制加工成饮片，毒性中药材经炮制加工后毒性降低或毒性消除，这类中药饮片在药房管理上不需按毒性中药管理而是按普通中药饮片管理。由于毒性中药使用有严格的规定，未经炮制的毒性中药饮片，如生川乌片，临床上这类毒性中药饮片使用较少；现在临床上使用比较多的如附子的炮制品黑顺片和白附片，半夏的炮制品法半夏、姜半夏、清半夏，草乌的炮制品制草乌，川乌的炮制品制川乌。用量较少的天南星的炮制品制天南星片，甘遂的炮制品制甘遂，白附子的炮制品制白附子等。加工不合格的毒性中药炮制饮片服用后会造成严重后果。在市场上时常可以见到炮制不合格的饮片，如制川乌、制草乌折断后口尝有很强的麻舌感。如附子由于是在夏季采收，历来都是在产地直接用鲜药材直接趁鲜加工炮制成盐附子、黑顺片、白附片等规格，黑顺片和白附片经炮制后毒性很小，饮片口尝味淡，无麻、刺舌感，可以直接用来调剂处方使用，但是，长期以来，市场上的黑顺片和白附片质量不合格的较常见，口尝有明显的麻刺舌感。中毒常见症状有口舌、面部及全身麻木，肢体颤抖及口腔灼热、流涎、恶心、呕吐、头昏、眼花、心慌胸闷、烦躁不安、呼吸困难、瞳孔散大、面色苍白、心律紊乱，甚至死亡；如半夏中毒表现主要为口腔及咽喉部黏膜的烧灼感和麻辣味，胃部不适，继而出现喉舌肿胀，言语不清，吞咽困难、剧烈呕吐、腹痛腹泻，严重者抽搐，喉部痉挛，呼吸麻痹而死亡。天南星中毒表现为咽喉干燥有烧灼感，舌体肿大，口唇水肿麻木，味觉丧失，声音嘶哑，张口困难，面色苍白、四肢麻木，严重者痉挛、窒息、昏迷、呼吸停止。

（二）煎煮服药方法的影响

1. 中药的煎煮方法对汤剂疗效的影响

中药饮片的煎煮过程直接影响着中药饮片药效物质的释放，而人为操作的不规范以及饮片煎煮时间和火候的差异，使中药饮片的质量很难充分发挥。传统中药汤剂的煎煮方法有先煎、后下、单包、另炖、烊化、冲服等，通常在煎药前，对矿石类药材要先煎，如石膏、牡蛎等；对含挥发油的药物要后下，防止有效成分的挥发逸散，如薄荷、大黄等；对刺激咽喉的中药，如旋覆花要包煎；贵重药如人参、鹿茸与他药共煎时部分煎出液渗入其他药物，不易沥出，为了避免损耗，须放在另一煎器内煎煮取汁，兑入其他药液内分服；一些胶质类中药，如阿胶、龟版胶等要烊化冲服，防止煎糊和有效成分的损失；对一些煎煮后有效成分容易挥发逸散，或因煎煮降低解毒作用的中药，如沉香、犀角要制粉冲服。如不按先煎、后下、包煎的煎药规定操作，可使含挥发性成分的饮片（如藿香、薄荷）因煎煮时间过长而药效丢失；一些矿物质饮片（如磁石、赭石）因煎煮时间过短而使其有效成分未充分释放；应包煎而未包煎的药物（如葶苈子、青黛）沉在锅底导致糊锅或漂于药液上呈粉末状。这些现象的发生都会影响临床疗效。

目前绝大部分医院都采用蒸汽煎药，用煎药机代替患者煎煮汤剂。传统中医用汤剂，煎煮方法需要根据药性及病性而制订。如发表剂应轻煎，补虚剂及治疗下焦病的药宜久煎，调和寒热剂及和解少阳剂应去渣再煎，瓜蒌、薤白用于治疗胸痹病应加酒煎煮或者后下，而瓜蒌用于治疗小陷胸病应与他药共煎，薤白用于治疗大肠气滞、泻痢不爽则应先煎等等。

机器煎煮中药，没有先煎、后下之区别。因不能先煎，致使有些有毒药物难以保证用药的安全性，有些质地坚硬的药，难以保证有效成分的充分溶出；因没有后下，致使富含挥发性成分的药有可能药效降低。在煎煮时间方面，大多是固定化的，没有轻煎，则药物何以升浮而走上焦、发表邪；没有久煎，则药物如何沉降而达下焦、补虚损。在煎煮温度方面，多数高于100℃，温度高于传统的煎煮温度，对药物的有效成分有何影响，现今还较少有报道。用煎药机煎煮，所有药物都在同一时间、同一温度下完成煎煮，并不讲究先煎后下之法，虽然省工省时，但降低了疗效，不利于疾病的治疗和传统医学的继承。若患者确要代煎，则需针对每一张处方的特殊性而制订煎煮操作规程，并嘱咐专业煎药人员予以实施，以利于药效成分煎出，保障用药疗效。

汤剂是中医临床最常用的剂型，即便饮片质量上乘，汤剂煎煮不当，药性少存，取效亦难。方如瓦之合，剂如羹之和，方不对证则非方，剂不蠲疾则非剂，故方虽对证，而煎煮制剂不切证候之理与药性之理，难称为“剂”，谈何蠲疾。只有科学、合理的煎煮中药，中药才有望产生应有的疗效。

2. 服药的方法对临床疗效的影响

服法的恰当与否，对疗效有一定影响。清代徐灵胎于《医学源流论》中说：“病之愈不愈，不但方必中病，方虽中病，而服之不得法，则非特无功，而反有害，此不可不知也。”服药的方法直接关系到中药疗效的好坏，不同的药物、不同的病情有不同的服用时间和不同的服用剂量，同时还存在着不同的服用禁忌。一般疾病每日1剂，每剂分2或3次服；病情急重者每隔4h服1次；呕吐患者宜少量频服；发汗药、泻下药以得汗、得泻为度，不必尽剂。对一般药，特别是补益药应饭前服；消食健胃或对胃肠有刺激药，应饭后服；峻下逐水药、攻积导滞药、祛虫药，应空腹服；安神药、涩精止遗药、缓下药，应睡前服。服药期间，一般应忌生冷、辛辣、油腻及刺激性食物。具体而言，应根据不同病情和治疗需要区别对待，如寒性患者忌生冷；热性患者忌辛热油腻；胸痹患者忌肥肉、动物脏器；肝阳上亢患者忌食胡椒、辣椒、大蒜、酒；脾胃虚弱、消化不良者，忌食油炸、寒冷、坚硬不易消化食物；疮疡及皮肤患者忌食鱼、蟹及辛辣刺激性食物等。只有充分掌握、了解这些方法，才能确保用药高效、安全。

(1) 服药时间：一般来说，宜在饭前1h服药，以利于药物尽快吸收。但对胃肠有刺激的方药，宜饭后服用，以防产生不良反应；滋补方药，宜空腹服用；治疟方药，宜在发作前2h服用；安神方药，宜在睡前服用；急证重病可不拘时间服用；慢性病应定时服用，使之能持续发挥药效。根据病情的需要，有的可一天数服，有的可煎泡代茶时时饮用。个别方剂，古人对服药时间有特殊要求，如鸡鸣散在天明前空腹冷服效果较好，可参考运用。前人有些服药论述，是考虑病位的上下远近，从有利于除邪和养生而论，亦可供临床参考。如《备急千金要方·序例》记载的“病在胸膈以上者，先食后服药；病在胸膈以下者，先服药后食；病在四肢血脉者，宜空腹而在旦；病在骨髓者，宜满而在夜”，以及《医心方》载葛仙翁曰：“服治病之药，以食前服之；服养生之药，以食后服之。”

(2) 服药方法：运用汤剂，通常是1日1剂，将头煎、二煎兑合，分2次或3次温服。但特殊情况下，亦可1日连服2剂，以增强药力。散剂和丸剂是根据病情和具体药物定量，日服2次或3次。散剂中有些可直接用水送服，如七厘散等；有些粗末散剂，可加水煮沸取汁，如香苏散等；还有些散剂是用于外敷或掺洒疮面，如生肌散等；亦有作为点眼或吹喉用的，如八宝眼药、冰硼散等。各种丸剂都可以直接用水送服，至于其他不同剂型，可参考制剂情况及方药功用酌情而定。

针对不同情况，前人还总结出一些汤剂的经验服法。如服发汗解表药，宜趁热服，药后还须温覆避风，使遍身漐漐微似有汗。热证用寒药可冷服以助其清，寒证用热药可热服以助其温，但有时寒热偏盛、阴阳离决、相互格拒，出现服药后呕吐的情况，如系真寒假热证候则宜热药冷服，系真热假寒证候则宜寒药热服。此谓反佐服药法，即《素问·五常政大论》中所说的“治热以寒，温而行之；治寒以热，凉而行之；治温以清，冷而行之；治清以温，热而行之”。若见服药呕吐者，宜先服少许姜汁，或用鲜生姜擦舌，或嚼少许陈皮，然后再服汤药；或采用冷服、少量频饮的方法。对于昏迷患者及吞咽困难者，现多用鼻饲法给药。

使用峻烈药或毒性药，应审慎从事，宜先进小量，而后逐渐增大，至有效止，不可过量，以免发生中毒。《神农本草经·序例》中说：“若用毒药疗病，先起如黍粟，病去即止，不去倍之，不去十之，取去为度。”明确提示毒性药的运用规范。总之，在治疗过程中，应根据病情和药物的性能来决定不同的服法。

（3）特殊方剂中饮片的煎服法：清代汪昂著《医方集解》，开创了新的综合分类法，既能体现以法统方，又能结合方剂功用和证治病因，并照顾到治有专科。分为解表、泻下、和解、清热、祛暑、温里、补益、固涩、安神、开窍、理气、理血、治风、治燥、祛湿、祛痰、消食、驱虫、涌吐等方，以下为几类特殊方剂的煎服法。

1）解表方煎法：多为辛散轻扬之品，不宜久煎，以免药性耗散，作用减弱。服法：宜温服，后饮适量热开水，覆衣被取微汗出以解散表邪，治愈表证。解表方发汗，以周身微汗为度，汗后应脉静身凉，不可过汗造成伤阴或亡阳。

2）泻下方煎法：大黄为泻下方中主药，宜后下。

3）补益方煎法：一般宜适当慢火久煎，务使药力尽出。服法：服药时间以空腹或饭前为佳，若急症则不受此限制。

4）开窍方煎法：开窍剂大多为芳香药物，不宜久煎，以免药性挥发，影响疗效。服法：本类方剂多制成丸散剂或注射剂，丸散剂在使用时宜温开水化服或鼻饲。

5）理气方煎法：由于理气药多属芳香辛燥之品，不宜久煎。

6）祛湿方煎法：水煎煮，祛湿剂中的芳香温燥之品不宜久煎。服法：多宜温服；湿邪在外在上者，可热服从表微汗以解。

（4）服用三不宜

1）煎焦的中药不宜喝：有的人不小心，把头煎药熬焦了，于是二煎时多加些水，以为这样可以把头煎的药量一起熬出来。这种做法是错误的。因为中药煎焦后，其中有效成分就会被破坏，甚至完全丧失：如治疗气喘咳嗽的常用中药麻黄、百部等，其有效成分生物碱受到破坏，平喘止咳的作用会大大降低。再如治外感发热的常用中药荆芥、薄荷等，其发汗、解热的有效成分都在所含的挥发油里，一旦被煎焦，挥发油就会完全消失，因而其发汗解热的作用也就消失。有的中药煎焦后，其药物性能则完全改变：如生用荆芥是解表的，煎焦后就变成荆芥炭，失去解表功能而具有止血作用；蒲黄生用是活血药，煎焦后就成了蒲黄炭，也变为止血药了。因此，煎焦的中药（特别是药性改变的药物），劝君千万不要服用，以免耽误治疗，甚至引发病情加重等不良后果。

2）喝中药不宜乱加糖：有人服苦味汤药后喜欢马上吃点糖或口含糖果（块）来消除苦味，此举可能会不同程度影响到治疗效果：如某些健胃助消化的中药，就是利用苦味来刺激人体味觉，促进唾液、胃液的分泌，达到增食欲、助消化之目的；若是服药后吃了糖（或甜食），苦味被完全掩盖，这种健胃助消化作用便会减弱甚至消失。特别是一些治疗胃炎或消化道溃疡的中药，是通过抑制胃酸分泌、降低胃液酸度来起作用的，而吃糖（或甜食）会刺激胃酸分泌增多，既影响药物的应有疗效，还可使病情加重（常见的如胃、十二指肠炎症患者在吃糖或甜食后都会出现“烧心”等不适感觉）。此外，中药成分比较复杂，其含有的蛋白质、鞣酸等成分会与糖（尤其红糖）中富含的钙、铁等元素发生化学反应，形成凝结物而不能被吸收利用，这也会使药效大打折扣。

3）服中药时不宜吃的食物：补气类药物忌白萝卜：白萝卜是行气、降气、破气的，与人参、党参、黄芪等补药同时吃，会削弱药物的补气功效，故在服补气类中药期间，应该禁食白萝卜。养胃中药怕糯米：糯米、肉类、豆类等食物不易消化，正在服用健脾养胃类中药的人最好少吃，以免增加胃肠负担，影响患者康复。清热药躲开辣椒：服用苦寒药（如大黄、黄连、黄芩等）或寒凉药物（如牡丹皮、黄柏、金银花、桔梗、桑叶、连翘等），应避免吃辛辣、刺激性的食物（如辣椒、胡椒、咖喱、酒类等），否则会减弱清热凉血类中药的疗效。治过敏别吃芒果等，因芒果、荔枝、花生及海产类都属于“发物”，正在服用治疗哮喘、皮炎等过敏性疾病中药的人，最好不要吃这类食物。温热药最怕冷饮：生冷冰凉食物会降低胃肠温度，不利药物有效成分的吸收；尤其是在服用温热性质的药物。

中药汤剂成分复杂，常含有大量的糖分、蛋白质、淀粉等，极易造成污染和药液变质，如果过夜服用或存放过久，不但药效降低，而且会因空气、温度、时间和细菌污染等因素的影响，使药液中的酶分解减效，细菌繁殖滋生，淀粉、糖类等营养成分发酵水解，以致药液发馊变质，服用后对人体健康不利。张振娟等通过中药汤剂不同贮放条件的对比观察，认为如果患者自行煎煮中药，用非密闭器皿盛放汤剂，建议在煎好后4h内服用，冰箱冷藏也不能超过1天。如果是医疗机构代煎的密封软包装汤剂，室温通风下贮存不能超过3天，冰箱冷藏以不超过2周为宜，且服用前应重新煮沸。特别是所煎煮的中药含有全蝎、地龙、蜈蚣等动物类中药或熟地、黄芪、葛根等含有高糖高淀粉的中药时，保存时间更不能长，若发现汤剂变色、有异味等异常现象，表明药汤已变质不能服用。

四、汤剂煎服法研究的意义

在中医几千年防病治病的用药实践中，汤剂始终作为中药的最重要剂型发展运用至今。中医药的发展离不开汤剂，若想达到理想的临床疗效，除了有医生的正确诊断、准确处方和药师精准的配药外，汤剂的煎煮和服用作为中药应用于临床的最终环节，其正确与否，直接关乎中药的疗效与用药安全。中药汤剂是中医治疗疾病的主要手段之一，应重视中药汤剂煎煮、服用的研究，实现汤剂煎煮的规范化，亦是方药深入研究的基础。从非规范的汤剂煎煮、服用，到中药汤剂煎煮、服用规范的全面推广实施，将是一个质的飞跃，这对于指导临床如何使用中药、更好地发挥中药的临床效果、提高患者的依从性等均有非常重要的意义。

第二节 汤剂煎煮法的源流

一、汤剂的历史沿革

（一）饮片汤剂的起源

饮片切制就是将中药材制作成一定规格的片、丝、块等的过程。在我国现存最早的医方书《五十二病方》中就有了中药材切制的记载，在铁器尚未出现的时代，人们还曾经采用㕮咀的方法对药材进行切制，也是饮片切制的一种古称。在汉代张仲景的《金匮要略方论》中药物炮制一般在药物注脚中出现，如“川乌五枚，㕮咀，以蜜二升，煎取一升”。随着铁器应用，药材切制方法也在逐渐增多，出现了切片、锉等。梁代陶弘景认为，药材经㕮咀后入药，要产生粉末，吹去粉末，会导致剂量不再准确，而把药材进行细切，与㕮咀相比则药材的颗粒片形均匀，更有利于药力的煎出。因此，随着铁器的应用，㕮咀逐渐地淡出历史舞台，取而代之的是切、剉、捣、劈等。在成书于南北朝刘宋时期的《雷公炮炙论》一书中药材切制转以切、剉、细剉法为多，如黄精“刀薄切，曝干用”；牛膝“细剉，焙干用之”。在唐宋时期，药材又开始以药末的形式入药，即为煮散。所谓煮散就是将药材粉末入煎剂连药液共服，或者粗末入煎剂去渣服。在唐代孙思邈《备急千金要方》中首次出现了“煮散”一词，到了宋代煮散的应用更是发展到了顶峰，一些经方如桂枝汤、白虎汤等也改成了煮散的剂型，如在《太平圣惠方》中桂枝汤煎服法为：“右件药。捣筛为散。每服四钱”。随着社会的发展进步，到了明清时代，切制饮片又逐渐兴起，饮片成为了临床上中药材应用的主流。中药饮片经历了㕮咀、捣碎、煮散、切片、饮片的变革，自商周以来数千年长盛不衰。纵观中药的发展历史，中药的药用形式大致经历了以下三个主要的发展阶段：①原药材直接入药阶段，此阶段属于中医药的发展萌芽期。②原药材经过粉碎成一定大小后再入药的阶段，此阶段属于中医药的发展初期。③原药材经过炮制加工成特定的片、断、块等形状的传统饮片阶段，此阶段属于中医药的发展成熟期，经过长期的实践和发展，传统中药饮片适应了传统的诊疗方式，为当时的社会所普遍接受。但是随着社会的飞速发展，化药、生物制品及中成药等的使用，中药饮片使用份额日趋下降，正面临前所未有的挑战。

相传汤液始于商代，晋代皇甫谧《针灸甲乙经》自序载：“伊尹……撰用神农本草以为汤液”。说明距今已有三千多年的商周时代就已开始应用汤剂。我国现存最古的医方著作《五十二病方》（成书大约在春秋战国时期）中已有“水煮药物煎汁”的记载。《灵枢经》中就有“半夏秫米汤”的记载，并详述制法：“以流水千里外者八升，扬之万遍，取其清者五升煮之，炊以苇薪火，沸，置秫米一升、法半夏五合，炊令竭为一升半，去其渣。”汉代张仲景《伤寒论》，书中113方，有95方为汤剂，占处方的84%以上，可见汤剂在汉代时应用已极为广泛了。梁代陶弘景《神农本草经集注及名医别录》谓“汤剂饮于肠中，则易升易散”。说明当时不但大量应用汤剂，而且注意研究汤剂的作用特点。可称我国第一部中成药专著的宋代《太平惠民和剂局方》一书载有汤、圆、散等多种剂型，共788方，其中汤剂（包括煎、饮）156方，仅次于圆、散，列第三位。

（二）煮散

煮散是一种传统的中药煎药法，是随汤剂的出现而出现的，在《黄帝内经》（简称《内经》）中始见雏形，当时药材修治多为“㕮咀”，大颗粒入煎，即为原始的煮散。东汉时期煮散剂虽未定名，但其一些称为“汤、丸、散”的方剂，其实质已与后世煮散无异，如东汉张仲景的《伤寒杂病论》中就有少量煮散剂型的应用，这为后世煮散剂型的发展奠定了坚实的基础。

煮散已有两千多年的历史，究其来源可以上溯到先秦时期，纵观其发展史，可以概括为煮散见于秦汉、定名于唐、鼎盛于宋、衰落于明清、延续至今。

1. 秦汉唐时代

早在秦汉时代《五十二病方》中就有“削，（舂）木臼中，煮以酒”、“取末灰三指最（撮）”等有关散剂的记载，而同时期的医籍《养生方》、《胎产方》、《杂疗方》中也均有类似的记载。《黄帝内经》经典13方中就有泽泻饮、连翘饮2方为散剂，可见当时煮散已初具雏形。发展至东汉，关于煮散又有了更为详细记载。《伤寒杂病论》中记载的麻黄杏仁薏苡甘草汤、防己黄芪汤、半夏散及汤、薏苡附子败酱散、四逆散等，多采用“麻豆大”、“杵为散”、“杵为末”、“捣筛”、“杵，粗筛”等粉碎方法，再与水共煎后，去渣或带渣服用，这时虽无煮散之名但已有煮散之实。时至唐代，“煮散”一词首次出现，药王孙思邈在《备急千金要方》中，以煮散命名13首方剂，如续命煮散、独活煮散、防风煮散、远志煮散、丹参牛膝煮散等。书中的制散方法多采用“切锉”、“治下筛，为粗散”、“为末”、“捣筛为粗散”等，煮散方法采用直接煎煮或以“绢”、“帛”、“绵”裹之，再进行煎煮。

2. 宋代

煮散发展至宋代，可谓是鼎盛时期，宋代《太平圣惠方》、《太平惠民和剂局方》、《圣济总录》、《济生方》、《仁斋直指方》、《普济方》等方书均大量记载了散剂及其制备、服用的方法。其中《太平惠民和剂局方》全书共788方，以“散”命名者229个，另有123方虽以“汤”、“饮”命名，但其制法、用法均属散剂。故《太平惠民和剂局方》所载药方近乎一半都为散剂，这足可看出宋时散剂的普遍流行。究其原因，庞安时在《伤寒总病论》中记载：“唐自安史之乱，藩镇跋扈，至于五代，天下兵戈，道路艰难，四方草石，鲜有交通，故医家少用汤液，多行煮散。又近世之人，嗜欲益深，天行灾多，用药极费。日月愈促，地脉愈薄，产药至少。何以知之，安时常于民家，见其远祖所录方册，上记昔事迹，其间有广顺年，巴豆每两千二足，故以知药石不交通也……年代近季，天灾愈多，用药极费也。礜石、曾青之类，古人治众病痼瘕大要之药，今王公大人家尚或缺用，民间可知矣。人参当皇祐年，每两千四五，白术自来每两十数文，今增至四五百，所出州土，不绝如带，民家苗种，以获厚利，足以知地脉愈薄，产药至少矣。汤液之制，遭值天下祸乱之久，地脉薄产之时，天灾众多之世，安得不吝惜而为煮散乎”。由此段论述可知煮散的兴盛主要是由于战乱等原因造成的药材短缺，因煮散可以在基本保证疗效的情况下，大大减少用药量。此外，宋统一国家后，仍沿用散剂，颁布《太平圣惠方》、《太平惠民和剂局方》、《圣济总录》三部官修方书，记录大量散剂及其制备、服用方法，使散剂成为了一种官方的用药规范，得到了极大的推广。

3. 明清时代

时至明清，煮散的应用已由盛转衰。其一，明清时期生产发展，药材资源得到较大的发展，药材供应可以保证长时间的稳定、充足。其二，政策层面上明清时期没有像宋时期一样由官方颁布方书、设立和剂局以大力推广散剂，最终造成散剂应用的逐渐衰落。其三，明清时期中医学科发展，关于药材的修合炮制理论丰富，可以大量的生产“生药饮片”，保证汤法的使用。其四，医家也更深刻地认识到煮散的局限性，如加工费力、药材难辨等。但煮散并非弃而不用，许多经典散剂如玉屏风散、黛蛤散、鸡鸣散、银翘散仍大量使用，并显示出良好的临床疗效。

4. 近代

近代名医蒲辅周、岳美中都喜用煮散，在《蒲辅周医案》、《岳美中医案集》中就有很多有关煮散的记载。上海科技出版社 1985 年出版的高等医学院校教材《方剂学》收载 422 方，其中煮散 61 方。而上海科技出版社 1986 年出版的高等医学院校教材《中药药剂学》中，就对中药煮散这一传统剂型作了详细的介绍，使其得到进一步的发扬光大。

（三）服散

服散指原药材或饮片打为细粉不经过煎煮“直接用水或其他溶媒送服的方法”，分为吞服和冲服两种。

中药散剂既有单味粉末制剂，又有复方制剂，是中药传统的剂型及近代中药剂型的基础，如传统的蜜丸、水泛丸等，近代制剂中的片剂、块剂、胶囊剂都以粉碎药末为基础。早在东汉时期，张仲景在《伤寒论》、《金匮要略》中就有记载，各种散剂达 40 余方，五代直至宋代更加盛行，基本替代了汤剂，即“以汤为散”（《伤寒总病论》），最后发展到“一切为散，遂忘汤法”（《圣济总录》）的程度。明朝伟大的药学家李时珍汇集了中药散剂的处方和用法，在其巨著《本草纲目》中详细叙述了各种药物，十分重视散剂的应用，收藏散剂达 3200 余种。

仲景所制散剂可分内服、外用两大类，内服散中可分为和服散与煎服散，外用散又可分为敷散与栓散。用法也就相应地分为：①和散服：是根据病证所需，以水及不同汁液调和散末而便于服用的一种方法，仲景所用汁液有白饮、浆水、酒、粥及鸡子黄、药汁等，论中多数内服散采用此法；②煎散服：是指取适量已制好的药散加水煎煮再行进服，是仲景创制的别具一格的服散方法，兼备汤散合剂的优点，方如半夏散及汤、半夏干姜散及薏苡附子败酱散；③摩敷：是将散末直接擦摩、敷撒于患处，如王不留行散下所注“小疮即粉之”；④塞纳：是将所用药散相合，取适量用绵包裹后，纳于患处，方如用治妇人阴寒的蛇床子散。

二、汤剂煎煮法的历史成就

（一）古代仲景煎煮法

1. 张仲景及《伤寒论》简介

张仲景，名玑，字仲景，南阳郡涅阳县人，东汉末年著名医学家，元、明朝后被奉为“医圣”。所著《伤寒论》是中医史上第一部理、法、方、药具备的经典，全书共载方113首，其中98 方为汤剂，大部分汤剂以水为溶剂。书中不仅详细记载了各处方组成，还对汤剂的煎法、服法交代颇细。后世称《伤寒论》为“方书之祖”，称该书所列方剂为“经方”，方中所用的煎煮方法称为“仲景煎煮法”。仲景对药物的煎法有独到见地，提出了多种煎药方法，并针对不同的病况，使用不同的煎药方法，从而保证了药物疗效。

2. “仲景煎煮法”特色

《伤寒论》依据病证组方选药，再依照病证、处方和药物的特性来确定具体的煎药方法。书中所涉及的汤剂的煎煮方法丰富、施用灵活，概括来讲，仲景通过不同的煎煮方法分别达到以下几点用药目的：①改变药物的药性，达到减毒增效之目的；②使同一味药物获得不同的功效；③掌控药物的作用趋向，优选药物的起效成分，达到上下表里定位分明、敛散补泻规矩井然的效果；④使方剂功效得到最优化，同时还可以改变方剂整体作用的定位，使其起到或发汗于表、或涌吐于上、或清利于下、或表里两解、或上下同治、或斡旋于中等作用。可见，中医理论中的整体观念与普遍联系的观点在“仲景煎煮方法”上同样得到了体现。

3. “仲景”一般煎煮法

通常以水煎中药，煮沸，继续煎至煎液为原水量的三分之一左右，去渣后温服。

（1）煎药溶媒的种类：恰当的溶媒，有利于最大限度地保证药物的量与效。仲景非常重视溶剂的选择，常用的溶剂水就有数种，如普通水、泉水、清浆水、甘澜水、麻沸汤、潦水等。此外，还根据主治病证的不同，选取清酒、苦酒等作为溶剂。

1）普通水：即当时的生活用水，如井水、河水等。伤寒论中以“水”代指普通水，《本草纲目》云：“其体纯阴，其用纯阳，为万化之源”。现代研究表明，水能充分溶解大多数的中药成分，而且价廉易得、方便使用，因此是使用最广泛的煎煮溶媒。值得注意的是，对于普通水，仲景也分为水、热汤、麻沸汤。热汤即热水：如《伤寒论》355条，瓜蒂散以香豉一合，用热汤七合，煮作稀糜，温顿服之，取热汤性热升达之势，助香豉通达阳气，以除胸中痰实痞硬。麻沸汤即煮沸之水，如《伤寒论》154条，大黄黄连泻心汤，以麻沸汤二升渍之，须臾，绞去滓，分温再服，此方以麻沸汤渍而不煎，意为取其气而薄其味，以宣中焦火郁，治疗火气痞证。

2）甘澜水：又名劳水、千扬水，首见于《内经》中的半夏秫米汤，自《伤寒论》正式有以甘澜水之名煎煮诸药的记载，如条文65，桂枝茯苓甘草大枣汤以甘澜水煎汤，其制作方法为："以水二斗，置大盆内，以杓扬之，水上有珠子五六千颗相逐，取用之"。《本草纲目》论述甘澜水：盖水性本咸而体重，劳之则甘而轻，取其不助肾气而益脾胃也。虞抟云：甘澜水甘温而性柔，故烹伤寒阴证等药用之。李中梓亦言：用甘澜水者，取其动而不已，理停滞之水也。归纳诸家之言，可以得出用甘澜水煎药益处有三：其一，可以通过扬弃逐水中之杂质；其二，可调阴阳、益脾胃、降肾气；其三，取其奔腾不已、善动之性，从而能不助水邪。从现代研究角度出发：甘澜水本身"扬之千遍"，属于动态水，含氧量丰富，在不断的扬水下，可能改变了水分子簇结构的大小，使之活性增强，较易与细胞膜上水通道蛋白结合而进入细胞内参与机体各种新陈代谢，从而提高了甘澜水的生物学利用率及其对于生物体的生理功效，变得对人体更加有益。

3）潦水：又名无根水，《本草纲目》言"降注水谓之潦，又淫雨为潦"。潦水为地面或土坑中所积雨水，内蕴土气，土气通于脾，脾主湿，土能胜湿。故《伤寒论》262条麻黄连芍赤小豆汤以潦水煎煮，本方所治："伤寒，瘀热在里，身必黄"。用潦水，意在迅速泄热利湿。成无已认为潦水无根味薄，故利湿而不助湿，分消走泄，不留邪。从现代研究解释：所积雨水 Ca^{2+}、Mg^{2+}等重金属离子偏少，同时 K^{+}、Na^{+}等微量元素含量相对丰富，以此水煎药，颇有现代补液以纠正电解质紊乱之意。

4）清浆水：即发酵后的米水，《本草纲目》认为清浆水气味甘、酸，微温，无毒，主治调中引气，宣和强力，通关开胃止渴，调理腑脏。吴仪洛在《伤寒分经》中说："清浆水，一名酸浆水，炊粟米熟，投冷水中，浸五六日，味酢生花，色类浆，故名。其性凉善走，能调中气，通关开胃，解烦渴，化滞物"。徐灵胎曰："浆水即淘米潜水，久贮味酸为佳"。刘渡舟教授认为，清浆水即米饭用清水浸泡七日以上，待味变酸，水面起白花即成。此外，王肯堂也认为清浆水以米味之变，亦犹神曲、麦芽消食之用。《伤寒论》393条，枳实栀子豉汤用此水煎汤以治大病瘥后劳复，大病瘥后饮食不化，热有所藏，或余热复集，浮越于胸中，仲师用清浆水意在助胃气而清热除烦，调中消滞，从而使正气易复，余热易除。现代看来：清浆水的制作过程属于自然发酵，内含丰富的有益菌群，在其发酵过程中可使浆内的有机物质如蛋白质、糖、脂肪、淀粉等分解，形成乳酸，具有助消化、增食欲的功效，用于大病初愈、胃虚肠弱的患者极为合适。

5）清酒：后世对《伤寒论》中清酒的理解各有不同，但经考证，清酒实际属于甜米酒。《周礼·天官·酒正》载："辩三酒之物，一曰事酒，二曰昔酒，三曰清酒"。事酒为因事之酿，时间很短；昔酒是可以短时间储藏之酒，稍醇厚；清酒则冬酿夏熟，要求其如水般清透，并且醇厚清香。酿好的甜米酒，久经放置，其上面的部分清稀透明，为所谓的清酒，而下面的部分较稠浊，颜色较白，即所谓的白酒，又称浊酒。《伤寒论》炙甘草汤、当归四逆加吴茱萸生姜汤中的清酒，应是米酒之上层，而《金匮要略》瓜蒌薤白白酒汤、瓜蒌薤白半夏汤中的白酒，应是米酒之下层。而现代白酒，又称烧酒，自元代始创其法，是用蒸馏法制成的，属高度酒，断不可能用数升煎药而不害人。用清酒煎药，主要是因其味辛甘、性温热，具有通血脉、祛寒气、行药势之功效。仲师用之主要有两点：其一，在祛寒剂中加酒，能破阴寒之凝结，助行药势，从而发挥宣利通阳、温经通脉的作用。其二，在补阴剂中加酒，以酒之辛散来温通补药之滞塞，达到补而不滞之功。从现代角度出发：甜米酒不仅营养丰富、易于人体吸收而且能扩张血管，改善人体器官供血。

6）苦酒：即酢酒，一名醋，一名醯，苦酒味酸性温，能散瘀止血、理气止痛。《本草纲目》载：苦酒消痈肿，散水气，杀邪毒，除症块坚积，消食，破结气、心中酸水痰饮。《伤寒论》312条“少阴病，咽中伤、生疮、不能语言、声不出者。苦酒汤主之”。方用苦酒以清热劫涎，消肿止痛，此外还可制约半夏之刚燥，去其性而取其用。现代研究表明苦酒是发酵而成，不仅本身富含各类维生素，而且是良好的有机溶剂，能使药物中所含的生物碱等成分发生变化，增强溶解度，提高药物的治疗效果。

7）蜜：《本草纲目》云：“蜜，其入药之功有五，清热也、补中也、解毒也、润燥也、止痛也”，“和百药而与甘草同功”，“和营卫、润五脏、通三焦、润脾胃”。《伤寒论》中根据组方用药的不同，而选择不同的加蜜煎煮的方式。

加蜜同煎法：“陷胸丸”方后注：“以白蜜二合，水二升，煮取一升，温顿服之”。加蜜同煎，一者，缓和药性之峻烈，变峻下为缓攻；二者，取其甘温和中之效，顾护胃气；三者，取其甘润之功，辅佐主药发挥作用；四者，取蜜之甘甜，以调和药味。此外，仲景还在猪肤汤方和大陷胸丸方中使用白蜜，其主要是利用白蜜甘缓的作用，使药物作用温和，延长药效。

水蜜分煮法：先以水煎煮部分方药，再以蜜煎煮其他方药，汤成去滓，再合并药汤，以法服用，如乌头汤、乌头桂枝汤等。普通药物采用水煎避开蜜的黏腻之性，以保证方药有效成分得以充分溶出，另以蜜煮药性峻烈有毒之物，既能起到减毒、缓和药性的作用，又能兼顾脾胃，从而达到毒药治病而不伤正的目的。

水煮蜜煎法：先以水煎煮方药，汤成去滓，再加蜜与药汤合煎，如甘遂半夏汤方后注：“上四味，以水二升，煮取半升，去滓。以蜜半升，和药汁煎服八合，顿服之”。此法煎药也是取用毒药治病而不伤正之义。临床时，医者可治病须用毒性药，而用毒性药还须做到治病而无毒性反应，就可采用先水煎后蜜煮的煎药法。

8）煎汤代水：在《伤寒论》中，采用煎汤代水的药物有茵陈，如茵陈蒿汤中，茵陈先煎去渣后再入栀子、大黄煎煮，原因大概在于茵陈用量大，先煎去滓，能够使其充分发挥引领栀子、大黄以祛湿退黄的“君药”作用；同时栀子、大黄也不宜久煎；还可以避免茵陈的残滓吸附更多的栀子、大黄的药汁；另外，小陷胸汤中的瓜蒌实也是先煎去滓后再入半夏、黄连，实际也是瓜蒌实煎汤代水，一者，率黄连除烦消痞，滋半夏涤痰开结；二者，因其性味甘寒，久煎可使其味厚，不至伤胃，也体现了仲景护胃气的思想。现代应用煎汤代水法，一为药物煎煮后，煎液浑浊，难于服用者，如灶心土；二为质地较轻而用量大的药物，若与它药同煎所占体积与吸水量过大，不利煎煮者，如玉米须、丝络、金钱草等。

这类特殊的溶媒，多有两方面的作用：一是能最大程度地提高该方中药物的有效成分的溶解度与煎出量；二是多有引经药的作用，或是有治疗该病证的独特作用。因此，为了更好地发挥这类经方的最大疗效，必须重视其特殊溶媒的煎药方法，这也是临床使用经方时必须高度重视的方面。

（2）煎药溶媒的用量：汤剂的溶媒用量是汤剂制备的重要组成部分，直接影响汤剂的煎煮时间和质量。溶媒用量过少则煎煮时间过短，有效成分不易煎出；溶媒用量过多，则不仅药物成分易被破坏而且煎煮时间过长、浪费能源。在《伤寒论》方后注中，详细叙述了溶媒用量，后世总结分析认为，溶媒用量主要与药物剂量、药物质地、方剂功效和煎煮时间有关。

1）溶媒用量与药物剂量的关系：一般而言，剂量越大则所需水量越多。如桂枝甘草汤原方药量 6 两，加水 3L；柴胡桂枝干姜汤原方药量 24 两加水量则需 12L。在药量与水量关系方面，与仲景时代相近的陶弘景，在《本草经集注·序录》中记载了当时煮汤规范："凡煮汤，欲微火令小沸，其水数依方多少，大略廿两药，用水一斗，煮取四升，以此为率"，按 1 两≈13. 8g，1 升≈200ml，1 斗＝10L 的汉代剂量、容量衡计算，药水比例约为 1∶7. 25。即加水量应至少为药量的 7 倍以上。

2）溶媒用量与药物质地、用药部位、药性的关系：一般而言植物类药较介、石类药物吸水量大，而植物药中花叶、全草类又较根茎、果实类吸水量大，因此若方中该类药所占比重较大的话，则相应的加水量也大，如茵陈蒿汤中的茵陈；而有毒或有不良反应的药物需久煎，也会使加水量有所增加，如蜀漆、麻黄、细辛等；另外，需先煎、久煎才能达到某种特殊疗效的药物，加水量会加大，如苓桂枣甘汤中的茯苓、小陷胸汤中的瓜蒌即属此类。

3）溶媒用量与方剂功效（或所主病证的性质）、煎煮时间的关系：根据方剂功效的不同，需采取不同的煎煮方法，从而影响加水量，正如陶弘景所言："利汤欲生，少水而多取；补汤欲熟，多水而少取"，即补益剂久煎，用水大；泄利剂轻煎用水少。如炙甘草汤、厚姜半甘参汤、桂枝新加汤等加水量都较大；和解剂需要去滓再煎，因此加水量也较大；而清热类方剂，如栀子豉汤类只取其轻清宣透之性，煎煮时间短，加水量较少；桂枝汤类方剂，调和营卫，加水量为中等；四逆汤类方，用于回阳救逆，应证急，煎煮时间短，加水量较少。另外，由于煎煮时水液蒸发的原因，煎煮时间长的加水量多，如需要先煎的茵陈、麻黄等，常常加水量较大，《伤寒论》中茵陈蒿汤用水一斗两升；而不需煎煮只需浸渍的大黄黄连泻心汤及附子泻心汤用水量较少仅为两升。

（3）煎煮的火候：譬若烹饪，用武火，多是煎炒，火弱则不香；用文火，多是煨煮，火猛则物枯焦；先用武火后用文火，多是收汤，一味武火则易外焦而内生。用何火候煎煮中药更是讲究，仲师深谙此道，因此常因病症、药物而使用不同火候煎药。《伤寒论》中记录的火候有两种，分别为"微火"和"上火"。

1）微火：《伤寒论》中明言使用微火的有 6 处，分别为 12 条桂枝汤、43 条桂枝加厚朴杏子汤、100 条小建中汤、207 条调胃承气汤、208 条大承气汤、233 条蜜导煎方。另外根据"余如桂枝法将息及禁忌，诸汤皆仿此"，可以看出除言明特殊煎法外，经方皆应为微火煮取的。微火即现代人所说的小火，以微火煎煮，其意在使热力慢慢透入，令更多的有效成分溶出，从而使药汁浓稠、药力醇和。正如《太平圣惠方·论合和》所言："凡煮汤……常令文火小沸，令药味出，煮之调和"。而大火煎汤则易汤液溢出，甚或熬干汤液，不仅造成药材浪费，而且可能造成药物变性而有害于身体。如《古今医统大全》所言："煎时不宜烈火，其汤腾沸耗蚀而速涸，药性未尽出而气味不纯"。

2）上火：《伤寒论》中明言使用上火的有3处，分别为29条调胃承气汤、106条桃核承气汤、320条大承气汤。值得指出的是，同为调胃承气汤，207条言微火，29条言上火，207条方后注"更上微火，温顿服之，以调胃气"，明示此时方意在调胃气，而29条治疗表证误汗，谵语者，方意在泄热；同为大承气汤，208条言微火，320条言上火，320条"急下之"说明此时，病情急迫，急欲大承气汤泄热保阴，故用上火。同样第106条桃核承气汤证，"其人如狂"、"少腹急结"也都说明病势较急，而需上火煎药以攻下。综上，《伤寒论》中病势急迫者，宜上火煎药，上火即现代所说大火、武火。如后世医家黄凯钧在《友渔斋医话》中所说："煮药之法，取味者火宜缓，取气者火宜速"。

（4）煎煮时间：通读《伤寒论》全书没有一个汤方说明具体的煎煮时间，因此只能根据方后注中的描述推断煎煮时间，经分析经方的煎煮时间主要以加水量与煎出量的差值、汤液的状态和特殊药物的状态来判断，这种方法较为直观，易于掌握，方便教化于人。此外，由于古代条件所限，不可能得到固定的火力，若以固定时间为度，煎出的药物或多或少，这对于药物的煎煮而言不利反害。

1）加水量与煎出量的差值：《伤寒论》中最常用的表述方式为加水几升、煮取几升，其差值越大，说明煮取时间越长，故能以此来表示煎煮的时间。如第12条桂枝汤"以水七升，微火煮取三升"，第37条小柴胡汤"以水一斗二升，煮取六升"，第314条白通汤"以水三升，微火煮取一升"等。一般而言，多数汤剂均以煎煮至所加溶媒量的1/3～1/2为度。

2）汤液的状态：《伤寒论》中还有以汤液沸腾状态来表述煎煮时间的。如第312条苦酒汤："上二味，内半夏，着苦酒中，以鸡子壳置刀环中，安火上，令三沸，去滓，少少含咽之"。再如第313条半夏散及汤："若不能散服者，以水一升，煎七沸，内散两方寸匕，更煮三沸，下火令小冷，少少咽之"。

3）药物的状态：《伤寒论》中还有一类方剂是以汤剂中药物状态来表述煎煮时间的。如白虎加人参汤："上五味，以水一斗，煮米熟，汤成去滓，温服一升，日三服"。其他方剂如白虎汤、竹叶石膏汤及桃花汤的方后注也大致以"米熟汤成"为度。

4）煎煮时间据证、方、药而定：通过对其煎煮时间的现代计算，发现有以下规律：①汤剂的煎煮时间主要由方剂的功效决定，不同功效的方剂煎煮时间不同，如回阳救逆类方与清解泻热类方煎煮时间短，而补益类方煎煮时间长等；同一类方中功效相近的方，其应证急，药性峻猛者，煎煮时间长，反之则短，即如攻下剂、回阳救逆剂、清热剂、解表剂等；不同类别的方中功效一致的方，在煎煮时间上也表现出一定的规律，如对于温补剂而言，证急药峻者，煎煮时间短，反之则长。②药物的药性影响煎煮方法，从而对煎煮时间产生影响，如含有先煎药物的方煎煮时间一般较长，如麻黄、葛根、蜀漆、茵陈、茯苓等。③去滓再煎剂由于方药用量大，加水量相对较大，煎煮时间较长。

傅延龄等认为，“麻黄发汗作用的强弱与其总煮药时间有关。按照一般的认识，发汗药的煎煮时间不宜过长，但适当延长麻黄的煮药时间，其发汗作用相应增强”。

不仅如此，同一味大黄在承气类方中煎药时间的差异，更显示出仲景的精细功夫，大承气汤中的大黄为增强其攻泻燥屎的作用采取了后入少煎的方法，而调胃承气汤中的大黄主要是用以泄实热的，则与方中它药同煎，相对较前者延长了煎煮时间。盖因大黄“生者气锐而先行，熟者气钝而和缓”。

（5）煎煮次数：不同于现代二煎的煎煮方法，《伤寒论》中的汤药均是一次性煎煮完成的，正如李中梓在《本草通玄·用药机要》中所言：“药渣再煎，殊非古法，味有厚薄，气有轻重，若取二煎，其厚且重者尚有功力，其轻且薄者，已无余味”。从现代研究角度来讲：各种药物中的有效成分的溶出效率不尽相同，有易溶者，有难溶者，只煎一次有利于各有效成分的溶出比例最佳化，更符合经旨。若要再煎或三煎，各药物的有效成分溶出率可能增加，而各成分的比例势必会受到影响，从而可能影响药效。

（6）煎出量：影响煮取量的因素主要为服药次数与每服药量。《伤寒论》中明确记载煎出量的有 95 方，其中煎出量在 2～3 L 的有 73 方，约占总数的 77%。按 1L≈200ml 计量，《伤寒论》绝大多数的汤方煎出量为现代的 400～600ml。日服 2 次的方剂煮取量多在 1.5～2L，日服 3 次的方剂煮取量多在 3L。日服 3 次的多为太阳病的桂枝汤类及少阳病的一些方剂，日服 2 次的为治疗太阳表郁轻症的 3 方及栀子豉汤类、承气汤类、少阴病的四逆汤类等，而且每次的服药量多在 6 合～1L。服药量与服药次数一定，则总的煮取量就确定了。

4. 仲景特殊药物煎法

（1）同药而不同煎法

1）大黄：大黄功效的发挥与煎煮方法密切相关，不同的煎煮方法可以使其发挥不同的功用而应用于不同的病证。仲景含大黄的方中，注明煎煮方法的有先煎、后下、同煎和不煎（即麻沸汤渍）四种。

先煎如大陷胸汤，用于邪热与内蕴之水饮结于胸中所致结胸证，大黄在方中先煮，熟则行迟，正如柯氏所云“生者气锐而先行，熟者气钝而和缓”。此用法意不在速下，而在于荡涤邪热。

后下如大承气汤，用于邪实重证，其大黄为后下，取其气薄先至而速下，疏通地道，荡涤燥屎：“用水一斗，煮枳朴，取五升，去滓，内大黄，再煮取二升”。

同煎如桃核承气汤、抵当汤、大黄牡丹汤等方中之大黄与其他药同煎，不分次第，是取其走血分，具有活血祛瘀的作用。

麻沸汤渍之如大黄黄连泻心汤，不是取其厚味以攻下，而取其薄气以治中，以清泄中焦邪热。

2）桂枝：考仲景诸桂枝汤方，仲景方中桂枝多本之于患者的病情与药味的主次，采取不同的措施，既原则又灵活。

后下如桂枝人参汤，清代何韵伯云：“先煮四味，后纳桂枝，使和中之力饶，而解肌之力锐，于以奏双解表里之功”。可能考虑桂枝辛香，经火久煮，则气散而力有不及，故须迟入。

同煎如桂枝汤、桂枝加厚朴杏子汤、桂枝加桂汤、桂枝加芍药汤、桂枝加大黄汤等方，其中桂枝汤、桂枝加厚朴杏子汤以微火煎煮，余方桂枝既不后入，全药味亦不用微火煮，只取普通煎法，是各有所宜。

可见，同是一种药物，煎煮方法不同，其所起治疗效果也不尽相同，若要取得预期治疗效果，注意煎煮方法至为重要。

（2）先煎药物：仲景时药物先煎，一为使用量大，需久煎先煎才能较好的溶出有效成分，一为药物有毒副作用或可影响药效发挥，需久煎先煎，才能降低毒性，减少影响。

1）酸枣仁、茯苓：酸枣仁汤中的主药酸枣仁重用至二升，方中其他药仅为一二两。苓桂甘枣汤中的茯苓，重用至半斤，其他药最多者为四两，这两方中的酸枣仁、茯苓均用先煎方法以较好地煎出药物有效成分，即量大效宏，正如《伤寒论类方》云："凡方中专重之药，法必先煮"。

2）麻黄、葛根：仲景在麻黄汤、葛根汤、葛根加半夏汤、桂枝加葛根汤、桂枝麻黄各半汤、桂枝二越婢一汤、麻黄杏仁石膏甘草汤、葛根黄芩黄连汤、小青龙汤、大青龙汤等方剂中，对麻黄、葛根的使用均注："……先煮麻黄、葛根，去上沫，内诸药……"，麻黄的先煎去沫是由于沫乃属浊物，必有碍于升发，祛之以取麻黄气之轻清，而有利于发腠理、出上窍。另外，先煎麻黄可以衰其烈性，减轻药物的刺激，而取其微汗之功；葛根先煎、久煎有利于有效成分的溶出，而发挥其功效。现代研究表明：麻黄先煮可增加麻黄碱的溶出率，亦可增加其挥发油成分的损失。所去泡沫中可能含有麻黄碱及挥发油成分，麻黄大量服用后，可引起烦躁、失眠等中枢神经兴奋症状，即陶弘景所言："沫令人烦"。

（3）后下药物：《伤寒论》中凡用豆豉之方如栀子豉汤、栀子生姜豉汤、栀子甘草豉汤，皆采用豆豉后入的煎煮方法，豆豉为黑豆的发酵制品，质地疏松，含大量淀粉及蛋白、酶等，本身不耐久煎，且入水极易黏汤，使其他药物成分不易溶出，故仲景凡用豆豉一律令其后入，且必以丝棉包裹；此外，煎煮时间短，意在取轻活之"气"以宣上。

（4）与现代煎煮法有别的特殊药物

1）附子：大辛大热，所含的双酯型生物碱具有强烈的毒性，但它们在炮制和煎煮过程中易水解而起到减毒的作用。现代使用附子一般要求先煎、久煎至口尝无麻辣感后，再加处方中其他药物同煮。而仲景书中附子入汤剂者，虽未有先煎的情况，但是其大多与甘草相配，在配伍上减毒，同时煎煮时的相对加水量较大，以使煎煮时间相对延长而达到水解减毒的目的。

2）介、石类药物：现代多认为介、石类药物，因质地坚硬而难以煎煮，应打碎先煎以确保药物的有效成分煎出。而《伤寒论》中，介、石类药物如石膏、代赭石、龙骨、牡蛎等都是与众药同煮，没有先煎的要求。以石膏为例，仲景书中含石膏汤剂方有14首，其煎煮法均为与它药同煎，或为末同煎。而2010年版《中国药典（一部）》及高等医药院校教材《中药学》、《方剂学》等均记载生石膏入药须打碎先煎。现代实验研究表明在含石膏的中药汤剂中，钙离子的含量比在单味石膏汤中的含量有所增加，因生石膏的成分主要为含水硫酸钙，在水中的溶解度极低。而在汤剂中，由于药物之间的相互作用，可能由于高离子强度引起的盐效应及高分子化合物对石膏大颗粒溶胶的保护作用等，使石膏的溶解度增大。可见，石膏入汤剂先煎以促进其有效成分溶出的说法有待于进一步探讨。

5. 仲景特殊煎煮技术

方剂的特殊煎煮法是相对于一般煎煮法而言的，有时由于病情的需要，为了达到某种治疗效果，需要采用特殊的煎煮方法。

（1）去滓再煎法：即是将药物煎煮一段时间后去渣取液，再将药液煎煮浓缩的方法。去滓再煎法，一者能够使药液浓缩，药液量减少，以便于服用，从而减轻胃肠的负担；一者药汁再煎则药液的浓度大，汁浓味厚，对于水液运化、转输障碍的一些疾病适宜采用。代表方如小柴胡汤，因该方有疏解与清泄、祛邪与扶正的配伍特点，主治邪在半表半里的少阳病证，去滓再煎的目的，意取药性协调，作用缓和持久，且能与少阳经气相融，更好地起到和解少阳之效。正如《伤寒论类方》言“去渣再煎者，此方乃和解之剂，再煎则药性和合，能使经气相融，不复往来出入……”，另如大柴胡汤、半夏泻心汤、生姜泻心汤、甘草泻心汤煎法均如是要求，其目的在于使药性和合，不偏不烈，而利于和解。

（2）麻沸汤浸渍法：是用沸水浸渍药物取汁的一种汤剂制备方法。同样的药物，采用浸渍法制备较煎煮制备而言，其所制成之汤液味淡气清，在化学成分的量与种类上可能与之不同。如《伤寒论》中的大黄黄连泻心汤，其方证病机为胃热气滞致痞，其用法是“用麻沸汤浸渍须臾，绞去滓，分温再服”。三黄为苦寒重剂，能泄走下，沸水浸泡不煮，取其气薄独走上焦而清上热，不犯中下。大黄虽苦寒沉降，但给药方法不是煎煮，而用浸渍，意在取其气，不取其味，变沉降为轻扬，既能加强清热泄痞效果，又不致于直走肠道。正如徐灵胎所言：“不取煎而取泡，欲其轻扬清淡，以涤上焦之邪”。

（3）分别制备后和合法：即将方中的药物分别制备取汁，后将药汁混合的方法。分别制备后和合法的特点在于药物分别制备则其他药物对其影响较小，有利于提高临床疗效。《伤寒论》中附子泻心汤的制备就是采用分别制备后和合法，正如尤氏所言：“以麻沸汤渍寒药，别煮附子取汁，合和与服，则寒热异其气，生熟异其性，药虽同行，而功则各奏，乃先圣之妙用也”。张锡纯认为：“附子泻心汤以大黄、黄连治上，但渍以麻沸汤，取其清轻之气易于上行也。以附子治下，则煎取浓汤，欲其重浊之汁易于下降也。是以如此寒热殊异之药，浑和为剂，而服下热不妨寒，寒不妨热，分途施治，同时奏功”。仲景分煎渍而适病，不但是据病情而变法，其用药之妙，亦秉《内经》药物清升浊降之理论，从药物配伍、煎法等方面可窥一斑。

（4）煎煮丸药：这种方法是以水煮丸药，连渣服用。这样可使猛烈的药物产生缓和而持久的作用。如大陷胸丸、抵当丸等都是采取了这种煎法的。尤在泾在论大陷胸丸时说：“按汤者荡也。荡涤邪秽欲使其净尽也。丸者，缓也。和理脏腑，不欲其速下也。大陷胸丸以荡涤之体为和缓之用，盖以其邪结在胸而至如柔痉状，则非峻药不能逐之，而又不可以急剂一下而尽。故变汤为丸，煮而并渣服之，乃峻药缓用法，峻则能任破坚荡实之任，缓则能尽除上迄下之邪也”。

（5）水煮散剂（服散）：先将方药研为细散状，再以水煮药散，连汤带药一并服用，如风引汤等。权衡治病用药而选择用量，若用量小则不能达到最佳治疗效果，而用量大则又有诸多弊端。所以选用以水煮散则是加大服用汤剂用量而不加大药用量，达到补偏救弊以增强治疗效果。

6. 仲景煎煮法小结

汤剂的煎煮法与复方的配伍用药一样重要，是理、法、方、药的重要组成部分，对于疗效的发挥具有至关重要的作用。《伤寒论》依据病证、处方和药物的特性来确定具体的煎药方法，书中所涉及的汤剂的煎煮方法非常丰富、施用灵活。中医理论中的整体观念与普遍联系的观点在《伤寒论》煎药法上同样得到了体现。相比较而言，现今煎药早已失却古人精旨，千方一法，对煎药过程不予重视，比如一般都采取“加水浸过药材两指，武火开锅，文火慢煎30min”；先煎与后下采取“大黄后下，龙骨、牡蛎先煎”等方式，过于简单化，公式化，临床疗效自然是大打折扣。《伤寒论》中汤药的煎煮法对于现代汤药的煎煮具有重要的启迪作用，医药工作者在学习《伤寒论》时，更要注意方后条注的煎药法，在辨证用方准确的前提下，通过科学合理的煎煮方法，使汤剂的疗效得到更好的发挥。

（二）古代煮散煎煮法

所谓煮散是指将药材粗颗粒与水共煮去渣取汁而制成的液体药剂，属于汤剂的范畴，也是中药的传统剂型之一。煮散源于先秦、定名于唐、鼎盛于宋、衰落于明清，有着深刻的历史渊源。由于煮散在宋代大为盛行，乃至一度取代传统汤剂的运用，从而造成临床方药用量的大幅下降。那么，汉、唐、宋不同时期的煮散剂分别是怎样的面貌呢？煮散的剂量如何，采用怎样的服用方法，在方书中占据怎样的比例呢？在此之前，需要就其中涉及的问题做一些解释：①煮散的界定。林亿等《新校备急千金要方例》中说：“按汤法㕮咀（为各切如麻豆），散法治筛（为治择捣筛）。”传统汤剂与煮散的区别在于药材的修治方法不同，所得药材的颗粒大小不同。汉唐时期传统汤剂和煮散不论是在修治方法还是在剂量上，区别都很明显。宋代两者之间的区别则不明显，常常以煮散代汤。如《伤寒总病论》庞安时门人魏炳曰：“凡汤剂言㕮咀者，如㕮咀菱藕之滓状，今之粗末是也。”《圣济总录》卷三叙例“汤散”中说：“今以锉切㕮咀，或粗捣筛之类为汤，捣罗极细者为散。”均将㕮咀与粗末等同，从而出现了汤散未辨的情况。②煮散应分去滓服和不去滓服两种。虽然现代药剂学在定义煮散剂时提出“去渣取汁”，但方书中的煮散剂却包括去滓服和不去滓服两种情况，统计时应该加以区分。③量药器的运用、度量衡制度的更迭及非标准衡重药物的使用均不利于质量的计算。煮散用量较小，而且药物颗粒也小，汉唐时期常以方寸匕、钱匕、撮等计量，由于不同药物的比重不同，其质量也就难以计算，所以统计时折合为容量来统计，以求更切合实际。至于度量衡的演变有迹可循，非标准衡量药物的质量有据可依，则依从现代研究考证的结果。

1. 汉代《伤寒论》、《金匮要略》中的煮散

《伤寒论》中仅半夏散及汤、四逆散加薤白两方采用煮散不去滓服，《金匮要略》中麻杏苡甘汤、防己黄芪汤、白虎加桂枝汤、抵当汤四方采用煮散去滓服，半夏干姜散、薏苡附子败酱散、风引汤三方采用煮散不去滓服。其中涉及的有方寸匕、钱匕、三指撮等药物专用的计量单位，还有非标准衡重单位枚。

"方寸匕"是《伤寒杂病论》中最常出现的一种量取药物的工具。本节采用《中医药常用名词术语辞典》的标准，即1方寸匕量值约为5ml。"钱匕"也是《伤寒杂病论》中常用的量取药物的器具。根据《简明中医辞典》记载，1钱匕约合2g；半钱匕约合1g；钱五匕约为一钱匕的1/4，合0.6g。

根据现代度量衡专家丘光明教授的考证，东汉1斤折合现代约220g，1两折合现代约13.75g，由此抵当汤中大黄3两约合现代41.25g。水蛭、虻虫、桃仁按仝小林教授等非衡器计量药物实测，水蛭30个折合约108g，虻虫30个折合约5g，桃仁20个折合约6.8g，全方共计约161g，分为3次服，折合每次用量约为53.6g。统计每服剂量与服法，见表1-1。

表1-1　《伤寒论》《金匮要略》中的煮散剂

方名	每服剂量	折合值	服用方法	去滓/不去滓
麻杏苡甘汤	4钱匕	8g	—	去滓
防己黄芪汤	5钱匕	10g	良久再服	去滓
白虎加桂枝汤	5钱匕	10g	—	去滓
抵当汤	大黄1两，虻虫、水蛭各10枚，杏仁7枚	53.6g	日服3次	去滓
风引汤	三指撮	2ml	日服3次	不去滓
薏苡附子败酱散	1方寸匕	5ml	顿服	不去滓
半夏干姜散	1方寸匕	5ml	顿服	不去滓
四逆散加薤白	1.5方寸匕	7.5ml	日服2次	不去滓
半夏散及汤	2方寸匕	10ml	少少咽之	不去滓

2. 唐代代表性医著中的煮散

（1）《备急千金要方》中的煮散：《备急千金要方》中以煮散命名的方剂计16首，分别为丹参牛膝煮散、续命煮散、（风痱除风）煮散、独活煮散、防风煮散、远志煮散、丹参煮散、茯神煮散、安心煮散、紫石煮散（2首）、泻肺散煮散、屈伸煮散、茯神煮散、徐王煮散和褚澄汉防己煮散。上述煮散剂均是将药物捣为粗散或切如豆大，其中13首的每服剂量用撮、方寸匕计，每天服用2~5次，3首以两计，每天1服、间日1服。其中除紫石煮散（方1）和徐王煮散未标明去滓外，其余均在煮散时用绢袋盛散或用棉、帛裹之以保持药液澄清，"时时动之"以使药物成分更充分地溶出。根据《唐六典》、《唐会要》及《通典》等文献的记载及现代度量衡专家的考证可知，唐代度量衡采用大小制，小制与汉制相同，大制的权衡、容量单位为汉制的3倍，而医药仍然采用小制。所以，上述煮散折算仍然采用汉制。统计每服剂量与服法，见表1-2。

表 1-2 《备急千金要方》中的煮散

每服剂量	折合值	数量	服用方法	去滓/不去滓
1 方寸匕	5ml	3 首	日服 2~3 次	去滓
1.5~2 方寸匕	7.5~10.0ml	6 首	日服 2~3 次	去滓
3 方寸匕	15ml	2 首	日服 2~3 次	去滓
2.25 两	31g	1 首	日服 1 次或隔日服 1 次	去滓
3 两	41.25g	1 首	日服 1 次或隔日服 1 次	去滓
4.28 两	58.85g	1 首	7 日服 1 次	去滓
三指撮	2ml	1 首	日服 4~5 次	去滓
3 方寸匕	15ml	1 首	日服 2 次	不去滓

(2)《外台秘要》中的煮散：根据杨琳统计，《外台秘要》中搜集的煮散方有 25 首，大致可以分为两类：一类以两计量，用量为 2.0~4.8 两，共计 10 首；一类以三指撮或方寸匕计量，用量为三指撮和 1~4 方寸匕，共计 12 首。此外笔者还发现，凡是以三指撮和方寸匕计量者，基本是日服 2~4 次或更多，而凡以两计量者，则基本是日服 1 次。如此看来，《外台秘要》煮散与《备急千金要方》煮散的每服剂量和服用方法没有明显的差异。

3. 宋代代表性方书中的煮散

(1)《太平惠民和剂局方》中的煮散：宋代煮散的运用达到了极致，不论官修方书还是医家私人撰写的方书，无论古方还是时方，都大量采用了煮散，甚至一度代替了传统汤剂的使用。林亿等《新校备急千金要方例》中说："后世医工惟务力省，一切为散，遂忘汤法。传用既久，不知其非，一旦用汤，妄生疑讶。"庞安时《伤寒总病论·辨论》说："近世常行煮散，古方汤液存而不用。"沈括《梦溪笔谈·药议》曰："近世用汤者殊少，应汤皆用煮散。"煮散的盛行由此可窥一斑。宋代有多部官修方书，其中的《太平惠民和剂局方》经过数次修订、增补，堪称官修方书中的典范。该书中不仅时方采用煮散法，经方如麻黄汤、桂枝汤、白虎汤、小柴胡汤等也被改为煮散。如桂枝汤用药为桂枝、芍药各一两半，甘草一两，但方后注云"上为粗末。每服二钱，以水一盏，入生姜三片，枣三枚擘破，同煎取七分，去滓，温服不计时候"。将经方改成煮散，大概如此。方中药物大多被制成粗末或细末，去滓服者以粗末居多，不去滓服者多为细末。根据度量衡专家的考证，宋代在度量衡制度上承传了隋唐以来的大制而略有变化，《中国科学技术史·度量衡卷》将宋代权衡的单位量值厘定为 1 斤折合约 661g，1 两折合约 41.3g。10 钱为 1 两，则 1 钱折合约为 4g，本节以 4g 计算。统计每服剂量与服法，见表 1-3。

表1-3 《太平惠民和剂局方》中的煮散

每服剂量	折合值	数量	服用方法	去滓/不去滓
2 钱~2 大钱	8g	31 首	大部分方剂后注“不拘候”、“食前”或“食后”、“临卧”等，而未标明具体日服次数；极少数方剂后注“日二服”、“日四五服”。《论服饵法》中说：“中间相去如步行十里久，即再服……仍问病者腹中药消散否，乃更进服。”如此计算，服药间隔仅 1 h	去滓
3 钱~3 大钱	12g	63 首		去滓
4 钱~4 大钱	16g	36 首		去滓
5 钱	20g	3 首		去滓
3 钱	6ml	1 首		去滓
0.5 两	20g	2 首		去滓
1 钱~1 大钱	4g	4 首		不去滓
2 钱~2 大钱	8g	56 首		不去滓
3 钱	12g	22 首		不去滓
4 钱	16g	2 首		不去滓
5~7 钱	20~28g	2 首		不去滓

（2）宋代伤寒派医家方书中的煮散：宋代医家对《伤寒论》的研究已经蔚然成风，这一时期出现了很多研究《伤寒论》的个人著作。在这些医家的著作中，也往往将传统汤剂改为煮散。就庞安时《伤寒总病论》前三卷所载经方来说，虽然庞安时仍将其记载为传统汤剂，但其并不反对将其改成煮散，还针对改为煮散应该采用怎样的剂量和煎服法提出了建议。如该书的第一张处方芍药甘草汤下的注文中写到：“贫家难办，或临时抄撮皆可。粗末每抄五钱，水二平盏，煎八分服之。有姜枣者，每服入姜三片，枣三枚，一日三服，未中病可六七服也。”这是该书的第一张方，自然对如何将经方改为煮散剂有指导意义。除此以外，其门人魏炳还在“不可作煮散方”中，提出除所列举的不能作煮散的 14 首方外，其余汤剂都可以将药物制成粗末以作煮散，“每服四钱，水一盏半，煮八分，滤去滓，得七分为准”，并特别注明方中如果有半夏、附子、芒硝、阿胶、饴糖、竹沥、大黄等特殊药物时又该如何使用。朱肱《类证活人书》在卷12 的卷首中也说：“寻常疾势轻者，只抄粗末五钱匕，水一盏半，入姜枣七八分，去滓服之。未知再作。”所以该书载《伤寒论》方药除少部分仍用传统汤剂外，基本全改为煮散。许叔微的伤寒三书（即《伤寒百证歌》、《伤寒发微论》、《伤寒九十论》）中并未载方剂，但是在《普济本事方》卷 8、卷 9 中所载的伤寒方也均改为煮散了。

（3）《太平惠民和剂局方》（简称《局方》）中煮散的制作及使用剂量：《局方》中煮散的制作方式可分为“㕮咀”、“锉散”和“捣为粗末或末”三种。“㕮咀”原是石器时代最原始的用药及饮食方法，即用嘴咬碎。《伤寒论》等古方的“㕮咀”，是指切碎，现代仍有沿用，称为“咀”，此法比起捣研等法，具有出药末少的优点，《局方》中“㕮咀”者，相当于粉碎成麻豆大小者 30 方，占煮散总数的 21.9%；锉为粗散，10 个方，占 7.3%；“捣为粗末或末”者 97 个方，占 70.8%。《局方》中虽以汤、饮、散命名的方，但均有采用以上方式制备的煮散。如卷四二陈汤为：“半夏等四种共十四两半，上为㕮咀”，卷五清心莲子饮为：“黄芩等九种共三十二两五，上锉散”，卷二香苏散为：“香附子等四种共十两，上为粗末”。书中煮散的制作，采用不同的方式很可能考虑到药材质地不同而为之，这对现代煮散的制备工艺研究，有一定的指导作用。

煮散用量虽小但药效却高于汤剂，如《局方》中将《伤寒论》小柴胡汤、桂枝汤、小青龙汤等改为煮散，药味药证完全一样，但剂量却成倍减少。相反，清代《成方切用》把《局方》平胃散改成汤剂，剂量增加了1.5倍。李东垣擅用煮散，其方药味多而剂量小，如清暑益气汤全方15味药，总量不足50 g，采用煮散之法就可治平素气虚，受暑湿之病。这既节省了药材又照顾了脾胃虚弱者不能多饮的特点。在《局方》中“治伤寒”、“治痰饮”、“治痼冷”所载散剂多为煮散。

(4)《太平惠民和剂局方》中煮散的煎煮时间：对于煎煮时间，古代煮散论述中并无明确的直接规范，但在《太平惠民和剂局方》中有“水一大盏……同煎至七分”、“水一盏半……煎取一盏”、“水一盏半……同煎至八分”等记载，其煎煮不以时间为准，而以煎取的药量（八分）为准，故可间接算出。由于加水量有别，加水少则煎煮时间短，反之则煎煮时间长。

(5) 宋人对于煮散的评价：宋代煮散如此盛行，宋代的医家对煮散的评价如下，煮散只适合疾病病势较轻者，不适合病势较重者。庞安时在《伤寒总病论》太阳证芍药甘草汤下中说：“有不可作煮散者，是病势大，宜依古方行之。”强烈反对“（煮散）未能中病，疑混而数更方法”的做法，《伤寒总病论》中也有“不可作煮散方”13首。朱肱在《类证活人书》中说：“寻常疾势轻者，只抄粗末五钱匕，水一盏半，入姜枣煎七八分，去滓服之。未知再作；病势重者，当依古剂法。”可见，虽然宋代煮散剂盛行，但是在治疗病势较重的疾病时仍然需要选择传统汤剂。煮散剂的使用要与病症相适应。林亿等《新校备急千金要方例》中说：“卒病贼邪，须汤以荡涤，长病痼疾，须散以渐渍。此古人用汤液煮散之意也……昔人长将药者，多作煮散法，盖取其积日之功。”明确指出传统汤剂和煮散各有其适用范围。方勺《泊宅编》记载了一则朱肱治疗南阳太守盛次仲的案例，朱肱处方为小柴胡汤，患者服用的却是小柴胡散，结果非但疾病没有消除而反生胃满。朱肱评述说：“古人制㕮咀，谓剉如麻豆大，煮清汁饮之，名曰汤，所以入经络，攻病取快。今乃为散，滞在膈上，所以胃满而疾自如也。”遂改为小柴胡汤连进二服，疾病立瘥。所以朱肱《类证活人书》中所载经方均将药物“剉如麻豆大”，而非制成末状。沈括《梦溪笔谈·药议》也有相似的议论。可见，虽然宋代煮散盛行，但不论是有识的医家、学者，还是官方，都批判了汤散不分的情况，而且认为运用煮散应该采取更加审慎的态度。

4. 从汉代、唐代至宋代，煮散剂量和煎服法皆有承传

通过对汉代、唐代、宋代代表性医著中煮散的梳理，可以知道煮散具有非常悠久的历史，是汉唐时期即已出现的传统剂型之一，而并非是宋人别出心裁的创造。汉唐时期煮散的每服剂量主要可以概括为以下两种情况：①每服剂量相对较小，多以三指撮、钱匕、方寸匕计量，折合现代不过10g余，每天服用次数多为2～3次或更多；②每服剂量相对较大，多以两计量，折合现代为30～60 g，每天仅服1次或者隔日、隔数日1服。两者就日服剂量来说，差别并不是很大。宋代煮散的每服剂量基本都在2～5钱，折合现代为8～20g，每天服药的次数根据病情变化而定，具有很大的灵活性，每天可服药7～8次。所以，煮散的剂量和服用方法从汉代至宋代皆有承传，而宋代煮散的每服剂量和服用方法主要继承了汉唐煮散的第一种情况。

宋代煮散盛行，甚至以煮散代替传统汤剂的使用，导致方药临床用量的显著下降。在汉唐时期的代表性医著中，方剂的主要剂型为汤剂，间有丸散剂。而宋代的代表性医著中，煮散剂的运用非常普遍，甚至以煮散代汤，导致方药临床用量显著下降。虽然明以后汤剂又逐渐得到恢复，但是方药剂量却并未能得到恢复，从而形成了方药剂量流上的“三峡大坝”。煮散剂到宋代达到巅峰，这其中有着深刻的历史原因，可以说是宋代那样一个特定的历史时期下的产物。

三、汤剂的煎煮方法

（一）汤剂家庭煎煮法

1. 基本流程（针对初次煎药者）

第一步：准备好煎药用具：筛网（一般医院提供）或纱布、清净的煎药锅、碗、筷等。

第二步：打开药包，如果有分别印“先煎”、“包煎”、“后煎”等图章的小药包，煎药时需特殊处理。

第三步：如有“先煎”字样的小药包，可将其中的饮片倒入锅中，加适量水浸泡20min后，先煎煮30min（或遵医嘱）（注：没有“先煎”的小包，则省略此步）。

第四步：打开印有“包煎”字样的药包，用医院提供的布袋分装包扎（若医院已用布袋或袋泡茶纸袋分装包好则忽略此步），连同袋一同煎煮（注：包扎时药包要留有一定的空间，不要包装过满，否则会影响煎煮效果；没有包煎的则省去此步）。

第五步：除先煎、后煎外的其他药，连同上述的包煎药，置于不锈钢或陶瓷容器中，先用手把容器内的中药压实，加水到水面高出药材面2～3cm即可，浸泡30min后，倒入第三步的煎药锅中（注：没有第三四步的，可直接将药倒入煎药锅中浸泡30min），盖上盖子，用大火煮开。开锅以后，改用小火再煮20～30min。

第六步：将标有后煎的饮片倒入锅中，小火再煎煮5～10min（没有后煎的可省去此步）。

第七步：将第一次熬好的药液经过筛网或纱布过滤后倒入碗中。

第八步：再往煎药锅里加水进行第二次熬制，加水量为第一次的三分之二，水面高出药面1～1.5cm即可，大火熬制至开锅，搅拌一下，小火再煮15～20min即可。

第九步：煮好后，倒入准备好的碗中，混匀。

第十步：如果早晚各服一次，则一次喝一半，另一半放在冰箱中保存。但喝时需加热，或遵医嘱。

2. 家庭煎煮细节指导

（1）煎煮用具的选用

1）不宜用于煎药的金属器皿：清代李时珍云：“煎药并忌铜铁器、宜银器、瓦罐。”

现代研究也表明金属器皿不宜用于煎药：①铁锅：铁可与中药中的鞣质反应生成鞣酸铁类难溶成分、与黄酮类成分产生难溶络合物、与有机酸反应生成盐类等成分，妨碍有效成分吸收，影响疗效，并使汤液有铁锈味，服后易引起呕吐反应。②铜锅：虽然其化学性质较稳定，但用其煎煮中药，在煎出液中仍可检出微量铜离子，并与某些中药发生化学反应，产生铜绿（碱式碳酸铜），不仅影响汤剂的质量，铜绿毒性很大，服用该种汤药，反而有损于人体的健康。③银器：化学性质稳定，但导热性强，锅底温度高，不耐高温的成分易破坏；水分蒸发快，易产生药材糊底焦化现象。此外，银器遇硫磺及含硫物也会起变化。④铝锅：不耐强酸、强碱，从 pH 1 ~2 或 pH 10 的煎液中可检出铝离子。

2）适宜煎药的器皿：家庭煎药应采用化学性质稳定的砂锅、陶瓷锅、搪瓷锅、玻璃容器、不锈钢类。从古至今，常用的为砂锅，因其具有性质稳定，传热慢，导热和缓，受热均匀，锅周保温性好，不易糊锅的特点；同时也因为其导热缓慢，所以骤然冷热，会引起局部急剧膨胀或收缩而破裂。故使用时需逐渐加热，缓慢冷却；另外，砂锅的釉含有少量铅，新买的砂锅，最好先用食醋水浸泡煮沸，去除有害物质，现在认为紫砂锅较好，但价格也较贵。此外，砂锅类具有孔隙和纹理多，易吸附各种药物成分而窜味的缺点，故改变药味时，要充分清洗干净。

在此需要说明的是，通常不锈钢锅本身的材质是比较稳定的，与很多药物都能“和平相处”，但其毕竟是金属制品，再加上市面上不锈钢锅良莠不齐，质量差别较大，长期与药物接触，难免会发生某些化学反应，因此，如果发现不锈钢锅体变色，请不要再用此锅煎药。

另外，不论选用哪种器皿，煎具容量宜稍大且带盖，让药液能翻滚，煎药时可在盖上冷敷，起到冷凝作用，使锅内水汽产生“回流”。

（2）饮片煎煮前处理

1）不宜清洗：煎煮中药之前，不宜清洗药材，原因主要有：①有的药材中含有糖和苷类，可溶于水中，经水洗后，将丢失一部分的有效成分，会导致药效降低；②当药材呈粉末状，或有时在配药时需研碎的情况下，如桃仁、龙骨、滑石粉等，如果用水洗，会造成这些药物分量减少，影响疗效；③有的药材在炮制过程中加入蜜、酒、胆汁等辅料，而这些辅料易溶于水，用水冲洗，可导致部分辅料丢失，如常用药材中的胆南星、酒制大黄等。

2）适当粉碎：药材粉碎程度对煎煮率影响很大。适当将药材粉碎成粗末或颗粒，均能增大药材与溶媒的接触面，有利于活性成分的煎出，尤其是块大、质坚的饮片或保健类的滋补药尤为适宜。同时，也正是因为粉碎可增加药物溶出的原因，因此不是所有药材都可以打碎，特别是刺激性强、药性猛烈的药物，是否能打碎煎煮，需遵从遗嘱。

（3）溶媒及用量

1）煎药用水：现在煎煮中药，通常选用含矿物质和其他杂质较少的水，宜用软水，不用硬水，提倡用蒸馏水或纯水。农村洁净的井水或河水都可以，城市中的自来水并不是理想的煎药用水，因其含有的氯分子有较强的氧化作用，可能会影响药性，故用此水煎药时，需放置半天让氯挥发或烧开放凉后再用，也能除去部分水垢。

2）加水量：中药饮片品种较多，各饮片吸水量有很大差异，复方中往往既有吸水量大的饮片又有吸水量小的饮片，如果加水少了，可能不足以煎煮出药物中的有效成分，并容易干锅、糊锅。而如果加水多了，煎煮时间较长，煎出药量过多，汤药的浓度降低，不但影响疗效，也给患者造成服药困难，那么一剂汤药在煎制前加多少水最好？传统加水量一般以浸泡后高出药面2指，2~3cm，花、叶、草类较多的处方，用手压下饮片后量取，二煎加水以液面与药材表面相平为度。此外，外用熏洗药量大，多含药性猛烈或毒性的饮片，水量宜大些，煎出液要比内服药多2~3倍；外搽药要少而浓，水量适当减少。另需注意：煎煮用水许一次加足，中途不要频繁加水，更不能加冷水，如必须加水，尽量加开水，并尽量减少次数。

（4）浸泡：市场及医院出售的中药饮片，绝大多数是干品，其细胞、组织收缩而变紧密，水分不易渗入和溶出。因此，药材在煎煮前，须用水（20~45℃）在室温下浸泡一段时间，使其湿润变软，组织细胞膨胀，以利于有效成分煎出。浸泡时不宜用过热的水，如果用过热的水浸泡或不浸泡而煎煮，会因加热而使中药表面的淀粉糊化形成胶体，蛋白质凝固，从而堵塞了中药表面毛细孔道，妨碍水分渗入药材内部，阻碍有效成分的溶出。同样也不宜用过冷的水防止在短时间内湿润不透。

如复方为粗末可浸泡5~10min，如以质地疏松的花草、叶、全草类药材为主，一般浸泡10~20min，如以皮类、根、根茎、种子、果实等质地坚实饮片为主，可浸泡20~30min。浸泡时间不宜过长，特别是气温较热的地区或季节，以免发酵变质。

（5）煎煮方法

1）煎煮次数：传统认为，中药煎煮以两次为佳，实验研究也证实，易溶于水的成分如苷类、糖类、有机酸、蛋白质等，绝大部分都会在两煎内煎出，多次煎煮比一次长时间煎煮为佳，饮片煎煮两次有效成分的浸出率可达80%~90%，药理试验也表明煎煮两次是比较合理的。因此目前中药汤剂的煎煮次数仍以两次为主。

2）煎药火候与时间：我国历代医药学家对煎药火候和煎煮时间都很重视。汤剂煎煮的火力大小、时间长短，应根据药物性质和临床的要求不同而定，见表1-4。一般未沸前宜大火，沸后宜小火，轻煎剂火力要强（武火），重煎剂火力要弱（文火），根据情况，随时调节火力。

表1-4 传统汤剂类型与煎煮时间

汤剂类型	火候	一煎（min）	二煎（min）
清热解表药和含有芳香挥发性类成分的汤剂	武火急煎	沸后15~20	沸后10~15
一般汤剂	武火煮沸后改中火	沸后20~30	沸后20~25
滋补类汤剂	武火沸5~10 min，改文火慢煎	沸后30~40	沸后25~30

此外，小儿服药要求少而浓，以便喂服，因此儿科用药头煎、二煎药液合并后，需加热浓缩至适量；外搽药也要少而浓，加水量可适当减少；外用熏洗药一般用药量较大，且多含药性猛烈或毒性的中药煎煮时加水量要适当增加，采用武火、文火交替煎煮，煎出液要比内服药多2~3倍。

3）需特殊煎煮的饮片

A. 先煎：因药物质地坚硬，或药性猛烈或有毒需先煎煮，不同的药物先煎的时间也不一样，煎药时一定要严格遵从医嘱，一般需先煎30min以上，再与其他药合煎。

包括以下饮片：龟甲、鳖角、赭石、决明、牡蛎、龙骨、磁石、石膏、紫石英、寒水石、自然铜、蛤壳、珍珠母、鹿角霜、瓦楞子、制川乌、制草乌、制白附子、商陆、生天南星、生半夏、石斛等。

B. 后下：长时间煎煮会导致香气挥发，药性损失和部分根茎类饮片有效成分煎煮时对热不稳定，不宜久煎者。煎药前，取出后下药，待其他药快煎好前10～15min，把后下药放入，继续煎煮，一般在二煎时则无此分别，但也有少数的医嘱要求将一剂药的后下药在第一二煎中各放一半。

包括以下饮片：薄荷、砂仁、豆蔻、沉香、苦杏仁、钩藤、大黄、番泻叶、徐长卿、青蒿、鱼腥草等。

C. 包煎：药材质地过轻，煎煮时易漂浮在药液面上或成糊状，不便于煎煮及服用，或煎煮时绒毛脱落，混入汤液中刺激咽喉，引起咳嗽等不适，应用小布袋或纱布包扎好，再与其他药同煎。

包括以下饮片：葶苈子、车前子、旋覆花、生蒲黄、六一散、黛蛤散、益元散、蛤粉、青黛、滑石粉、海金沙、儿茶等。

D. 烊化：指一些黏性大的药物，不宜与其他的药物同煎，必须放在容器内隔水炖化或加者少量水煮化后，再兑入其他药物中服。这是因为此类中药如与其他药物同煎，一方面影响其疗效，另一方面因为糊锅底而易使药物煎焦。烊化的方法是：将胶等药剂放入碗中，加开水30～50ml，放在锅中隔水蒸炖，不时用筷子搅拌。待烊化后，与煎好的药汁（必须将药汁过滤、澄清，弃去沉淀物）和匀后服。

包括以下饮片：阿胶、鹿角胶、龟甲胶、蜂蜜、饴糖等。

E. 另煎：贵重药物为了不使药物的有效成分损耗，因而把这类药物单独进行煎熬取汁，即另煎2～3h，再同其他过滤澄清的药汁混合在一起服用。

包括以下饮片：人参、天麻、羚羊角片、西洋参等。

F. 溶化：溶入煎好的汤液中服用即可。

包括以下饮片：芒硝、玄明粉等。

G. 泡服：方法是用约50ml开水或煎好的一部分药汁趁热浸泡药物，加盖，以避免药的气味散失，待温后即可内服。如是可反复数次。

包括以下饮片：胖大海、番泻叶、金银花、菊花、麦冬等。

H. 吞服：适宜吞服的药物有几类，一般较为贵重，且用量不多，不必煎煮，宜于直接口服（即用温开水吞服）。有效成分忌热的药；有效成分不溶的药物如琥珀、朱砂；散剂如止血散、七厘散、川贝粉等。这类药，医生在临床上也有作冲服处理的。但粉剂药被药汁冲入后容易沉淀，或会有药粉滞留在杯子内壁被当作残渣弃去，造成浪费。故粉剂药（除必须包煎的以外）以吞服为妥。

包括以下饮片：珍珠粉、冬虫夏草、鹿茸、三七，南瓜子、麝香等。

I. 生汁兑入：如鲜生地汁、梨汁、姜汁、竹沥等，不宜入煎，可兑入煮好的汤剂中服用。

J. 煎汤代水：一般体积庞大吸水量较大的药物如丝瓜络、灶心土、金钱草、糯稻根等宜先与水煎煮，过滤去渣取汁，再用其水煎液为溶媒，煎取其他药物。

3. 家庭煎煮注意事项

（1）芳香挥发性药物和解表剂，煎具应加盖，密闭性要好，并于盖上加湿布冷凝，避免挥发油随水蒸气走失。

（2）如果既含有挥发性成分又含有难溶性成分，一煎时间可短，把挥发性成分煎出来；二煎煎煮时间加长，使难溶成分煎出来，两次煎液合并混匀分服。

（3）绞去渣：煎煮过滤后用双层纱布挤压药渣，可得到大量的有效成分，特别是粗末、花、叶、全草类等吸水性强的药材，以及不宜久煎的药物，药渣中所含有效成分比例会更大。用该法可得到相当于原方剂量 1/4～1/3 的药液，这是充分利用药材、提高汤剂质量的一项重要措施。

（4）搅拌：可以提高浸出效果与浸提速度，还可以避免锅底药材焦化；但含挥发性成分的药材煎煮时要少搅拌，特别是一煎时，以防止挥发性成分散失。

（5）趁热滤过：煎煮好的中药应趁热滤过，以防含胶体过多的药液，遇冷产生胶凝，增加过滤困难，或者温度降低，有效成分沉淀、附着在药渣上。

（6）“药引子”是中医大夫在开好药方后，嘱咐患者在煎药时或服药时加的其他物质，如大枣、生姜、蜂蜜等，这些物质具有矫味和提高中药疗效的作用。因此，必须按医嘱的用量加“药引子”。

（7）煎药时毒性、烈性中药除了先煎外，煎药器具使用后应反复擦洗，必要时煮过后再用，以免毒性、串味、串色而影响药物疗效和煎剂质量。

（8）如果药物被烧焦或煎糊了，药性会发生改变，不能再加水煎煮服用。

（9）掌握烊化方法十分必要，以烊化阿胶为例。

1）打碎或打粉：阿胶打碎或打粉可增加接触热水的面积，在倒入热水后不停搅拌以助加速溶解。

2）隔水炖保持水温：烊化阿胶时水要够热，可以用“隔水炖”的烊化方式，即把阿胶放在一个小碗或杯子里，加适量白开水或经过滤的药液放在锅里隔水炖，让碗里的水保持在沸点左右，并不停搅拌。

3）静置过滤：用药液烊化时先静置过滤。用药液作溶媒时，不能简单理解为用药液浸泡。应将处方中需煎煮的中药煲好后，倒出药液，静置后取药液或过滤取澄清药液再用；如需加热时，同样可用“隔水炖”的方法。

（二）煎药机煎煮法

1. 煎药机的普及推广

20 世纪 90 年代自动煎药机自韩国传入中国市场，随后，我国开始自主研制更适合中药饮片的煎药机，历经发展，目前市场上主流品牌就有十几个，虽然煎药机型号各异，但工作原理、基本结构和功能是一致的。

自2009年国家中医药管理局开始大力推广煎药机以来，各大中医院、综合医院、诊所药店、民营医院等开始大量购置使用中药煎药机，形成了相当的规模；目前国内县以上中医院普及率50%～60%，浙江、北京普及率超过95%，诊所（中医诊所、含中医的综合诊所）、药店（有饮片的药店普及率5%～10%）、民营医院（有中医科的民营医院）普及率达30%。由统计结果分析，目前我国大城市中医门诊汤剂代煎量已经达到20%以上，中等城市代煎量也已达到10% 以上。

2. 中药煎药机的分类及特点

市场上的煎药机主要分为常压煎药机、高压密闭煎药机两大系类。

总体来说，煎药机通过微电脑控制，实现自动化，操作简便；可同时煎煮多剂量药物，节省时间，煎煮效率高，且因数剂合煎，中药房配方可采取总剂量称法，不仅解决了饮片分剂量不准、效率低下的问题，而且保证了每剂药中的浓度、成分分布均匀，避免出现前后药液味道不同、成分有差异的问题。自带包装设备，便于携带、保存和服用，尤其为无煎药条件、出差旅行人群提供了极大的方便。目前，自动煎药机除用于代客煎药外，还用于生产协定处方和院内制剂。

（1）常压煎药机：这类煎药机的煎药锅部分为耐高温刚性玻璃，上面煎药下面包装的组合一体设备。

优点：体积小，外观好看，价格便宜；常温常压煎煮，安全性高，操作方便；可以多次煎煮（2煎、3煎），并可进行先煎、后下等特殊煎煮，满足传统煎煮的要求。缺点：处方量较多时，煎药效果不理想；包装后保质时间相对较短，常温下只能保质3～7天。

（2）高压密闭煎药机：机身为不锈钢材质，带有机械挤压装置可将药渣的残余药液充分挤出；煎药与包装机是分体的，用一根金属软管连接，通过煎药机的压力，把药液打到包装机的罐体后进行包装。目前各大医院代煎中药主要采用这类煎药机。同时，因其高温高压的密闭煎煮方式有别于传统煎煮方法，引起中医药界人士的质疑。

优点：高温高压状态，中药材中有效成分更易煎出，特别是一些所含成分稳定的块大、致密的根类、皮类及矿物贝甲类药物；密闭煎煮，水蒸气减少，大大改善了工作环境；具有挤压装置，得膏率高；密闭煎药，有效减少了药液蒸发和挥发性成分的损失，同时减少了空气的氧化作用，使易氧化聚合的成分增加；煎药温度可达到115℃，药液包装后，保质时间长，常温可保质30天，冷藏90天；煎药机容积较大（13～40L），可同时煎3～40剂药，煎药效率更高。

缺点：①体积较大，价格昂贵。②高温高压密闭环境，无法实现先煎、后下等传统中药的特殊煎煮要求，难以体现中医用药的意图：比如解表药大部分用的是植物的茎和叶的部分，质地疏松、吸水量大，所以煎的时间可短一些。剧毒药，如生南星、生半夏及生川、草乌等，先煎2 h以上，至去白芯，且口尝无麻舌感为度。再如番泻叶、牵牛子的泻下成分，钩藤的降压成分都属于不耐热物质，经煎药机的高温高压后，无疑会使这些成分分解、破坏，降低药效，甚至改变药性，如大黄煎药时间越长由于苷的水解，泻下作用越弱，长时间高压煎煮可能转变成健脾、止泻、活血化瘀的作用。油脂性药物的煎出率大大增加，按原剂量煎煮药物会给患者带来伤害性后果。③煎煮容器多采用不锈钢内胆，所含镍、铬、铁等在高温高压下易和药物中有效成分发生化学反应，影响药效。④有效成分煎出不完全，煎药时，当药材内外溶液的浓度达到平衡时，渗透压平衡，有效成分就不能继续溶出了。此时必须再次加水，重新建立浓度差，提取才能继续进行。一般地说，煎煮一次有效成分的提取率为50%左右，两次可达到75%～80%，3次可达到90%～95%。高压煎药机把几副甚至十几副中药集中装在无纺布里，密闭煎煮，无法进行搅拌，只煎1次，有效成分煎出不完全，也就很难保证治病的效果。

不宜用高压煎药机煎煮的中药：

1）一些含有不耐高温成分的后下药物：如苦杏仁、番泻叶、牵牛子、钩藤、大黄等，其有效成分长时间高温煎煮易分解。

2）助消化药、杀虫药：鸡内金、雷丸等有效成分为酶，高温使其变性失活。

3）有毒药物：如乌头、南星、半夏等，传统煎煮采用先煎、久煎，使毒性成分分解，达到减毒增效的目的，高压高温煎煮，虽然也有促进分解作用，但煎煮时间较传统短，其分解量、煎出量和传统煎煮有差异，使得用药安全难保证，故此类中药最好不要机器煎煮。

4）含有油脂类成分药物：如火麻仁、郁李仁、柏子仁、瓜蒌仁等润下药，大多含有油脂类成分，服用后油脂可润滑肠道，加之脂肪在肠内碱性环境下产生脂肪酸，刺激肠壁，从而达到使肠蠕动增加促进排便的作用。油脂不溶或难溶于水，传统煎药法油脂煎出量少，以中药煎药机煎煮，在高温高压条件下，油脂煎出量大幅度提高，从而影响疗效，也可能给患者带来一定伤害性后果，临床上会使医生难以控制药物用量。

3. 机器、传统煎煮的对比研究

选择了经典汤剂方或单味药，对常压、高压机器煎煮与传统煎煮进行了对比，见表1-5。

表1-5 机器煎煮与传统煎煮的对比

药物	指标	传统煎煮	常压煎药机	高压密闭煎药机
柴葛解肌汤、葛根芩连汤、华盖散、龙胆泻肝汤、小柴胡汤复方 白芷、甘草、黄柏、决明子、黄芩、肉桂、五倍子、金银花单味药	有效成分煎出率		两煎合计40min的煎出成分比一煎40min高出9.22%～128.14%	
葛根芩连汤、柴葛解肌汤、龙胆泻肝汤、小柴胡汤、华盖散	有效成分的煎出率	砂锅两煎		一煎、两煎煎出率分别为砂锅的63.5%～92.1%、111.1%～137.5%

续表

药物	指标	传统煎煮	常压煎药机	高压密闭煎药机
生化汤	浸出物含量	传统砂锅煎煮，煎煮2次，每次20min		煎煮1次，时间40min。两组总加水量、浸泡时间、煎煮时间均相同，煎药机煎煮的生化汤样品中浸出物含量高于传统煎法，差异显著（$P<0.01$）
白芍饮片	芍药苷含量及得膏率	2煎，共10倍水，时间共2.5h		10倍水煎煮1次，1h，芍药苷含量略高。浸膏得率略低于传统煎煮
感冒清热汤剂	升麻苷、5-O-甲基维斯阿米醇苷和葛根素的含量	传统砂锅2煎，共16倍水		煎煮1次；煎液中葛根素的煎出率较高，而砂锅煎液中升麻苷的煎出率较高，两者中5-O-甲基维斯阿米醇苷的煎出率相近
六味地黄汤	水溶性浸出物	浸出率为20.4%		煎药1次；所得浸出率为16.5%，低于传统煎煮法
豆蔻饮片	桉油精煎出量	不锈钢锅，煎出量在5min达峰值(0.11%)		高压煎药机的含量一直增加，30min煎出量为1.418%
薄荷、徐长卿、肉桂、丁香、牡丹皮	挥发性成分煎出量	传统后下煎煮		大于传统煎药工具，存在极显著差异（$P<0.01$）
化瘀通脉煎剂	高效液相色谱指纹图谱比较		煎煮1次	确定了14个共有峰，但成分的相对含量有明显差异
八珍汤、逍遥汤、乐脉汤	芍药苷含量		煎煮1次	煎煮一次，高压煎煮法芍药苷含量略高一些，但差异不显著
银翘散	对实验动物抗炎解热作用的影响	传统砂锅煎煮2次	常压机器煎煮2次	高压煎煮1次。传统煎煮法药效优于常压煎药机，常压煎药机略优于高压煎药机，这与高效液相测定5种药效成分与浸出物含量结果一致
凤尾草	出膏率和总黄酮提取率	不锈钢锅2煎，出膏率为12.39%和总黄酮提取率为4.01%	常压煎煮机煎煮2次，出膏率为18.58%，总黄酮成分含量最高为5.33%	高压密闭煎煮机2煎，得到的干浸膏最多为19.32%，但黄酮类的含量略低为4.49%

注：①就煎煮次数而言，无论常压机器煎煮还是高压机器煎煮，煎煮2次均比煎煮一次效果好，且煎煮2次更符合传统煎煮要求，因此，机器煎煮也提倡煎煮2次；②传统煎煮与高压煎药机的比较研究方面，因药物性质、加水量及煎煮时间的不一致，其结果有的传统煎煮优于高压煎煮，有的高压煎煮优于传统煎煮，因此应统一传统煎煮方法、加水量、煎煮时间等比较因素，进行更细致的比较研究；③常压煎煮和高压煎煮所煎的化合物种类基本一致，但成分的相对含量差异较大，如果均煎煮一次，高压煎煮所煎出的化合物含量并没有多大优势；④三种煎药方法的比较可见，如果统一煎煮条件（加水量、煎煮时间、浸泡时间、煎煮次数），高压煎药机的出膏率最高，但化合物含量却不及常压煎煮，说明高温高压条件对化合物的稳定性有影响；但对于复方的药效作用，还是传统煎煮的效果最好，其次为常压煎药机，且两者无明显差异

4. 煎药机煎煮的改进建议

传统煎煮法易受环境及操作者自身素质的限制，在生活节奏日益加快的今天，已不能满足所有人群的需要，越来越多的患者开始接受并认可专业煎煮的高效和便捷。机器煎煮是现代中药煎煮的必然趋势，为了更好保障中药机器煎煮的汤剂的质量和疗效，结合常压、高压煎药机的优缺点及文献研究结果，对于机器煎煮存在的问题，提出以下几点建议：

（1）改良中药煎药机，结合常压、高压煎药机的优点，建议：增加先煎、后下等功能，将原来的高压高温装置改为全封闭常压或真空加热，保证煎药的温度不超过100℃，从而起到保留药性、保障临床疗效与安全的作用；将高压煎药机中挤压装置应用于常压煎药机，保证药液提取更充分。

（2）煎药机内胆改用陶器或紫砂材质，不仅可使药液受热更均匀，还可避免金属对药物成分的改变和破坏。

（3）改善煎药机的结构设计，使其更易于清洗，避免因煎药机输送管道不易清洗，而弃去首袋和第二袋的现象，从而保证汤药能全液收取服用。

（4）装药口袋选用棉纱材料，并对其孔隙密度和层数进行比较研究，制定统一的标准。目前煎药机所用的煎药口袋多为化纤材质，和所煎药材在高温高压密闭容器内共同、长时间的煎煮，口袋和药材之间是否产生某些反应？化纤材料高温高压煎煮是否会产生毒性？什么样材质的口袋能最大限度地保证汤剂质量？多大孔隙的口袋在过滤时才不会影响大分子物质的溶出和滤出？都是需要研究的问题。

煎药机煎煮对于推动中药汤剂的安全、有效、方便、快捷的发展有着重要的意义。据近年来的报道，具有先煎、后下、文火、武文自动转换、煎煮过程自动搅拌、自动实现二煎功能等的煎药机已在国内研制成功并部分投入使用。随着煎药设备的改进，制备工艺的完善，相关标准的确立，中药机器煎煮向产业化、规模化方向的发展是必然的趋势。

参 考 文 献

曹春林 . 1986. 中药药剂学［M］. 上海：上海科学技术出版社 . 161

常林凤，刘改香 . 2012. 浅谈影响中药疗效的主要因素［J］. 陕西中医，33（1）：101

陈缤，王丽娜，贾天柱 . 2013. 中药饮片的历史沿革研究［J］. 中医杂志，54（8）：640

陈日益 . 2014. 中药汤剂煎服不宜［J］. 保健医苑，（9）：31

陈太平，张国强，袁靖，等 . 2011. 解表类中药生药颗粒剂与传统中药饮片的有效部位提取效能比较研究［J］. 中国现代药物应用，5（14）：83

陈迎春，相聪坤，安福丽 . 2009. 生化汤传统煎法与煎药机煎法的对比研究［J］. 中国药业，18（14）：80

陈永刚 . 1999. 浅析中药煮散剂特点及临床推广应用［J］. 时珍国医国药，10（6）：421

程从容，郭泉 . 2001. 影响中药疗效的因素分析［J］. 基层中药杂志，15（4）：52

慈慧 . 2011. 煎药机和传统煎药方法的比较及分析［J］. 中国药事，25（2）：155

丛晓东，张云，杜伟锋，等 . 2008. 中药饮片及其衍生品的创新与发展方向［A］. 中华中医药学会中药炮制分会学术研讨会论文集［C］. 北京：中华中医药学会 . 49

邓震亨，马瑛，刘芳，等 . 2011. 化瘀通脉煎剂不同煎煮方法的指纹图谱研究［J］. 中国药房，22（31）：2954
邓中甲 . 2003. 方剂学［M］. 北京：中国中医药出版社 . 19
都恒育，李赵曦，刘根成，等 . 1992. 地黄的质量研究［J］. 中国中药杂志，17（6）：327
范怡梅，王勇，谭仁祥，等 . 1998. 银杏叶黄酮苷含量与生长季节和植株性别的相关性研究［J］. 中国中药杂志，23（5）：267
方勺 . 2007. 泊宅编［M］. 北京：中华书局 . 41
方廷轶 . 1995. “煮散”及其制备改进［J］. 陕西中医函授，4：45
方廷轶 . 1995. 刍议煮散的开发利用［J］. 成都中医药大学学报，18（4）：16
府炳荣 . 2009. 试论中药汤剂专业煎煮全面推广的可行性［J］. 江苏中医药，41（12）：68
傅延龄，陈非，李东一，等 . 1998.《伤寒论》方的煮药时间［J］. 北京中医药大学学报，21（6）：8
傅延龄，杨琳，宋佳，等 . 2011. 论方药的服量［J］. 中医杂志，52（1）：8
甘师俊，李振吉，邹健强 . 1998. 中药现代化发展战略［M］. 北京：科学技术文献出版社 . 2
高逢喜，周用相，徐传新，等 . 1989. 不同炮制方法对当归成分阿魏酸的影响［J］. 中国医院药学杂志，9（8）：362
龚慕辛，李朝霞，聂波，等 . 2008. 煎药机与传统煎药比较研究概况［J］. 时珍国医国药，19（11）：2714
龚慕辛，薛然，聂波，等 . 2009. 不同煎药方法对感冒清热汤剂质量的影响［J］. 中药新药与临床药理，20（1）：44
郭峰 . 2013. “中药煮散”与饮片、超微粉不同粒度煎出率对比研究［J］. 内蒙古中医药，32（9）：94
韩慧芬，孙锦秀 . 2012. 凤尾草的机煎效果研究［J］. 云南中医中药杂志，33（8）：62
韩鲜，张洪辉 . 2003. 不可忽视的中药五煎五服［J］. 中华现代中西医杂志，1（3）：159
姜建国 . 1995. 伤寒思辨［M］. 济南：山东大学出版社 . 238
姜黎滨 . 2009. 中药煎药机的应用及发展方向探讨［J］. 现代中西医结合杂志，18（18）：2177
蒋培华 . 1987. 中药汤剂的历史、现状与改革［J］. 上海中医药杂志，21（3）：37
孔详文，姜法善，马照生，等 . 1995. 对影响中药疗效因素的体会［J］. 光明中医杂志，（1）：34
李鹂，欧伟文，李毅，等 . 2009. 中药不良反应产生的原因及对策［J］. 时珍国医国药，20（1）：254
李芳荣 . 1990. 试论影响中药饮片质量的主要因素［J］. 湖南中医杂志，6（4）：41
李继红，杨工昶 . 2004. 高压煎药机之弊端及改进建议［J］. 时珍国医国药，15（6）：362
李培生 . 1995. 伤寒论讲义［M］. 上海：上海科学技术出版社 . 5
李学林，孟菲，刘培，等 . 2009. 煎药次数及器具对煎药质量的影响［J］. 中医杂志，50（6）：550
连树利 . 2011. 采收因素对中药疗效的影响［J］. 光明中医，26（2）：370
刘桂英 . 2012. 影响中药疗效的因素研究［J］. 中国医药指南，10（14）：274
刘林娜 . 2004. 常压与高压煎药机制备汤剂的质量对比研究［J］. 中国中医药信息杂志，11（9）：800
刘培勋 . 2000. 试析影响中药材质量的若干因素［J］. 中国药业，9（5）：33
刘萍，王平 . 2010. 影响中药煎煮质量的因素分析［J］. 湖北中医学院学报，12（5）：44
刘起华，孙玉雯，刘凤麟，等 . 2015. 浅析《太平惠民和剂局方》中“散”的运用［J］. 辽宁中医杂志，42（2）：369
刘淑芸 . 2012. 煎药机制备汤剂优点及应用前景［J］. 广州医药，43（1）：63
龙致贤 . 2001. 中药疗效学概论［M］. 北京：中国医药科技出版社 . 135
卢嘉锡，丘光明 . 2001. 中国科学技术史［M］. 北京：科学出版社 . 249
马爱华 . 1997. 传统先煎药物煎煮方法研究［J］. 山东中医杂志，16（8）：370

庞安时 . 1956. 伤寒总病论［M］. 上海：商务印书馆 . 146
丘光明 . 1992. 中国历代度量衡考［M］. 北京：科学出版社 . 225
荣淑玉 . 1997. 对提高中药煎剂质量的探讨［J］. 中国药房，8（3）：142
芮朝松 . 2006. 中药煎药机对几类中药疗效负面影响的探讨［J］. 时珍国医国药，17（4）：595
沈括 . 1997. 梦溪笔谈［M］. 沈阳：辽宁教育出版社 . 151
束雅春，秦昆明，陈亚军，等 . 2013. 不同煎煮方式对银翘散汤剂抗炎解热作用的影响［J］. 中华中医药杂志，28（5）：1413
宋佳 . 2010. 经方 50 味药物在明代 13 位医家中的用量规律研究［D］. 北京：北京中医药大学 . 148
孙思邈 . 1982. 备急千金要方［M］. 北京：人民卫生出版社 . 4
唐进法，李学林 . 2010. 煎药器具对白豆蔻中桉油精煎出量的影响［J］. 中医研究，23（3）：25
唐进法，李学林 . 2011. 中药煎药机对饮片中挥发性成分煎出量影响的研究［J］. 中国实验方剂学杂志，17（13）：89
唐小鹏 . 1991. 板蓝根饮片片型对其水溶性浸出物及还原糖含量的影响［J］. 中国中药杂志，16（3）：151
仝小林，穆兰澄 . 2009.《伤寒论》药物剂量考［J］. 中医杂志，50（4）：368
童玉懿 . 1990. 乌头类生药生物碱的高压液相色谱法测定［J］. 中国中药杂志，15（2）：42
万国庆 . 1985. 枇杷叶毛所致严重喉头水肿一例报道［J］. 中药通报，(8)：30
王怀隐 . 1982. 太平圣惠方［M］. 北京：人民卫生出版社 . 230
王忠壮，林锦明，叶光明，等 . 2000. 中药龟鳖甲的商品鉴定［J］. 中国中药杂志，25（5）：259
王竹兰 . 2010.《伤寒论》汤剂煎煮法与汤剂制备规范化研究［D］. 北京 . 北京中医药大学
王竹兰，肖相如 . 2010.《伤寒论》汤剂加水量与剂量的关系［J］. 辽宁中医杂志，37（3）：433
韦玉书 . 2011. 浅谈影响中药疗效的几种因素［J］. 医学信息，11（11）：3433
吴开华 . 2010. 中药煎药机对中药疗效的影响［J］. 中国临床研究，23（7）：624
吴伟康，奉建芳，黄小蕊，等 . 2001. 甘草提取工艺的初步研究［J］. 中草药，32（3）：210
相恒芹 . 2012. 中药机器煎煮与传统煎煮的差异性研究［J］. 大家健康（学术版），6（10）：16
徐海波 . 1999. 中药煮散源流考［J］河北中医药学报，14（4）：11
徐玲玲，黄礼杰 . 2004. 不同产地和品种淫羊藿中淫羊藿苷的 HPLC 分析［J］. 中国现代应用药学杂志，17（2）：110
杨琳，傅延龄 . 2012.《外台秘要》煮散方初探［J］. 中医杂志，53（3）：241
于忠兴，唐风雷，范正达 . 2006. 自动煎药与传统煎煮法对白芍汤剂质量的影响［J］. 抗感染药学，3（2）：81
曾白林，朱玉霞 . 1996. 再谈中药汤剂的煎煮［J］. 基层中药杂志，10（1）：46
翟胜利，李京生 . 1997. 能医擅药的中药专家金世元［J］. 北京中医，16（4）：12
翟胜利，李京生 . 2012. 毒性中药临床应用的隐忧［J］. 首都医药，19（3）：11
翟胜利 . 1999. 保证饮片质量必须重视产地加工［J］. 中国医药学报，14（3）：65
翟胜利 . 2006. "道地药材"是保证中药疗效的根源［J］. 首都医药，12（15）：34
张丹丹 . 2011. 影响中药疗效的因素剖析［J］. 中国中医药现代远程教育，9（18）：64
张机 . 1956. 金匮要略方论［M］. 北京：人民卫生出版社 . 19
张易棣 . 2010. 影响中药疗效因素的探讨［J］. 现代中医药，30（3）：93
张玉芳，原晓洪，李雁，等 . 1994.《实用中成药手册》中煮散的统计分析［J］. 河南中医药学刊，9（6）：18
赵归如 . 1991. 中药炮制与临床疗效的关系浅述［J］. 湖南中医杂志，7（5）：26

赵佶 . 1982. 圣济总录［M］. 北京：人民卫生出版社 . 171
郑虎占，董泽宏 . 1997. 中药现代研究与应用（第 2 卷）［M］. 北京：学苑出版社
钟燕，李凤香，张仁泽 . 1999. 药用全蝎含盐量的检查［J］. 基层中药杂志，13（2）：13
朱雪莲 . 2013. 煎药机煎法对中药复方汤剂总浸出物及有效成分的影响［J］. 中国医药导报，10（7）：121

第二章　汤剂煎煮的现代研究

中药汤剂是我国传统中药剂型之首，沿至今日已有数千年的历史。汤剂系指将药材饮片或粗颗粒加水煎煮或沸水浸泡，去渣取汁而得到的液体制剂，为液体复合分散体系，是我国应用最早、最多的一种剂型。中药汤剂是中医临床用药最主要的形式，之所以数千年沿用至今，主要因为传统汤剂组方灵活，随证加减调整处方，适合中医辨证论治的需要，适用范围广泛。同时汤剂以水为溶媒，一般普通的中草药又价廉易得，并具有吸收快、疗效好、作用明显等几大特点。因此，长期以来，复方汤剂是中医临床用药的主力军。

中药在临床上大多是以复方的形式应用，现代研究发现从中药的有效成分方面看，按照中药配伍理论而成的方剂，也不是单味药有效成分的简单加和，而可能存在着一种中药有效成分与它种中药有效成分在药理作用或物理和化学方面的相互作用。一般来说，后者常发生在方剂的煎煮或其他剂型制备过程中，从而使方剂中的有效成分无论在质的方面，还是在量的方面都与单味药有所改变。

（1）中药方剂各组成药味的有效成分之间通过配伍最有可能出现的物理变化是溶解度的改变，从而对药效产生相应的影响。如很多含柴胡的方剂常配伍人参，经研究表明，柴胡的主要成分是柴胡皂苷 A、柴胡皂苷 D 等，它们的水溶性较差，用水煎煮时溶出率较低。但与人参配伍后，因人参中的有效成分人参皂苷类有助溶作用，可使柴胡皂苷的溶出率有较大的提高，从而提高了临床疗效。甘草与甘遂配伍是中药“十八反”之一，研究结果表明，在煎煮过程中，甘草的有效成分甘草皂苷能增加甘遂的毒性成分（甾萜类成分）的溶出率，使其毒性增加，故甘草不宜与甘遂配伍是有道理的。

（2）中药方剂各组成药味的有效成分之间通过配伍产生化学变化的情况也比较多。含生物碱的中药与含大分子酸性成分的中药配伍时，往往会因它们之间产生难溶性物质而使生物碱在煎煮液中的含量降低。如黄连与吴茱萸配伍，煎煮液中来源于黄连的小檗碱含量较单味黄连煎液降低 37%，并初步发现是小檗碱和吴茱萸中的黄酮类化合物生成沉淀而致。四逆汤由附子、干姜、甘草等三味中药组成，其煎液的毒性比单味附子的煎液毒性要小得多，半数致死量约为后者的 5 倍，表明干姜、甘草与附子配伍，可减低附子的毒性。进一步的研究发现，乌头和甘草合煎与乌头单煎相比，毒性成分乌头碱的溶出率降低了 22%，故推测四逆汤的毒性较低，是由于其乌头碱与甘草皂苷生成了难溶于水的物质，使煎液中乌头碱的溶出率降低引起的。

金代李杲曾指出：“汤者荡也，去大病用之。”说明古人对剂型与疗效的关系有深刻的认识，正确掌握汤剂的煎煮方法直接关系到中药疗效。明代李时珍说：“凡服汤药，虽品物专精，修治如法，而煎煮药者，鲁莽造次，水火不良，火候失度，则药亦无功”。可见，我国历代医家对中药煎煮法的重视，而当代对中药的煎煮亦有了新的认识。由于中药类别的多样性，其成分的复杂性，导致中药汤剂煎煮过程中诸多因素影响了有效成分的析出，从而造成了临床疗效的巨大差异。中药汤剂煎煮方法的恰当与否，是决定汤剂能否发挥作用的重要因素，包括加水的量、煎药器具的选择、煎药时的火候和时间、有无预先浸泡、特殊药材（先煎、后下、包煎、烊化、冲服等）的处理是否正确等都是制约汤剂发挥作用的因素。但是在实际操作中特别是一部分没有或少有煎药经验的患者，很难做到十分精确。规范的中药煎煮是量效关系相关实验研究和临床研究的基础，是实现相关研究可重复性的前提。探寻一条合理规范的中药煎煮方法，不仅对节约原料、提高临床疗效有非常重要的意义，而且对实现中医现代化、标准化也有巨大的推动作用。

第一节　仲景经方有关“量”的现代煎煮研究

《伤寒论》为东汉张仲景所著，因其理法方药缜密、药少而精、药专力宏，被后世尊为“方书之祖”，其中大多数方剂至今仍被广泛应用。然而，由于历代度量衡的演变，经方的实际药量成为一宗悬案，后世有以《伤寒论》一两为今 1.3 ~2g、3g、6.96g、13.8g、15.625g 等，令人莫衷一是。自古有言，中医不传之秘在于药量，药量亦是药效的基础。因此加强经方剂量研究，重新认识经方剂量的本来面目，对探讨中医方药剂量、学习经方的组方配伍规律，为当今临床合理选择剂量、提高中医临床疗效具有十分重要的意义。

一、经方仲景法与现代法煎煮对比

葛根芩连汤源自东汉张仲景《伤寒论》，由葛根半斤，炙甘草二两，黄芩三两，黄连三两组成。方中葛根为君药，黄芩、黄连为臣药，炙甘草为使药，化学成分主要包括黄酮及黄酮苷类、生物碱类成分，现代临床多用于治疗急性肠炎、细菌性痢疾、肠伤寒、糖尿病等疾病。原方明确了该复方的煎服方法，而现今不仅对经方的量值有不同观点，且煎煮方法亦有不同。目前对经方一两的量值主要有 3 种观点：①一两等于 13.8 g；②一两等于 15.6 g；③一两等于 3 g。常规煎煮方法主要采用诸药同煎，煎煮 2 次。本实验研究一两等于 13.8 g 及一两等于 3 g 时的两种量值，采用半斤等于 8 两的度量衡，即葛根-黄芩-黄连-炙甘草的配比为 8：3：3：2，测定方中 4 味药材中 12 个有效成分的煎出量，对比经方的原煎煮法与现代常规汤剂煎煮法的优劣，为临床汤剂煎煮方法的选择提供科学依据。

1. 经方剂量 1 两等于 13.8 g 时两种煎煮方法对比

(1) 经方本原煎煮法：《伤寒论》记载“四味，以水八升，先煮葛根，减二升，内诸药，煮取二升，去滓”。按一升等于 200 ml 计。取葛根芩连汤各饮片（葛根 110.4 g，黄芩 41.4 g，黄连 41.4 g，炙甘草 27.6 g），加水 1600 ml，先煮葛根，减去水 400 ml，放入其他药，煮取 400 ml。

(2) 现代常规煎煮法：根据中药汤剂常规经验法煎煮。取葛根芩连汤各饮片（葛根 110.4 g，黄芩 41.4 g，黄连 41.4 g，炙甘草 27.6 g），加水浸泡 30 min，加入 6 倍水、4 倍水，各煎煮 2 次，每次 30min，纱布过滤，合并煎煮液，浓缩至 400 ml。

（3）供试品溶液的制备：以上水煎液充分摇匀，分别精密量取 1 ml，置 25 ml 量瓶中，加甲醇约 15 ml，超声处理 5min，加甲醇至刻度，摇匀，用 0.45 μm 微孔滤膜滤过，即得。

2. 经方剂量 1 两等于 3 g 时两种煎煮方法对比

（1）本原煎煮法：取葛根芩连汤各饮片（葛根 24 g，黄芩 9 g，黄连 9 g，炙甘草 6 g），加水 1600 ml，先煮葛根，减去水 400 ml，放入其他药，煮取 400 ml。

（2）现代常规煎煮法：根据中药汤剂常规经验法煎煮。取葛根芩连汤各饮片（葛根 24 g，黄芩 9 g，黄连 9 g，炙甘草 6 g），加水浸泡 30 min，加入 6 倍量水，煎煮 2 次，每次 30min，纱布过滤，合并煎煮液，定容至 400 ml。

（3）供试品溶液的制备：以上水煎液充分摇匀，分别精密量取 1 ml，置 10 ml 量瓶中，加甲醇约 5 ml，超声处理 5min，加甲醇至刻度，摇匀，用 0.45 μm 微孔滤膜滤过，即得。

3. 色谱条件

色谱柱为 Merck ChromoLith，RP－18e 柱（4.6 mm×100 mm），流动相 0.05% 磷酸［含 0.01mol · L^{-1} 磷酸二氢钾（A）－乙腈（B）］，梯度洗脱（0～15 min，8%～14% B；15～25 min，14%～16% B；25～45min，16%～38% B），流速 2 ml · min^{-1}，柱温 35℃；检测波长（葛根素、大豆苷、甘草酸铵为 250 nm；甘草苷、黄芩苷、汉黄芩苷、黄芩素、汉黄芩素均为 275 nm；黄连碱、药根碱、小檗碱、巴马汀均为 345 nm）；进样量 10μl。理论塔板数均不低于 3000。

对照品溶液的制备：分别精密称取葛根素、大豆苷、甘草酸铵、甘草苷、黄芩苷、汉黄芩苷、黄芩素、汉黄芩素、黄连碱、药根碱、小檗碱、巴马汀对照品适量，加 50% 甲醇配制成质量浓度分别为 37.56mg · L^{-1}、42.68mg · L^{-1}、45.20mg · L^{-1}、42.44mg · L^{-1}、82.16mg · L^{-1}、61.44mg · L^{-1}、38.28mg · L^{-1}、18.42mg · L^{-1}、36.92mg · L^{-1}、34.96mg · L^{-1}、74.56mg · L^{-1}、47.12 mg · L^{-1} 的混合对照品溶液。

4. 干膏率测定

分别精密量取水煎液 20 ml，置已干燥至恒重的蒸发皿中，水浴蒸干，于 105℃ 干燥 3h，置干燥器中冷却 30min，迅速精密称定重量，计算干膏率，结果见表 2-1、表 2-2。干膏率＝（干燥后质量／总药材质量）×100%。

表 2-1　葛根芩连汤有效成分含量及干膏率比较（1 两＝13.8 g，n＝3）

成分	经方本原法		现代常规法		本原法/现代法
	质量（mg）	提取率（%）	质量（mg）	提取率（%）	
葛根素	1526.00	1.38	2083.40	1.89	73%
大豆苷	302.84	0.27	439.60	0.40	69%
甘草酸铵	47.56	0.17	100.22	0.36	47%
甘草苷	20.67	0.07	44.14	0.16	47%

续表

成分	经方本原法		现代常规法		本原法/现代法
	质量（mg）	提取率（%）	质量（mg）	提取率（%）	
黄芩苷	2440.40	5.89	3686.40	8.90	66%
汉黄芩苷	420.60	1.02	718.40	1.74	59%
黄芩素	10.45	0.03	22.16	0.05	47%
汉黄芩素	10.75	0.03	20.54	0.05	52%
黄连碱	192.94	0.47	298.60	0.72	65%
药根碱	35.21	0.09	61.36	0.15	57%
小檗碱	651.40	1.57	878.80	2.12	74%
巴马汀	173.66	0.42	276.22	0.67	63%
干膏	30467	13.80	45764	20.73	67%

由表2-1可知，在量值为1两等于13.8 g时，本原法煎煮的有效成分煎出量只能达到现代常规法的47%~74%，干膏率达到67%，提取率低于常规法。葛根虽然先煎，但葛根素及大豆苷的提取率不及葛根与其余药味同时煎煮时的提取率。因此全方为高剂量时，现代常规汤剂煎煮法优于本原煎煮法。

表2-2　葛根芩连汤有效成分含量及干膏率比较（1两=3 g，$n=3$）

成分	经方本原法		现代常规法		本原法/现代法
	质量（mg）	提取率（%）	质量（mg）	提取率（%）	
葛根素	551.47	2.30	411.53	1.71	134%
大豆苷	119.17	0.50	82.11	0.34	145%
甘草酸铵	33.73	0.56	22.83	0.38	148%
甘草苷	15.98	0.27	11.19	0.19	143%
黄芩苷	1005.33	11.17	912.27	10.14	110%
汉黄芩苷	180.47	2.01	169.63	1.88	106%
黄芩素	4.44	0.05	4.37	0.05	102%
汉黄芩素	5.38	0.06	4.43	0.05	121%
黄连碱	92.34	1.03	82.67	0.92	112%
药根碱	16.12	0.18	13.81	0.15	117%
小檗碱	300.33	3.34	255.13	2.83	118%
巴马汀	80.50	0.89	67.02	0.74	120%
干膏	11630	24.23	9870	20.56	118%

由表2-2可知，在量值为1两等于3 g时，本原法煎煮的有效成分煎出量为现代常规法的102%~148%，干膏率为118%，提取率均优于常规法。而葛根先煎时，葛根素及大豆苷的提取率均高于葛根与其余药味同时煎煮时的提取率。故当全方为低剂量时，本原煎

煮法优于现代常规汤剂煎煮法。

表2-3表明：由于现代法加水量是随着方药剂量的变化而增减，因此提取率变化不大，而本原煎煮法则固定了加水量及煎出量，在小剂量时则提取率更高。

表2-3 两种方法不同量值提取率对比

成分	经方本原法（1两=13.8g）	经方本原法（1两=3g）	现代常规法（1两=13.8g）	现代常规法（1两=3g）
	提取率（%）	提取率（%）	提取率（%）	提取率（%）
葛根素	1.38	2.30	1.89	1.71
大豆苷	0.27	0.50	0.40	0.34
甘草酸铵	0.17	0.56	0.36	0.38
甘草苷	0.07	0.27	0.16	0.19
黄芩苷	5.89	11.17	8.90	10.14
汉黄芩苷	1.02	2.01	1.74	1.88
黄芩素	0.03	0.05	0.05	0.05
汉黄芩素	0.03	0.06	0.05	0.05
黄连碱	0.47	1.03	0.72	0.92
药根碱	0.09	0.18	0.15	0.15
小檗碱	1.57	3.34	2.12	2.83
巴马汀	0.42	0.89	0.67	0.74
干膏	13.80	24.23	20.73	20.56

《伤寒论》中煎煮法即为经方的本原法，为探讨该方法的可行性及其古为今用的依据，选择与现代常规煎煮法进行对比研究。本原法固定了加水量（1600 ml）、煎煮次数（1次）及煎出量（400 ml）。现代汤剂常规煎煮法是将药材浸泡30~60min，用水量以高出药面2~3cm为度，一般药物煮沸后再煎煮20~30min，煎煮2次。试验中加入6倍量水即可观察到高出药面2~3cm，因此在第1次煎煮时加入6倍量水，而第2次煎煮时高剂量加入4倍水即可，而低剂量需要加6倍量水，共煎煮2次，煮沸后煎煮30min。

在采用1两等于13.8 g量值时，本原法加水量共1600ml，为葛根的14倍，减去400ml水，剩余水量为全方量的5.4倍，由于药材量多，吸水量大，在先煎葛根后，再加入其他药煮取400 ml时，实际煎煮时间约为35min。现代常规煎煮法群药合煎，加水量共计2200ml，煎煮2次，煎煮时间共计60min。

在采用1两等于3 g量值时，本原法加水量共1600ml，为葛根的67倍，减去400 ml水后，剩余水量为全方量的25倍，由于药材量少，吸水量少，在先煎葛根后，再加入其他药煮取400 ml时，所需时间稍长，实际煎煮时间约为65min。现代常规煎煮法群药合煎，加水量共计576 ml，煎煮2次，煎煮时间共计60min。

根据结果对比可见，水量在本实验中是煎煮质量极为重要的影响因素，溶剂浓度梯度的存在影响中药材中有效成分与溶媒的接触，进而影响有效成分的扩散溶出。经方本原法仅煎煮一次，在高剂量时浓度差小，可能导致有效成分反吸附回药渣，而在低剂量时，浓度差大，有效成分则在汤剂中含量高。其次，煎煮时间及次数亦影响有效成分的煎出率，2次煎煮在高剂量时优于1次煎煮。因此经方在低剂量时可使用其本原法煎煮，而在高剂量时则宜采用现代法。研究还提示，比较两种剂量的相对较佳工艺，高剂量的药材用量为低剂量的4.6倍，但有效成分的煎出量仅为2.9～3.8倍，有效成分的煎出量未能与药材的使用量成相应的倍数增加，因此提示临床在增大饮片使用量时其有效成分可能未被充分提取，不仅影响汤剂的质量，实际也导致饮片的浪费，未能物尽其用。

二、不同量值经方仲景煎煮法的比较

煎煮工艺影响相关物质成分的溶出，与处方的剂量也密切相关，采用本原煎煮法研究经方汤剂中物质成分的煎取量，通过文献考证与煎煮实验相结合的方法研究结果提出经方以当今饮片临床应用折合量。

《伤寒论》不仅辨证明晰，组方严谨，用药精练，配伍有度，而且在药物的用量、用法及药物的煎服方法、注意事项等方面都有较为详细的规定，本文根据后世研究《伤寒论》中汤剂处方的不同量值，分别设置了1两为13.8g、9g、3g三种高、中、低剂量，并在“973”课题组动物实验药效学、临床研究的基础上，分析了影响煎煮工艺的一些因素，结合本原煎煮法进行经方中相关药味成分的分析对比研究，探讨煎煮法对不同剂量的方剂有效煎取量的影响，为经方剂量使用的合理性提供实验数据，以供临床参考。

1. 仲景经方的本原剂量考证

经方剂量多从李时珍之说，并多以“一钱三克”应用临床，对目前中医药用量之规定应用影响较大，从而导致了经方剂量“小制”之根本变化，亦即小制之消失，代之以经方剂量“一两=3g”的折算应用，现代教科书多以此剂量收载。王笑青等综合了目前我国对《伤寒论》方剂药物计量单位换算方法，认为比较常见的有：① 高等医学院校中医教材《方剂学》在“古今药量考证”一节中说：汉代“一两约合现代的9g（三钱），一尺约合六寸九分，一斗约合二升，一升水约合二合（200 ml）”。又说：“古方一剂等于现在的三剂药，如直接的折算，可按一两约合了3g（一钱）计算”。②吴承洛《中国度量衡史》依据新莽时期的货币和嘉量，认为新莽时期，一两合今13.92g，具有一定的可靠性和权威性。③柯雪帆氏等根据国家计量总局《中国古代度量衡图集》中“光和大司农铜权”的有关资料进行了核算，认为东汉一两为今之15.625g。④许济群主编的《方剂学》中《古方药量考证》一节，介绍了十六进制与会进制计量单位的换算率：1斤（16两）= 500g，1两= 31.25g。仝小林等认为将仲景1两折合13.75～15.6 g，经得起实物及古代文献的考证推敲，较符合仲景用药剂量的原貌。程先宽等依照《中国科学技术史·度量衡卷》，东汉每斤合220g得一两合13.8g。

2. 仲景经方的煎煮工艺

中药的煎煮是影响药效的一个重要环节，仅在《伤寒论》112个方剂中，汤剂就98

个，并且每方后都注明了详细煎服方法，充分体现了张仲景对煎服法的高度重视。《伤寒论》明确煎煮方法，不但强调了煎煮方法的重要性，更与疗效、有效成分的溶出量有关，而这些因素都直接影响到用量的大小。就经方剂量而言，煎煮方法对汤剂疗效的影响是相当大的。

（1）方中所使用的药味：张仲景的经方是治疗外感太阳表证的各方，其用药材多是桂枝、黄连、葛根、干姜之类，是植物的根及根茎类，其药材质地坚厚。《伤寒论》中用药频次较多及用药量较大的药物有甘草、桂枝、半夏、芍药、厚朴、枳实、黄芩、细辛、五味子等。从药味数目看，药少而精，《伤寒论》113 方，药味数分布于 1～14 味间，平均每方 4.18 味，药味数以 4 味最多，共 24 首方，占总方的 21%；其次为 3 味、5 味和 7 味药组成的方剂；2～8 味药组成的方剂共占总方数的 90%。

（2）加水量及煎取量：影响加水量的因素主要有药量、方剂的功效、药物的性质等，同类方的加水量基本相同，如桂枝汤类、泻心汤类、栀子豉汤类、四逆汤类等，加水体积的多少，对汤剂的质量有着举足轻重的影响。经方煎药用水量的一般规律为当药物用量一定时，其用水量如果过小，不利于药物中有效成分的充分溶解与析出，但用水量过大，则药物的煎煮时间也会相应的延长，有时会使某些药用成分挥发或者破坏，虽可增加有效成分的溶出体积，但汤液过多不宜患者服用，因此，据病证的病机性质，恰当地决定煎药的用水量、时间与恰当的药水比例，是决定药物中有效成分能否充分煎出的保证，也是决定能否最大程度破坏其有毒副作用成分的保证。王竹兰等分析了《伤寒论》中汤剂的煎取量在 8 合～6L 的，其中 2～3L 的占绝大部分，按东汉时的 1L 合现在 200ml 计，而现代要求成人量每剂煎至 400～600ml，与其大致相符。

（3）煎药的时间：陈谦峰等研究《伤寒论》对汤剂的煎煮时间也有规定，其使用的方法是：观察耗水量，来决定煎药的时间。凡《伤寒论》汤剂均注明加水量及煎取药液量，加水量减去煎取量即为耗水量，耗水量即为药物煎煮的时间。仲景书中方药的煎煮时间虽无明确记载，但从煎药耗散水分可以看出煎煮时间有着很大差异，这是根据药物性能和病情而定的。需长时间煎煮者如桂枝新加汤、小柴胡汤等，均以水一斗二升煮取三升，干姜附子汤则更以水五升煮取一升。需短时间煎煮者如茯苓甘草汤，以水四升煮取三升。由此可知仲景对煎药时间的要求也是很有分寸的，值得我们进一步研究。

（4）煎煮次数：不同于现代二煎的煎煮方法，《伤寒论》中的汤药均是一次性煎煮完成的，正如李中梓在《本草通玄·用药机要》中所言："药渣再煎，殊非古法，味有厚薄，气有轻重，若取二煎，其厚且重者尚有功力，其轻且薄者，已无余味"。鲍建军等探讨了古今煎法次数不同对经方用量的影响，认为方剂煎煮"薄取其气，重取其味"，第二煎药材成分性质与首煎不尽相同，不是简单的煎出率的问题。经方用量虽较大，但因为只煎一次，水只加一次，有效成分是在同一时间与温度下析出，其成分也均匀分布在这一次的煎液中，经方药物的用量加溶剂（大多为水）量，一次煎提有效量皆尽服，这样的量效关系较易掌握。

3. 不同剂量仲景经方煎煮研究

面对经方本原剂量研究"迷"、"惑"、"乱"的现状，提出仲景方药计量只能使用东汉官秤，即1两折合13.8g，而不可能是官秤以外的衡值。但是否临床应用经方均当以1两折合13.8g为准来换算呢？考虑到煎煮工艺对方药量效关系的重要影响，《伤寒论》经方多为汤剂，原文详细描述了具体煎煮方法，选择了葛根芩连汤、泻心汤、柴胡桂枝干姜汤、干姜黄芩黄连汤、理中汤、苓桂术甘汤和白头翁汤共7首经方，研究煎煮工艺对方药量效关系的影响，根据笔者所在课题组临床、药理研究方法采用高中低三种不同剂量折算方法（1两折合13.8g量，1两折合9g量，1两折合3g量），使用饮片厂购置的中药饮片进行煎煮实验研究，具体处方剂量、加水倍数见表2-4。

表2-4 7首经方不同剂量及本原煎煮

经方	本原处方	本原煎煮法	处方3（1两=13.8g）			处方2（1两=9g）			处方1（1两=3g）		
			剂量（g）	加水倍数	煎煮时间（min）	剂量（g）	加水倍数	煎煮时间（min）	剂量（g）	加水倍数	煎煮时间（min）
葛根芩连汤	葛根半斤；（炙）甘草二两；黄芩三两；黄连三两	四味，以水八升，先煮葛根，减二升，内诸药，煮取二升，去滓	220.8	7	约80	144	11	约95	48	33	约110
泻心汤	大黄二两；黄连一两；黄芩一两	三味，以水三升，煮取一升	55.2	11	约25	36	17	约30	12	50	约35
柴胡桂枝干姜汤	柴胡八两；桂枝三两；干姜二两；瓜蒌根四两；黄芩三两；牡蛎二两；炙甘草二两	七味，以水一斗二升，煮取六升，去滓，再煎取三升	331.2	7	约70	216	11	约90	72	33	约105
理中汤	人参三两；干姜三两；炙甘草三两；白术三两	四味，用水八升，煮取三升，去滓	165.6	10	约70	108	15	约75	36	44	约100
干姜黄芩黄连人参汤	干姜三两；黄芩三两；黄连三两；人参三两	四味，以水六升，煮取二升，去滓	165.6	7	约45	108	11	约60	36	33	约65
苓桂术甘汤	茯苓四两；桂枝三两；白术二两；炙甘草二两	四味，以水六升，煮取三升，去滓	151.8	8	约40	99	12	约50	33	36	约55
白头翁汤	白头翁二两；黄柏三两；黄连三两；秦皮三两	四味，以水七升，煮取二升，去滓	151.8	9	约60	99	14	约70	33	42	约80

由于本原煎煮法固定了加水量，其中加水量按1L为现代200ml计，则处方1加水体

积（ml）/剂量（g）的比值为33～50，处方2加水体积（ml）/剂量（g）的比值为11～17，处方3加水体积（ml）/剂量（g）的比值为7～11。而现代汤剂煎煮法中加水量的方法有：①以加水超过药物表面几厘米为度；②按加水量（ml）/药量（g）的比值计算加水量；③根据药物的吸水性、煎煮时间、水分的蒸发及预煎取的药液来计算加水量；煎煮时间一般为50～60min，补益类药物适当延长，共煎煮2次。

全方实际煎煮采用直径25cm不锈钢锅，直火小半敞口煎煮，加水沸后，改文火煎煮，到剩余药液至所述剂量，煎煮时间见表2-4，测定汤液中药味所含化学成分的煎出量，比较不同剂量处方中化学成分的量值，见表2-5～表2-11。

表2-5　不同剂量葛根芩连汤化学成分煎出量（mg）

	葛根素	大豆苷	甘草酸铵	甘草苷	黄芩苷	汉黄芩苷	黄连碱	药根碱	小檗碱	巴马汀
处方1	552.2	136.2	28.3	19.2	994.0	215.0	69.8	15.2	245.6	69.1
处方2	1167.2	282.0	60.7	35.0	2186.7	465.4	148.2	32.0	502.0	136.7
处方3	1315.0	312.5	61.2	37.0	2087.4	474.4	154.7	34.5	547.5	154.9
处方2/处方1	2.1	2.1	2.2	1.8	2.2	2.2	2.1	2.1	2.0	2.0
处方3/处方1	2.4	2.3	2.2	1.9	2.1	2.2	2.2	2.3	2.2	2.2

表2-6　不同剂量泻心汤化学成分煎出量（mg）

样品	黄芩苷	汉黄芩苷	黄连碱	药根碱	小檗碱	巴马汀
处方1	94.6	19.3	19.6	3.6	58.8	14.8
处方2	215.0	43.7	41.7	8.2	123.6	31.5
处方3	257.6	52.2	56.6	12.0	168.0	43.2
处方2/处方1	2.3	2.3	2.1	2.3	2.1	2.1
处方3/处方1	2.7	2.7	2.9	3.3	2.9	2.9

表2-7　不同剂量柴胡桂枝汤化学成分煎出量（mg）

样品	黄芩苷	汉黄芩苷	甘草苷	甘草酸铵
处方1	526.5	107.4	29.4	42.9
处方2	1304.4	265.6	61.9	102.9
处方3	1663.5	334.7	68.3	119.0
处方2/处方1	2.5	2.5	2.1	2.4
处方3/处方1	3.2	3.1	2.3	2.8

表 2-8　不同剂量理中汤化学成分煎出量（mg）

样品	甘草苷	甘草酸铵
处方 1	46.8	56.4
处方 2	124.6	127.4
处方 3	162.5	163.9
处方 2/处方 1	2.7	2.3
处方 3/处方 1	3.5	2.9

表 2-9　不同剂量干姜黄芩黄连汤化学成分煎出量（mg）

样品	黄芩苷	汉黄芩苷	黄连碱	药根碱	小檗碱	巴马汀
处方 1	344.4	68.7	92.2	17.6	280.9	67.7
处方 2	661.2	148.0	156.6	32.2	531.9	132.4
处方 3	1035.0	201.1	247.7	46.5	732.1	183.3
处方 2/处方 1	1.9	2.1	1.7	1.8	1.9	1.9
处方 3/处方 1	3.0	2.9	2.7	2.6	2.6	2.7

表 2-10　不同剂量苓桂术甘汤化学成分煎出量（mg）

样品	甘草苷	甘草酸铵
处方 1	28.9	38.1
处方 2	80.5	96.6
处方 3	91.8	108.3
处方 2/处方 1	2.8	2.5
处方 3/处方 1	3.2	2.8

表 2-11　不同剂量白头翁汤化学成分煎出量（mg）

	黄连碱	药根碱	小檗碱	巴马汀
处方 1	66.6	14.4	252.0	68.8
处方 2	162.1	37.5	621.2	172.3
处方 3	190.7	44.0	739.0	212.7
处方 2/处方 1	2.4	2.6	2.5	2.5
处方 3/处方 1	2.9	3.0	2.9	3.1

根据上述 7 个方剂所得结果分析，由于处方 1 加水量为药量的 30 ~ 50 倍，水量已足够多，可设其成分为最大煎出量，处方 3 化学成分煎出量大多为处方 1 的 2 ~ 3 倍，而处方剂量比是 4.6 倍，并没有成等倍量递增，处方 2 化学成分煎出量大多为处方 1 的 2 ~ 2.5 倍，而处方剂量比是 3 倍，接近等倍量递增，因此结果显示当按经方 1 两折合 9g 换算经方药量时，药材有效成分煎出率最高，药材利用度最大。

在研究葛根芩连汤经方 1 两折合 13.8g 换算药量时，对比了本原煎煮法与现代煎煮法有效成分的煎出量，经方本原煎煮法有效成分煎出量只能达到现代常规法的47%～74%，干膏率达到67%，提取率较低，即当全方为高剂量时，现代常规法优于本原煎煮法；说明1两折合13.8g时在一定程度上存在着药材的浪费，经方本原煎煮法的有效成分煎出量要低于传统家庭煎煮法，提示临床增大饮片使用量时，如果煎煮方法不当，并不能保证有效成分煎出量的等倍量递加。通过文献研究与煎煮研究的结合，为临床应用经方提供了一个更为合理有效的剂量换算标准即1两=9g，同时结合现代煎药特点，其加水量为11～17倍，认为《伤寒论》中煎药方法在现今条件下亦具有实际可操作性。

《伤寒论》经方的组方具有药味少、药量大、效力专的特点，多为治疗急危重症及疑案病而设，故药专力宏，方中的每味药即代表一种作用，与现代常见临床处方药味多、剂量小的特点有所不同。仲景一两合今秤13.8g的用量，有其科学性，符合历代度量衡沿革史实，适用于《伤寒论》急、危、重证及疑难病的应用，现代毒理研究也表明，一两折合今13.8g用量的安全性，然而慢性病的治疗、调理及长期用药，使用大剂量亦谨慎。程先宽对我国不同地区处方的药味数和整方用量进行了调查，并与经方比较，结果显示《伤寒论》、《金匮要略》中的221首经方单方的平均药味数为4.81味，以1两折合13.8g计算，205首经方的整方平均剂量为228.9g；北京地区现代临床处方的平均药味数为14.93味，整方剂量为195.19g；河南地区平均药味数14.06味，整方剂量226.88g；上海地区平均药味数17.87味，整方剂量272.76g。故当今中药单剂处方药味数为《伤寒论》平均单剂药味数3倍以上的处方超过多数，无论单剂的药味数范围，或常见的单剂药味数均较《伤寒论》经方有所扩大且处方总用药量亦大。从药量上看，仲景经方单剂总药量甚至不及现代处方。

通过煎煮法研究后的结果提出采用一两合今9g剂量，与之有所不同，经分析可能有以下两方面原因：①由于药材的性状的改变，即可能由古代大、粗的原药材切制为当今小、薄的饮片，从而增加了药材成分的煎出；②由于汤剂煎煮次数和患者服用量的限制，加上中药饮片的吸水性，导致饮片使用量越大，部分药液被吸附留存在药渣中不能被煎出的越多，则煎出液少，从而降低了中药汤剂有效成分的煎出率。张晓平研究亦发现，在煎取量一定时，低剂量方煎出率均显著高于中剂量方和高剂量方，中剂量方煎出率亦显著高于高剂量方。说明在煎取量一定时，饮片汤剂用药量越小，煎出率越高，反之亦然，原因之一可能是饮片吸液量随饮片量增大而增多。刘弘毅等亦认同不能简单地将仲景时期经方剂量的折算结果等同于当前临床实际，以经方所记载1两等于13.92g或15.625g进行折算，通过比较古今煎药、服药环节中的差异，以药物实际溶出率为指标，认为经方1两的换算范围小于5～8g（按1两=13.92g）或6～9g（按1两=15.625g）是比较符合当前临床实际的。由于本书未对1两折合6g的剂量进行试验，此种剂量换算的合理性有待进一步研究，且经方的研究涉及多方面，我们仅通过煎煮实验得出的剂量折算，还需通过大样本临床实践和实验研究进一步验证。

通过对经方剂量的深入研究，必将会进一步提高经方治疗疑难重症的疗效，有广阔的临床前景和应用价值，能科学阐释中药药量，对于制定国家药典用量标准亦具有一定的参考意义。

第二节　不同类别中药煎煮研究

一、一般中药饮片的煎煮

（一）植物药

植物药根据入药部位不同，分为根及根茎类、果实类、全草类、花叶类、树皮及根皮类、藤木及树脂类、菌藻类，所含成分包括糖和苷类化合物、醌类化合物、苯丙素类化合物、黄酮类化合物、萜类和挥发油、三萜类化合物、甾体类化合物、生物碱类、鞣质及其他类成分。中药中含有的化学成分也不一定都是有效成分，有些化学成分不具有生物活性，称为无效成分，如普通的蛋白质、碳水化合物、油脂及树脂、叶绿素等。但是，有效成分和无效成分的划分也是相对的，一方面，随着科学的发展和人们对客观世界认识的提高，一些过去被认为是无效成分的化合物，如多糖、多肽、蛋白质和油脂类成分等，现已发现它们具有新的生物活性或药效。“药有个性之特长，方有合群之巧用”，中药及其复方发挥的都是综合性的药理作用。据此，我们可以认为中药及其复方实质上是一种特殊的化学药物整体。对于这一观点，中国科学院昆明植物研究所的周俊教授提出“天然组合化学库”与“多靶作用机理”，从物质基础与作用机理两方面发表了精辟的见解。依据现代天然产物化学的研究，许多植物药已能分离鉴定出100种左右化学成分。因此一个由4~5味中药组成的复方，可能含有300~500种化学成分。这就有理由推论中药复方是天然组合化学库（natural combinatorial chemical libraries，NCCL），即根据中医理论和实践及单味药功能主治性味，通过人工组合形成的、具有疗效的、相对安全的天然组合化学库。NCCL的化学成分包括有效和无效化学成分，大量是单味药本身含有的，少量是加工炮制过程中形成的。NCCL的特点：①因为是有效复方形成的NCCL库，因此应该含有几种或某群有效或有生物活性的化学成分。②NCCL内含的化学成分是多类型的，可能含有酚类、生物碱、萜类、甾体和配糖体等，因而是一个多样化的库。植物中的亲水性成分有：蛋白质、单糖及低聚糖、黏液质、氨基酸、水溶性有机酸、鞣质、苷及水溶性色素、生物碱盐等。植物中的亲脂性成分有：游离生物碱、苷元、非水溶性有机酸、树脂、挥发油、脂溶性色素、油脂和蜡。如葡萄糖、蔗糖等分子比较小的多羟基化合物，具有强亲水性，极易溶于水；而淀粉虽然羟基数目多，但分子太大，所以难溶解于水；蛋白质和氨基酸都是两性化合物，有一定程度的极性，所以能溶于水，不溶或难溶于有机溶剂；苷类都比其苷元的亲水性强，特别是皂苷由于分子中往往结合有多数糖分子，羟基数目多，能表现出较强的亲水性，而皂苷元则属于亲脂性强的化合物；鞣质是多羟基的化合物，为亲水性的物质。根据“相似相溶”的原理，水煎煮能将亲水性成分较大幅度地提出，但亲脂性成分提出的量则较有限，但不排除在复方中成分发生化学反应，能起增溶、助溶的作用。

1. 化学成分与煎煮时间

植物药的煎煮时间与其化学成分的煎出量密切相关，适宜的煎煮时间对提高药物疗效有重要意义，时间过长，则会破坏或散失药物的某些成分，时间过短，某些成分不易溶出。质地坚硬与所含成分不易溶于水的药材，应长时间煎煮；质地疏松与含挥发性或易破坏性成分的药材，应短时间煎煮。

李耿等使用超高效液相色谱仪（UPLC），采用析因试验设计，研究丹参煎煮过程中多种成分含量的变化规律，丹参中所含丹酚酸 B 在回流提取 30 min 左右提取率达到峰值，之后提取率一直降低；而丹参素和原儿茶醛在提取 15 ~ 90 min 范围，随着时间增加，提取量持续增加。第 1 次提取液中丹酚酸 B 的含量就占总含量 50% ~ 95%（根据溶剂倍数和煎煮时间有所不同）；第 2 次提取液中丹酚酸 B 仍有 10% ~ 20%，第 3 次提取液中丹酚酸 B 含量很少（一般都小于 5%）。加水量在 15 倍以上（约相当于处方量 24 g 以下），加水倍数增加，提取率变化不大；15 倍以下时，提取率明显下降。丹参酮类成分水煎煮很难溶出；丹参中的丹参素和原儿茶醛主要是来源于丹参酚酸类成分在较高温度下的逐步降解，测定或提取丹参中丹酚酸 B 等水溶性成分不宜采用长时间、高温煎煮的方式；丹参临床应用时应注意避免久煎。

高晓玲探讨天麻水溶性成分的煎出量与煎煮时间的关系，结果表明煎煮前 2 h 内天麻素的溶出量及 6 个特征成分的总溶出量均较少，在煎煮的第 3 h 内天麻素及总成分的溶出量显著增加，在煎煮 3 h 时达到最大值，随后煎煮时间延长，但煎出量不再增加，说明天麻药材选择煎煮 3 h 最佳。

扬进等从徐长卿挥发油中分离并鉴定出 20 种成分，其挥发油成分主要是丹皮酚，因主要活性成分丹皮酚熔点低（丹皮酚熔点：49.5 ~ 50℃，挥发性大），水溶性较差，可随煎煮时水蒸气逸出而损失，煎煮加速丹皮酚的挥发和氧化，但其他成分如多糖及其他高溶点不易挥发的成分等，则需煎煮溶出。综合各种因素，对徐长卿最佳煎煮时间为10 ~ 30min。

黄鲛等根据细辛汤剂煎煮现状，采用 HPLC 法，测定细辛药材及细辛 30min、60min、90min、120min 水煎液中主要毒效成分甲基丁香酚、黄樟醚和细辛脂素。结果显示，细辛药材中甲基丁香酚、黄樟醚和细辛脂素的含有量分别约为细辛 30 min 水煎液的 20 倍、100 倍、25 倍，且细辛汤剂中挥发性成分甲基丁香酚和黄樟醚的量随煎煮时间延长迅速下降，非挥发性成分细辛脂素的量随着煎煮时间延长逐渐增加。由此可见，细辛汤剂先煎或久煎，可以显著减少毒性成分甲基丁香酚和黄樟醚，亦有利于有效成分细辛脂素的溶出，这为临床用细辛入汤剂时先煎和久煎提供了科学依据。

2. 加水量与煎煮次数

植物药的煎煮加水量需从药材成分、药材质地、药量大小等多方面考虑。首先在剂量相等、品种不同的药材中，质地轻松容积大的饮片，煎煮后取汁量不一定少，即吸水量不一定大，如大青叶、红花；质地坚实其容积小的饮片，在煎煮后取汁量不一定多，即吸水量不一定少，如麦冬、山药。因此，煎煮花、叶、全草及质地轻松的药材，其用水量不一定大于一般药材的用水量；煎煮质地坚实的药材，其用水量不一定少于一般药材的用水量。在体积相同、品种不同的药材中，质地疏松的饮片煎煮后得汁量多，即吸水量少；质地坚实的药材煎煮后得汁少，即吸水量大。煎煮同等体积的质地疏松的药材饮片时，在浸泡与煎煮过程中，一般最终吸水量小，因浸泡与煎煮需要两个过程，如花、草、叶等药材饮片，质地疏松体积大，在浸泡过程中吸水量大，实为假象，在煎煮过程中，由于药材变软，药材之间的缝隙变小，整体来看体积变小，因而煎煮后最终吸水量小。质地坚实的饮片，在浸泡与煎煮过程中，其吸水量的问题应从两方面考虑：质地坚实的根茎类、种子类等含淀粉、黏液质多的药材，在浸泡时吸水量小但在煎煮时吸水量大，因此在煎煮中药浸泡前应多加水，如山药、薏苡仁、车前子等。

郭立山等根据不同的加水量所得到的不同煎出量，可得一条煎出曲线，根据曲线的特征计算出极大煎出量，用极大煎出量确定第一次煎煮的加水量，使加水量有了理论根据，即第一次加水量，约是药材的8.5倍。第二次煎煮加水量为第一次加水量的50%，煎煮时间改为20 min，此次的煎出量为极大煎出量的22.88%，两次煎出量之和为极大煎出量82%以上。如果用第二次的煎煮方法进行第三次煎煮，其煎出量仅为极大煎出量的3.25 %，可见第三次煎出量所占的比重较少，没有必要进行第三次煎煮。第一次加水量是根据极大煎出量确定的，不同的药材所加水的倍数是不同的，根据实验结果，加水量的倍数可从7.8倍至18.5倍。加水量的倍数要根据煎出物的含量和溶解性而定，如果含量较多，溶解性差加水量相对要多，反之加水量要少，绝不能以浸没药材几厘米而定加水量。

（二）动物药

动物药的应用在我国有着悠久的历史，远在战国时期《山海经》的“五藏山经”（公元前400～公元前250年）中就有关于动物药麝、鹿、犀、熊、牛的记载。我国最早的中药学典籍《神农本草经》就收载僵蚕、地龙等动物药65种（占该书365种药物的17.8%）；世界首部国家药典——《新修本草》将动物药增至128种；明代《本草纲目》记载动物药461种，占该书药物总数的24.4%；清代《本草纲目拾遗》收载动物药160种。动物药的生物活性物质多，活性强、临床疗效突出。其治疗范围比以往明显扩大，可涵盖传染科、内科、外科、妇科、儿科、皮肤科、五官科等各个系统，尤以治疗肿瘤、风湿病、心脑血管病、皮肤病最为显著。

按药用动物的药用部位来划分，可将动物药分为以下8类：

（1）全体类：亦称为“全动物类”，以药用动物的全身整体作为入药部位供用。如水蛭、地龙、全蝎、蜈蚣、斑蝥、金钱白花蛇、海马、蛤蚧等。

（2）器官类：亦称“脏器类”，以药用动物的某器官（脏器）作为入药部位供用。如蛤蟆油、蛇胆、熊胆、水獭肝、海狗肾、鹿胎、紫河车、狗鞭等。

（3）组织类：亦有将本类与器官类合并称为“组织器官类”，以药用动物的某组织作为入药部位供用。如蛇蜕、鸡内金、鹅内金、凤凰衣、熊掌、鹿肉、鹿茸、羊髓等。

（4）角骨类：以药用动物的角、骨、甲、鳞、刺等作为入药部位供用。如海浮石、龟甲、玳瑁、鳖甲、穿山甲、豪猪毛刺、狗骨、熊骨、豹骨、猪骨、鹿角、鹿角霜、鹿骨、水牛角、羚羊角等。

（5）贝壳类：以药用动物的贝壳或外壳等作为入药部位供用。如石决明、海螺壳、瓦楞子、珍珠母、牡蛎、马刀、海蛤壳、海螵蛸、蟹壳、桑螵蛸、蝉蜕、蚕茧等。

（6）生理、病理产物类：以药用动物的生理、病理产物作为入药部位供用。此类亦有分别归为"排泄物类"、"分泌物类"者。如珍珠、紫草茸、虫白蜡、白僵蚕、白僵蛹、蜂蜜、蜂毒、五灵脂、麝鼠香、龙涎香、熊胆汁、猪胆汁、麝香、牛黄、牛胆汁等。

（7）加工制成品类：以药用动物的组织、器官、分泌物等为原料经加工制成的成品作为入药部位供用。如鱼肝油、蟾酥、血余炭、龟甲胶、鳖甲胶、儒艮脂、阿胶、鹿角胶、黄明胶等。

（8）其他类：如五倍子、冬虫夏草、露蜂房、燕窝泥等。

临床入药方式主要分为3种，具体如下所述。

1. 煎汤入药

动物类中药中含有丰富的宏量元素、微量元素等，特别是贝壳类动物药，但有效成分难溶于水，应先煎或打碎后再水煎，以使有效成分充分溶出，如珍珠母、牡蛎、瓦楞子，生龙骨、龙齿。其成分不但对动物药类的临床疗效与主治产生一定的影响，还起着调节新陈代谢、补充和平衡人体必需微量元素的作用。现代药理研究证明平肝潜阳与铁、锰、镁、锶相关；镇心安神与铁、铜、锰、钙相关；软坚散结，清肝明目与锌元素相关。钙盐能致密毛细血管，减低血管的渗透性；入胃后与胃酸作用，形成可溶性钙盐，能调节电解质平衡，抑制神经肌肉的兴奋，因而可用来治疗胃及十二指肠溃疡，盗汗、失眠和眩晕等症。为了减少服用量和增强药效，如含蛋白质、多肽、氨基酸的地龙，水提取物对于因大肠杆菌毒素引起的发热家兔具有良好的解热作用。它作用于体温调节中枢，使散热增加，因而体温下降。也有研究表明，地龙中蛋白质经加热或酸解后始终有解热作用，认为其解热成分为所含的各种氨基酸，因此，当地龙用于解热时，可采用水煎煮的方式入药。有研究发现，具有抗癌作用的虫类药中均含有丰富的铁、铜、镁。如五倍子可煎汤入药，是因五倍子中的鞣质及没食子酸等成分溶于水，且鞣质及没食子酸等成分对蛋白质有沉淀作用，皮肤、黏膜、溃疡接触后，组织蛋白质即被凝固，形成被膜呈现收敛作用，同时小血管也被压迫收缩，血液凝结，产生止血等功效。收敛作用使腺细胞的蛋白质凝固引起分泌抑制，可使黏膜干燥，神经末梢蛋白质的沉淀可产生微弱的局部麻醉作用。此外，五倍子的收敛作用因为减少胃肠蠕动可止泻。现代临床应用中治疗慢性胃炎、消化道出血时，五倍子以水煎液入药。

一般贝壳、角甲类要打碎成颗粒或粗粉先煎至少30 min，骨角类、贝壳类等虽然质地坚实，但由于疏水性强，因此，在浸泡与煎煮中吸水量也小。有研究表明珍珠母、牡蛎两者煎煮时粉碎度均越大越好，煎煮最佳时间珍珠母为40min，牡蛎为60min。瓦楞子以粉碎成60目为最佳，此时煎煮60min以上为最好。珍珠母与牡蛎第一次的煎出量远高于第二三次。由此可见，煎制次数对传统先煎药物的煎出率的影响不统一，有些药物如石决明、瓦楞子等多次煎煮煎出量增加，可多次使用提高其利用度，但有些药物多次煎煮其有效成分煎出量降低，多次使用价值不大，提示药物重复使用要因药而异。

2. 以散剂入药

有些动物药的有效成分难溶于水，或易被高温破坏，可研末后入药，如地龙，蜈蚣等。地龙体内有一种酶，能溶解血栓，而这种血栓是导致脑血栓及心肌梗死的一种重要物质。地龙的肠和体液中有与尿激酶一样能溶解纤维蛋白形成血栓的酶，提取后可精制成注射剂、口服胶囊，用来预防和治疗血栓的形成。因此，地龙用于治疗血栓时，不宜采用水煎煮的入药方式，高温会破坏酶的活性。一些贵重药，用量较轻，为防止散失、提高药效，常需要研磨制成散剂入药，用温开水或复方其他药物煎液冲服，如冬虫夏草、牛黄、麝香、鹿角霜等。这类成分在药用动物中广泛分布，具生物活性的较多，如性激素、胆汁酸、蟾毒、蜕皮素及甾体皂苷等。属于性激素或性信息素的有鹿茸中的雌酮、紫河车中的黄体酮、海狗肾中的雄甾酮等。龟甲的滋阴有效部分为醇提醚溶部分，其中含有十六烷酸胆甾醇酯和胆甾醇，酒调服可以促进其有效成分的吸收，因此，治疗该病时，不宜水煎，十六烷酸胆甾醇酯和胆甾醇均难溶于水。

3. 烊化冲服入药

一些动物胶类中药，是以动物的皮、角、甲或骨，用水煎取胶质，浓缩成稠胶状，经干燥后制成的固体胶，如阿胶、鹿角胶、龟胶。不同的胶类药材在原料来源上有很大差别，但其共同特征是既有大分子的蛋白质，小分子的还原糖、氨基酸和无机盐，也有不溶性物质。不宜煎煮，因入煎易黏锅或黏附其他药物影响煎煮，将其置锅内加水适量，加热融化或隔水炖化后，再兑入群药煎液中同服。

动物药及其临床使用方法是历代医家经过长期的临床实践，用之有效而留传下来经验的总结，是中医学宝贵财富。近年来，动物药的治疗范围比以往明显扩大，其研究向更高层次迈进。随着科学技术的发展，对其成分及作用机制的研究将更加深入，也将给其合理的使用方式提供更多的依据，但由于动物药化学成分的复杂性、功能的多样性，全部明确其物质基础及作用机制还有一定的困难，因此，在使用动物药时，除了根据其所含成分的性质、药理作用和患者病症等，还要参考临床用法，选择科学、合理的入药方式。

（三）矿物药

矿物药是祖国医学临床用药的三大来源（植物药、动物药和矿物药）之一，在我国已经有3000多年的应用历史，是中药的富有特色的组成部分，在中医药学的发展上有其独特的作用。矿物药种类繁多，来源不一，《本草纲目》中记载的矿物药多达350余种，《中药大辞典》收载的矿物药就达82种，常用的有30余种。在长期的医疗实践中，先人们总结了许多宝贵经验，《神农本草经》称：朴硝“主百病，除寒热、邪气，逐六府积聚、结痼、留癖”；《开宝本草》说：砒霜“主诸疟”，自然铜“疗折伤，散血、止痛”，这些都是经得起考验的确切疗效。自西方医药学形成和有机合成化学发展以后，特别是在推出有效杀菌、杀霉菌和杀寄生虫药物之后，合成有机药物迅速发展，矿物药用大大减少。虽然以金属（个别非金属）为基础的合成药物也曾一度被利用过，如砷、汞、锑化合物等，但是随着现代毒理学对重金属及部分非金属毒性了解的深入，含有毒元素的药物（包括矿物药）渐被淘汰，以至后来把重金属和砷等列入所有药物的杂质检查项目，予以限制。尽管如此，独立发展的中医药学不但继续使用矿物药，还有新的制剂推出。近年来对以金属为基础的药物（包括非金属化合物，如砷化合物）有了新层次的认识，提示中药复方中使用这些矿物的合理性。例如，中药复方中使用金属金曾因金在水溶液中的不溶对其药理意义提出怀疑。可是，最近发现金化合物代谢产物［$Au(CN)_2$］$^-$有抗病毒作用，而且金化合物可以抑制 NADPH 氧化酶，从而阻断自由基链传递，有助于终止炎症反应。另外，中药复方中使用砒霜和雄黄虽有临床效果，但一直因砷化合物的毒性，使人疑惧，但最近，发现三氧化二砷促进细胞凋亡，使现代医学接受了用砷化合物治疗白血病的可能性。

根据矿物药的功能可分为清热解毒药、利水通淋药、理血药、潜阳安神药、补阳止泻药，消积药、涌吐药、外用药等；从矿物药的主要阳离子种类划分为汞化合物类、铁化合物类、铝化合物类、铜化合物类、砷化合物类、硅化合物类、钙化合物类、镁化合物类、钠化合物类等。表 2-12 为常用矿物药及主要含有的成分。

表 2-12　常用矿物药及主要含有的成分

品名	种类及所含成分
石膏	含水硫酸钙纤维状结晶聚合体的矿石
芒硝	硫酸盐类矿物，芒硝族，矿物芒硝经加工精制而成的提纯品
滑石	硅酸盐类，滑石族，矿物滑石，主含含水硅酸镁
自然铜	硫化物类，黄铁矿族，矿物黄铁矿，主含二硫化铁
朱砂	硫化物类，辰砂族，矿石辰砂，主含硫化汞
磁石	氧化物类，尖晶石族，矿物磁铁矿，主含四氧化三铁
龙骨	古代大型哺乳类动物的骨骼或象类门齿的化石
琥珀	古代松科植物的树脂埋藏地下经年久而成的化石样物质
赭石	三方晶系，氧化物类矿物，赤铁矿的矿石
赤石脂	硅酸盐类矿物，多水高岭石族矿物，多水高岭石，主含含水硅酸铝
胆矾	天然硫酸盐类矿物，胆矾或人工制成的含水硫酸铜
硫黄	自然元素类矿物，硫黄族矿物，自然硫
雄黄	硫化物类，雄黄族，矿物雄黄，主含二硫化二砷
砒石	氧化物类矿物，砷华的矿石，或毒砂（硫砷铁矿）、雄黄等，含砷矿物的加工品，主含三氧化二砷
升药	由水银、火硝、白矾各等份混合升华制成
轻粉	水银、白矾（或胆矾）、食盐等用升华法制成的氯化亚汞结晶性粉末
铅丹	纯铅加工制成的铅的氧化物
白矾	硫酸盐类矿物，明矾石经加工提炼制成的结晶，主含含水硫酸铝钾
炉甘石	碳酸盐类矿物，菱锌矿石，主含碳酸锌
硼砂	硼砂盐类，硼砂族矿物，硼砂，经提炼精制而成的结晶体

矿石类中药如石膏、花蕊石、磁石、檬石、代赭石等，它们入煎剂时，一般都要求打碎，先煎，而芒硝、玄明粉主含硫酸钠，水溶性强，入汤剂直接冲服。传统认为矿物类药

材一般均质坚体重，在煎煮时，有效成分难溶于水或微溶于水，故宜先煎久煎，去渣合余药同煎，在煎煮时，还应不断搅拌，使其有效成分充分溶解于水中，这样有利于有效成分的充分煎出，药液既不浑浊又无其他刺激作用。

但有学者提出溶解度理论不支持先煎之用法，先煎之目的是为了延长煎煮时间，增加有效成分的煎出量，而这类中药的主要成分是无机盐类，它们的有效成分也多是这些无机盐中的某种或某几种。无机盐类物质的溶解度在一定温度和压力下，与溶剂的量有关，而与在溶剂中的时间关系不大。该类中药入煎剂时加水量、温度、压力是一定的，因此与煎煮时间关系不大，仅需粉碎后煎煮。孙土彬等指出龙骨为稀缺药材，资源有限，临床上应合理应用，才能做到既节约资源，又使其发挥最大疗效。龙骨含有碳酸钙及磷酸钙等成分，质地坚硬，不易溶于水中，常规煎与先煎 2 种煎法的平均煎出率差异极微，故认为“先煎”没有必要，而龙骨的煎出率与粉碎度相关，粉碎度大则表面积增加，从而其煎出率增大。因此龙骨入汤剂前应粉碎至 40 目以上为宜。黄寅墨等采用原子吸收光谱法对代赭石入复方汤剂先煎问题进行探讨，赭石先煎群煎液较相应的赭石未先煎群煎液中 Fe、Zn、Cu、Mn 等元素的含量大多数未增加，而在群煎液中的含量高于赭石单煎液的含量，可能是因复方汤剂在煎煮过程中诸药物成分间发生了作用，生成了某种复合物，从而改变了代赭石中无机元素在水中的溶出量，使复方中 Fe、Zn、Cu、Mn 等元素含量增加。周远鹏根据临床实践和实验研究，对石膏先煎提出疑问，这是因为：①就作用的效果来看，患者直接服用生石膏散剂也有明显的解热作用，散剂没有先下久煎，也能发挥水煎剂样的解热作用。②在实验室的研究中发现，煎煮 10min，生石膏的溶出量已达最高溶出量的 80%；因此，生石膏在单用或复方应用时，均勿需先煎久煎。③在另外的实验中还发现，生石膏在沸水中已有相当一步分脱水而变性，这也说明生石膏不宜先下久煎的理由。④在探索性实验中发现，用市售生石膏 100g，加水 200ml，煮沸 40min，连续 3 次，过滤，滤液蒸干，称重。发现其溶出物为 1.5% ~2.0%，其中，还包括溶于水的杂质。而在用与生石膏水溶物等剂量的生石膏给予动物灌胃，达到相同的降温效果。据此，已有充分的理由认为，生石膏不但不能“先下”、“久煎”，而且温度不得高于 100℃。

二、特殊中药饮片的煎煮

1. 先煎

根据《中国药典》第一部用法用量项下标注传统先煎的药物可分为 3 类：质地坚硬、有效成分不易煎出的矿物、贝壳、角甲类，有毒类和植物类如石斛。

（1）药物质地坚硬：传统认为因质地坚硬，有效成分不易煎出的药物，应先煎 30 ~ 60min，再加入其他药物同煎。包括矿石类、贝壳类、角甲类，如石膏、阳起石、海浮石、钟乳石、磁石、紫石英、自然铜、龟板、鳖甲、蛤壳、珍珠母、瓦楞子、石决明、龙齿、牡蛎、穿山甲、蛤蚧、海马、水牛角等。

马爱华等应用 EDTA 滴定法，以煎液中 $CaCO_3$ 含量为指标，对煅珍珠母、煅牡蛎、煅瓦楞子的用量及煎煮方法进行了实验研究，结果表明，珍珠母用量以不超过 16 ~20 g 为宜，牡蛎用量以不超过35 g为宜，两者煎煮时粉碎度均越大越好，煎煮最佳时间珍珠母为40min，牡蛎为60 min，瓦楞子最大用量也以不超过16～20 g为宜，以粉碎成60目，煎煮60 min以上为最佳。殷仁亭用珍珠母不同粉碎度（20目、40目、60目、80目、100目）观察不同煎煮时间对$CaCO_3$煎出率的影响，结果煎煮60min与40 min时$CaCO_3$的煎出率差别不显著，所以对珍珠母煎煮最佳时间应为40 min。

（2）有效成分难溶于水不先煎效果不好：如石斛含生物碱，只有久煎的水解产物才起作用。紫菀为菊科植物紫菀的根和根茎，其止咳主要成分为紫菀酮，煎煮时间越长，汤液中紫菀酮越多，止咳作用越强。其他如天竺黄、藏青果、火麻仁等均属于此类植物药。

石斛：主要含有石斛碱、石斛氨碱、6-羟基石斛碱等生物碱，多糖，氨基酸类成分，生物碱需经过先煎或久煎发生水解，其水解产物才具有药效。且石斛有效成分多在其髓部，只有久煎其有效成分才能溶出，若石斛入汤剂与其他药一起煎煮，对石斛势必造成其尚未煎透，而其他药已煎煮过时，还可增加某些无效成分的溶出，从而使临床疗效降低，因此石斛应先煎1～2h后，再与其他药一起煎煮。梁庆莲亦指出，石斛经1h煎煮后，有效成分基本被煎出，煎出率达91%，保证了中药饮片的质量。

（3）药性猛烈或有毒不先煮不足以钝化药物之锐性：有毒药均需先煎，以增加药物有效成分的溶出或降低药物的毒性，增加安全性和有效性，有毒药材必须先煎1～2 h，如制川乌、制草乌、制白附子、商陆、生天南星、生半夏。

附子：含有两类成分：①乌头碱类是附子的毒性成分，久煎可使乌头碱分解为乌头次碱、进而分解为乌头原碱，其毒性大大地降低。②消旋去甲基乌药碱是附子的有效成分，有强心作用，此类成分对热稳定，久煎不会被破坏。同时，附子尚含有附子脂酸钙，遇热易产生钙离子，有协同去甲基乌药碱的强心作用，所以附子久煎有利于发挥疗效而避免中毒现象。龚又明采用HPLC和UV方法分别测定熟附子煎煮液中6种生物碱和总生物碱的含量，并以此含量为指标综合评价其煎煮工艺。结果，熟附子主要含有单酯型生物碱和微量的双酯型生物碱，煎煮0.5 h后，3种双酯型生物碱完全消失，而煎煮1h后，总单酯型生物碱和总生物碱均达到了峰值，随着煎煮时间的延长，单酯型生物碱和总生物碱的含量均逐渐下降，因此熟附子的最佳煎煮时间为1h。

雷公藤：为卫矛科植物雷公藤的根，其毒性很大，毒性成分以内酯类为主，为保障临床用药的安全，内服入煎剂除控制用量和服用时间外，必须先煎2～3h，以降低其毒性。刘奇铎等对雷公藤的炮制方法做了研究，表明去皮心LD_{50}比全根和根皮的要高出很多，水煮炮制可以明显降低根皮的毒性，水煮时间越长，毒性相对越小。

乌头类药物：乌头中含有乌头碱、中乌头碱、次乌头碱等双酯型生物碱成分。其毒性极强，但性质不稳定，遇水加热则容易水解成毒性较小的苯甲酰单酯型生物碱及亲水性氨基醇类乌头原碱。曹晖对乌头炮制品（制川乌、制草乌）煎煮前后生物碱含量变化进行了研究，结果表明：制川乌和制草乌在常规水煎煮2.5h后，乌头生物碱量降低2～5倍和1.5～4倍，游离的双酯类生物碱进入水煎剂中的量均在0.001%～0.01%，所以口服汤剂较为安全，未达中毒最低限量的0.04%。说明乌头类药材除加工炮制减毒外，水煎煮一定时间亦可降低毒性生物碱含量。

2. 后下

气味芳香含挥发性成分的药物，破坏有效成分的中药饮片需后下。后下的目的是减少某些中药饮片挥发油的损耗、有效成分免于分解破坏，以最大程度地保障汤药的疗效。因此后下的药物在头煎煎好前5～10 min 内加入煎煮。如荆芥、桂枝、木香、砂仁、玫瑰花、苏叶、薄荷、豆蔻、砂仁、降香、藿香、沉香、青蒿、徐长卿、鱼腥草等均应后下。

（1）芳香性、挥发性类药物。有些中药饮片花、叶类及一些气味芳香的药材如薄荷、藿香、玫瑰花、绿梅花、菊花、藏红花等药材因组织内部容易被水渗透进入，溶出速度较快，在煎煮时有效成分容易在较短的时间内比较集中地溶解出来，而高温下挥发油容易散失，长时间煎煮会导致香气挥发，在其他药煎煮以后，停火煎好前的 5～15min 再将其纳入，煎沸 5～15min 一同滤出药汁即。在具体煎煮中药时把某些药物在其他药物快要煎好时放入锅中稍微煮一段时间后一同滤出药汁。葛尔宁通过测定薄荷煎剂中薄荷脑和（-）-薄荷酮等有效成分的煎出量及随时间的变化规律，得出薄荷文火煎煮 2.5 min 左右煎剂中的薄荷脑和（-）-薄荷酮的含量达到高峰，煎煮 10 min 后含量下降过半。束雅春等研究结果表明不同煎煮时间对荆芥饮片中胡薄荷酮的含量有较大影响，胡薄荷酮成分在煎煮 30 min 后已基本消失，应充分尊重中药传统煎煮方法的特殊要求，对于含挥发油的中药饮片后下，且结合临床经验认为荆芥饮片的煎煮时间为 5 min。

同样含挥发油较多的果实种子类和根茎类药材如豆蔻、砂仁、红豆蔻、草豆蔻、木香、檀香、降香、沉香等药材，因质地较紧密或较硬在煎煮时水一般不能很快渗入其组织内部，这些类药材在具体煎煮时应视其饮片的大小、厚薄、有无碾碎等情况，在煎好前 5～15min加入比较合适。赖昌生指出，砂仁为果实和种子类药材，外被一层坚实的硬膜(即果皮)，虽不厚却把主要成分集中在果仁，果皮将果仁包裹得严严实实，截然与外界分开，煎煮时水分难以渗透进入，故砂仁的正确用法是临用前打碎，煎煮时后下。医生在开处方时应在砂仁项下加“脚注”，写明“打、后下”，只有这样的应用，砂仁才能达到其预期疗效，否则，只按常规的后下法进行，难以达到预期疗效。蔡琳等指出，砂仁挥发油在汤液中的含量以浸泡 30 min，后下煎煮 5 min 最高，而且如果以挥发油为主要药效目的，密闭煎煮的效果比较好。杨萌文等通过测定挥发油含量得出芳香性药材白豆蔻在制汤剂时应采用浸泡煎煮的方法，以煎煮 2min 左右为宜。复方汤剂中，为保证其他药物有效成分的充分溶出，可采用浸泡后下的方法，一般将其他药物煎煮一段时间后再将浸泡的白豆蔻加入，共煮沸 2～5min 为宜，倒出煎出液，再加适量水与其他药物共煮 2～3 次，保证汤液中白豆蔻的挥发油和水溶性成分的溶出。而侯淑珍等通过实验对木香采用 3 种不同的方法煎煮，并对所得汤液中挥发油及浸膏进行含量测定，木香饮片以煎煮 20 min 左右汤液中挥发油含量较高，浸泡后下和浸泡煎煮者均高于不浸泡后下者。单方制剂时可采用浸泡煎煮或浸泡后下的煎煮方法。在复方制剂时若某些药物煎煮时间较长，为保证木香的药效可采用浸泡后下的方法煎煮，若以汤剂中的非挥发性成分为主要有效成分，则宜适当延长煎煮时间。

肉桂：源于樟科植物肉桂的干燥树皮，主要成分为桂皮醛等挥发油，肉桂质地较硬且脆易折断，魏引平等研究肉桂最佳的煎煮方法和煎煮时间，直接后下组肉桂挥发油浓度和收率在煎煮 5～30min 之间时，在较高水平上缓慢上升；浸泡后下组中挥发油浓度先高后低，2min 时即达到较高水平，但不及直接后下组 10～30min 的水平值，且下降较快，不易控制。从桂皮醛在挥发油中的相对含量看，直接后下组水平值较高，30min 时达到最高值 91.2%，结果表明，考虑到挥发油是肉桂的主要有效成分，而桂皮醛又是挥发油中主要的药效物质，可以认为含量高则疗效好，因此基于以上分析，结合实验，可以得出肉桂制汤宜以直接后下煎煮 30min 左右为好。

（2）久煎易破坏其有效成分。药性损失，如部分根茎类饮片有效成分煎煮时对热不稳定，如苦杏仁中含苦杏仁苷和杏仁酶，苦杏仁苷被杏仁酶分解成氢氰酸和苯甲醛，久煎能部分水解，产生氢氰酸而随水蒸气逸散，减弱止咳作用，故生品入煎剂应后下；番泻叶泻下的主要成分也是番泻苷，应后下或开水泡服。槟榔中的有效成分槟榔碱能溶于水中，随着与水接触时间增长，受热时间的增加，槟榔碱的含量逐渐降低，驱虫疗效减弱，因此要后下。这些不宜久煎的中药，在煎好前 10～15min 入煎即可

钩藤：具有清热平肝、息风定惊、降血压的作用，主要有效成分为钩藤碱和异钩藤碱等生物碱类，其分子结构中均含酯键，在长时间煎煮过程中会部分水解，致使生物碱含量降低。如国内学者通过测定生物碱含量来探讨钩藤煎煮条件，研究发现钩藤一般分煎 2 次，一煎约 15min，二煎约 20min 时生物碱的煎出量最大，总煎煮时间在 30～40min 最佳，超过 60min，生物碱的总量有所降低。

大黄：来源于蓼科植物的根及根茎，大黄泻下的有效成分为蒽醌类衍生物（结合蒽醌），蒽酚（酮）的苷泻下效力较强，游离蒽酮较弱，游离蒽醌更次，双蒽醌比单蒽酮强。孙玉琦等对不同煎煮时间与大黄蒽醌类成分动态变化规律进行研究发现，大黄在煎煮 15min 总蒽醌的含量接近最大，结合蒽醌占总蒽醌的比率最大，结合蒽醌与游离蒽醌含量之比达到最大，可以作为大黄用于泻下煎煮的最佳时间，与《中国药典》要求大黄用于泻下时，不宜久煎一致。大黄游离蒽醌难溶于水，在煎煮过程中难以煎出，其含量增加主要归因于结合蒽醌的解离；大黄结合蒽醌易溶于水，易于煎出，在煎煮 15min 左右达到最大值，随着煎煮时间的延长结合蒽醌在水中受热不断解离，结合蒽醌的含量不断降低。

3. 包煎

包煎指煎药前须先用小布袋或纱布包扎好，再与其他药同煎。煎煮上述药物时先将药物用纱布包好，再放入药锅内与其他药物同煎，包煎时药袋尽量松些。

（1）花粉、孢子类。如蒲黄、海金沙等因药材质地过轻，煎煮时易漂浮在药液面上或成糊状，不便于煎煮及服用。另外青黛是由马蓝、木蓝、蓼蓝、菘蓝等茎、叶经传统工艺加工制成的粉末状物，也适宜包煎。

（2）细小种子类。如车前子、葶苈子、菟丝子、蛇床子等种子药材较细，容易漂浮在药液面上，个别药又含淀粉、黏液质较多，煎煮时容易黏锅、糊化、焦化。如车前子、葶苈子、青葙子等，煎药时特别黏腻，如不包煎，容易黏锅，药汁也不容易滤除。

（3）易呈糊状、易沉底的药。如建曲、赤石脂、滑石粉、蛤粉、六一散等，如蒲黄、海金沙、灶心土、滑石等粉末状药物，煎煮时容易上飘在药液表面或沉淀锅底，所以需要包起来煎煮。含淀粉、黏液质较多的药物如山药，在煎煮过程中易黏锅焦化，需包煎。

（4）附绒毛的中药。如辛夷、旋覆花等，如不包煎，煎煮时绒毛脱落，不易滤除，混入汤液中刺激咽喉，引起咳嗽、呕吐等不适，因此需要包煎。

4. 另煎

另煎主要适用贵重药物如西洋参、鹿茸、西红花等。为了不使药物的有效成分损耗，因而把这类药物单独进行煎熬取汁，再同其他过滤澄清的药汁混合在一起服用。一些贵重药要单独煎煮后，再将药液兑入到一起服用。常见的有人参、三七、羚羊角、冬虫夏草、鹿茸等，为了防止羚羊角、人参等一些药物的有效成分煎出不完全，需将饮片单独煎煮30~40min后，药渣入群药同煎，药液兑入群药液中同服，减少不必要的损失。

5. 需临时捣碎的常用饮片

其指饮片生产单位预先捣碎，包装后，供中药饮片配方或制药时使用。其也指在中药饮片调配过程中对矿物类、动物贝壳类、果实种子类等质地坚硬药品的捣碎。其目的是便于分剂量及利于煎药出有效成分。调剂时需捣碎的中药多为含油脂或挥发油成分较多的果实种子类，也有少量坚硬的根及根茎类、矿物类、动物贝壳类。此类药既不能给整药，也不能提前捣碎放置时间过长（不可超过1周），需在称取后捣碎，这一方面有利于药物有效成分的煎出，另一方面也可防止过早捣碎药物有效成分的走失或变质。调配处方需临时捣碎的如下所述。

果实种子类：丁香、刀豆、大枣（劈开）、川楝子、五味子、牛蒡子、白果、白扁豆、瓜蒌子、决明子、红豆蔻、豆蔻、芥子、诃子、青果、郁李仁、使君子、胡椒、荜茇、草豆蔻、草果、荔枝核、牵牛子、砂仁、阳春砂、桃仁、莱菔子、益智仁、猪牙皂、黑芝麻、酸枣仁、蔓荆子、橘核等。

根和根茎类：山慈菇、平贝母、竹节参、华山参、珠子参、绵马贯众。

矿物类：白矾、自然铜。

动物类：海马、鹿角霜、穿山甲、鳖甲、龟甲。

其他药：儿茶、肉桂等。

6. 煎汤代水

其是将中药大方中一些单剂量较大的饮片先用数倍于其药渣吸水量的清水煎煮，榨渣取汤，再用此汤汁煎煮其他药物，以免其药渣吸附方内其他药物的有效成分。为了防止其药渣吸附方内其他药物的有效成分，故将其先煎汤代水可以提高大方的煎出率。一般体积庞大吸水量较大的药物如丝瓜络、灶心土、金钱草、糯稻根等先宜与水煎煮，将所得的药汁去滓后再煎它药。

7. 不宜煎煮的药物

《中国药典（一部）》用法用量项下标注不宜入煎剂或多研末服的药物有雷丸、朱砂、芒硝、花蕊石等；标注宜入丸散剂的有阿魏、青黛、安息香、苏合香、枫香脂、朱砂、珍珠、冰片、蟾酥、蛤蚧、硫磺、雄黄、斑蝥、甘遂等。

鸡内金：有效成分为胃激素、蛋白质等。胃激素能促进胃腺分泌，却易受高温破坏，故本品炮制时不宜久炒，也不宜入煎剂，研末冲服，效果较佳。

麦芽、谷芽：有效成分为淀粉酶，主消米面食积，有消化淀粉酶作用，而淀粉酶不耐高温，久炒久煎使其效力大降，生品或微炒后研粉冲服效果最佳。

雷丸：有效成分为蛋白酶（雷丸素），受热（60%左右）后酶的作用易于破坏失效，而在碱性溶液中作用较强，宜研末吞服，不宜入煎剂。

鹤草芽：有效成分为鹤草酚，其脂溶性很强，不溶于水，温热分解失效，故不宜入煎剂，宜研末冲服，或用乙醚提取精制后服用。

芒硝：主要含硫酸钠及少量氧化钠，易溶于水，加热易溶化，和它药同煎，由于盐析作用影响它药煎出，故不必煎煮，宜冲入药汁内或开水溶化服即可。

朱砂：主要有效成分为 HgS，不溶于水，质重、入水沉底，受高温生成 Hg，毒性极大，不宜入煎，宜研末冲服或入丸散。

麝香、樟脑、冰片：成分主要为芳香易挥物或纯挥发性结晶，极易挥发，加热挥发更快，加之用量极小，故不入煎剂，而常入丸、散。

琥珀、苏合香、安息香：本品为树脂，遇热软化，不溶于水，加之内含挥发油，加热挥散，宜入丸、散，不宜入煎剂。

第三节 复方煎煮影响因素研究

中药复方汤剂是一个复杂的混合整体，含有众多有机物、无机物成分，比如生物碱、苷类、挥发油、糖类、有机酸、树脂、氨基酸、蛋白质、酶、色素、油脂等，绝大多数中药的临床效果是多成分多靶点的综合作用，但这种综合作用，可能是多成分多靶点相互协同作用的结果，也可能只是多成分多靶点效应的简单叠加，甚至还很有可能是多成分多靶点间拮抗的产物。中药的现代化，就必须要最大限度地保持中药复方汤剂有效成分的活性。而中药汤剂制备过程中煎煮用具、饮片吸水量、药材浸泡、煎煮加水量、煎煮时间、煎煮次数、粒度、特殊煎煮等因素对汤剂的质量都有重要影响。

一、煎煮器具的影响

中药汤剂煎煮器具与汤剂质量密切相关，历代医药学家对汤剂煎煮均很重视。古人就有煎药忌铁之说，如陶弘景说："温汤忌用铁器"，李时珍曰："凡煎药，并忌铜铁器。"蒋忠妙通过对 100 种常用中药的实验，得出有 69 种药与 $FeCl_3$ 试液产生沉淀，给古人煎药忌铁之说提供了依据。砂锅具导热均匀、缓和，化学性质稳定，不会与中药有效成分发生化学反应，药锅保温性好等优点，这也是其自古沿用至今的原因。但砂锅的缺点是孔隙和纹理多，易吸附各种药物成分而串味。陶瓷、搪瓷器皿、玻璃器皿等化学性质稳定，也较常用。温剑指出铜器煎药可在煎出液中检出微量铜离子，可能与某些中药成分络合生成碱式碳酸铜有关；银器煎药，虽其化学性质稳定，但价格昂贵，且导热性强、锅底温度高，水蒸发快，不耐高温，中药成分易被破坏，故应用较少；铝锅煎药，因其不耐强酸、强碱，从 pH 为 1~2 或 10 的煎液中可检出铝离子，影响药性。因此铜器、银器、铝锅都不宜用作煎药器具。现在应用最为广泛的紫砂药壶，因其表面光滑，结构紧密，透气性强，便于清洗，不会留下药味，更有保鲜功能，加热速度胜于砂锅，而且还保留了砂锅的优点。徐秋香等采用不同的煎煮器具进行了研究，为中药煎煮中器具的确定提供科学依据。

【实例：四君子汤】

1. 实验方法

四君子汤出自宋代《太平惠民和剂局方》，由人参、白术、茯苓、甘草组成，具益气健脾之功，主治脾胃气虚证，是补气基本方。分别采用不锈钢锅、砂锅和养生壶，按照优化工艺煎煮，比较三种煎煮器具对四君子汤剂质量的影响。

2. 实验结果

不锈钢锅、砂锅和养生壶对四君子汤中 4 种指标性成分人参皂苷 Rg1、人参皂苷 Re、人参皂苷 Rb1 和甘草酸量的煎出率高低顺序为养生壶> 砂锅> 不锈钢锅，而且不锈钢锅的煎出率明显低于养生壶和砂锅。养生壶煎出有效成分的效率最高。这可能与养生壶煎煮火候稳定有关。具体见表 2-13。

表 2-13　不同煎煮器具对四君子汤质量的影响（$n=3$）

煎煮器具	人参皂苷 Rg1（$mg\cdot ml^{-1}$）	人参皂苷 Re（$mg\cdot ml^{-1}$）	人参皂苷 Rb1（$mg\cdot ml^{-1}$）	甘草酸（$mg\cdot ml^{-1}$）	浸出物（%）	相对密度（$g\cdot g^{-1}$）
不锈钢锅	0.162±0.013	0.165±0.007	0.287±0.015	0.250±0.009	33.23±0.004	1.018±0.004
养生壶	0.322±0.010	0.350±0.009	0.642±0.017	0.536±0.004	41.89±0.006	1.023±0.002
砂锅	0.296±0.008	0.328±0.011	0.383±0.019	0.571±0.012	40.05±0.003	1.021±0.002

二、煎煮过程中吸水量的影响

中药汤剂是以水为溶媒进行煎煮，去渣取汁的一种传统剂型。汤剂的质量与煎煮时的加水量有直接的关系，是影响临床效果的重要因素之一。加水过多，煎药时间势必延长，从而使某些药物的成分被破坏或消失，同时药液过多也不便服用；加水过少，药物浸煮不充分，有效成分不易煎出，达不到治疗效果。那么煎一剂药究竟加多少水合适呢?《备急千金要方》卷第一中写到：“凡煮汤……其水数依方多少，大略二十两药用水一斗煮，以此为率。”现在一般认为药与水的重量比例为 1：（6~8）倍。但这些只是大略的，张晓平的研究表明：在加水量一定时，低剂量方煎出率均显著高于中剂量方，极显著高于高剂量方；中剂量方煎出率亦显著高于高剂量方。说明加水量对汤剂质量的影响非常明显。本研究通过测定中药饮片的吸水系数，为中药煎煮中加水量的确定提供科学依据。

1. 实验方法

准确称取每种中药饮片 20 g，按一般中药煎煮方法操作，加 8 倍量水，浸泡 30 min，加热煮沸 30 min，过滤，控干水分，5 min 后至无药液滤出时称取湿药渣重量。

准确称取葛根芩连汤（葛根 15 g，甘草 6 g，黄芩 9 g，黄连 9 g）、大黄附子汤（大黄 9 g，附子 9 g，细辛 3 g）、麻杏甘石汤（麻黄 5 g，杏仁 9 g，甘草 6 g，生石膏 18 g）各 1 剂，按一般中药煎煮方法操作，加 8 倍量水，浸泡 30 min，加热煮沸 30 min，过滤，控干水分，5 min 后至无药液滤出时称取湿药渣重量。

2. 实验结果

随机选 50 味不同药用部位的中药饮片进行单味饮片的煎煮吸水量试验。计算吸水系数。计算方法：吸水系数 = 吸水量/饮片质量×100% = （湿药渣质量－饮片质量）/饮片质量×100% 。计算测量系数的平均值和 RSD（$n = 3$），结果见表 2-14。

以 3 个经方为代表测试复方中药饮片整体吸水量（$n = 3$）。将实际测得的吸水量与按照吸水系数计算取得的吸水量比较，结果见表 2-15。

表 2-14　50 味饮片吸水系数测定（$n = 3$）

饮片	部位	吸水系数均值（%）	RSD
板蓝根	根	158	1.49
苍术	根茎	155	1.90
柴胡	根	216	2.27
赤芍	根	172	1.37
川芎	根茎	135	1.41
丹参	根及根茎	198	2.40
当归	根	215	1.08
党参	根	238	0.52
独活	根	228	0.90
防风	根	278	0.78
葛根	根	203	0.55
桔梗	根	355	1.15
苦参	根	146	0.73
麦冬	块根	170	0.07
山慈菇	假鳞茎	337	2.39
生地黄	块根	217	1.09
生甘草	根及根茎	155	2.20
太子参	块根	128	1.84
细辛	根及根茎	252	2.48
玄参	根	238	1.39

续表

饮片	部位	吸水系数均值（%）	RSD
黄芩	根	204	0.23
黄连	根茎	106	1.93
生大黄	根及根茎	218	1.14
制附子	子根	119	2.21
枸杞子	果实	178	1.21
木瓜	果实	196	2.20
女贞子	果实	102	2.31
酸枣仁	种子	176	2.79
杏仁	种子	55	2.28
红花	花	516	2.73
菊花	花	451	1.19
金银花	花蕾	395	2.73
旋覆花	花序	832	0.17
野菊花	花序	408	2.86
藿梗	茎	305	2.02
鸡血藤	茎藤	162	1.46
络石藤	茎藤	283	0.88
苏梗	茎	528	1.61
通草	茎髓	1193	1.67
白花蛇草	地上部分	463	2.69
青蒿	地上部分	338	1.37
仙鹤草	地上部分	412	1.49
茵陈	地上部分	405	2.67
生麻黄	草质茎	218	0.89
厚朴	皮	137	1.24
生杜仲	皮	152	1.35
生石膏	矿物	2	4.56
鸡内金	沙囊内壁	83	2.60
猪苓	菌核	120	1.24

表 2-15　经方整体测定与计算所得吸水量比较（$n = 3$）

经方名称	经方整体测定均值（g）	按吸水系数计算（g）	误差（%）
葛根芩连汤	66.73	67.65	1.36
大黄附子汤	36.50	37.89	3.67
麻杏石甘汤	29.51	29.11	1.37

从表2-14中可以看出，中药单味饮片的吸水系数受药用部位、药物质地和饮片大小的影响。不同药用部位中药饮片的吸水系数相差很大，根、茎、矿物类饮片吸水系数较小；花叶、全草类吸水系数较大。相同药用部位中药饮片吸水率也存在差异，如板蓝根吸水系数较毛慈菇的吸水系数小近一半。同一饮片的吸水系数受饮片本身大小的影响，每次测量系数也有差异。因此，实际操作应针对单味饮片的平均系数吸水系数，确定中药饮片的吸水量。从表2-15中可以看到，对于整体复方饮片实际测得的吸水量与通过吸水系数计算所得吸水量值基本一致，误差小于±5%，实际应用时可以用吸水系数计算值预测整体复方饮片的吸水量。单味饮片吸水系数具有规律性，可以实现量化，并作为饮片的属性之一输入计算机系统，利用微机系统计算处方总的吸水量。

中药汤剂的煎煮质量受煎煮前浸泡、加水量、煎煮时间、煎煮次数、煎煮火候、煎取量及煎出液的浓缩等诸多因素的制约，其中加水量是影响药物有效成分溶出率的关键因素。当单位重量的饮片吸水量较大时，若按照常规水药重量比例确定加水量，则会由于饮片吸收了较多的水分，致使有效加水比例相对缩小，药物中的有效成分溶出率相应降低，进而对方药临床疗效造成影响。

三、浸泡对主要成分溶出量的影响

大多数中药饮片为干品，其水分在采收后炮制加工时大部分已蒸发，细胞液干涸。有一定的体积和厚度，在煎煮前需放置容器内进行冷水浸泡。一方面，可以使药物的表面湿润、变软、植物细胞膨胀，在组织内产生渗透压而扩散到组织细胞外部水中，促进药物有效成分部分溶出；另一方面，可避免在加热煎煮时药材组织内所含蛋白质突然受热凝固，外层形成坚密的包膜，或使高分子物质形成胶体，不利有效成分浸出。

（1）浸泡方法：一般药物须用冷水浸泡。由于药材与水接触后表面形成一层气膜，影响浸出效果，因此应将药材加水搅拌后再浸泡。

（2）浸泡时间：应根据药材的性质而定，如复方为粗末可浸泡5～10min，如以质地疏松的花草、叶、全草类药材为主，一般浸泡10～20min，如以皮类、根、根茎、种子、果实等质地坚实饮片为主，可浸泡20～30min。同时须注意，浸泡时间不是越长越好，过长可引起药物有效成分酶解或药品的霉败。

（3）浸泡温度：一般来讲，待煎药物宜用冷水浸泡。温剑指出冬季用20～30℃的温水浸泡药材可缩短煎煮时间，不能用开水浸泡，以免某些植物细胞中的蛋白质突然受热凝固、外层形成坚密的包膜，或使部分高分子物质形成胶体不利于有效成分浸出，应予注意。中药煎煮前的浸泡对中药有效成分析出有非常重要的意义。有报道茵陈蒿汤经浸泡后，能煎出有效成分30.98%，未浸泡仅煎出有效成分23.74%。白头翁汤，不用冷水浸泡的煎出液抑菌力弱，用冷水浸泡的煎出液抑菌力强。以下内容以葛根芩连汤为研究对象，葛根芩连汤出自《伤寒论》第34条：“太阳病，桂枝证，医反下之，利遂不止，脉促者，表未解也，喘而汗出，葛根黄芩黄连汤主之”，其组成为：葛根半斤，甘草二两（炙），黄芩三两，黄连三两，考察浸泡对其成分煎出量的影响，结果发现浸泡有利于有效成分的溶出。

【实例：葛根芩连汤】

1. 实验方法

葛根芩连汤（由葛根、黄芩、黄连、炙甘草组成）中葛根与其余饮片共加6倍水，浸泡20min，煎煮30min，第二次加水4倍，煎煮30min，合并药液，浓缩至适量。另取葛根芩连汤中饮片不浸泡，同法制成水煎液。测定干膏率，同时采用高效液相色谱法，测定水煎液中各化学成分的含量。

2. 实验结果

比较浸泡和不浸泡后各化学成分的量，见表2-16。结果表明浸泡较不浸泡能煎出更多有效成分。

表2-16 葛根芩连汤有效成分含量（$\mu g \cdot ml^{-1}$）及干膏率（%）比较

成分	浸泡	不浸泡
葛根素	245.1	231.0
大豆苷	63.29	59.05
甘草酸铵	20.64	19.23
甘草苷	9.68	9.48
黄连碱	35.31	33.35
药根碱	9.39	8.70
小檗碱	124.1	115.8
巴马汀	35.53	33.00
干膏率（%）	25.73	24.89

四、加水量与煎煮时间的影响

中药汤剂的煎煮以水为溶媒，煎药的加水量，对中药煎煮来说是一个非常重要的问题。加水少了，会造成药物煎煮不透，有效成分浸出不完全；加水多了，则煎煮出的药液多，患者服药时很不方便。按理论推算：加水量应为饮片吸水量、煎煮过程中蒸发量及煎煮后所需药量的总和。但在实际操作中很难准确掌握所需药量，因为它与药材质地、复方剂量、所含成分、煎煮火候、煎煮时间等有关。因此，我们要掌握饮片的质地疏密、吸水性能及煎煮时间等以确定加水量。一般认为，在重量相同的药材中，质地轻松其容积大、吸水量多，质地坚实其容积必小、吸水量亦少。煎煮花、叶、全草及质地轻松的药物，其用水量大于一般药材用水量，煎煮前应补充加水，可以多放一点水。煎煮矿物、贝壳及其他质地坚实的药物，其用水量应小于一般用水量。质地坚硬、黏稠，或需久煎的药物加水量可比一般药物略多；质地疏松，或有效成分容易挥发，煎煮时间较短的药物，则液面淹没药物即可。一般而言，汤剂两次煎煮时第一煎的加水量为药材量的6～8倍；或以药材浸泡后水位高出药材面 3～5cm；第二煎为药材重量的 3～4 倍；或高出药渣表面 1～2cm 即可。有研究者通过浸泡、不经压榨的方法对 53 种药物进行试验，得出饮片平均吸水量为 1.62 $ml \cdot g^{-1}$，武火、文火的蒸发量分别为 19 $ml \cdot min^{-1}$、9 $ml \cdot min^{-1}$，进而得出首煎加水量 Q（ml）＝吸蓄量 K（$ml \cdot g^{-1}$）×药品总重量 W（g）＋预期煎药量 R（ml）＋蒸发量 V（$ml \cdot min^{-1}$）×煎煮时间 T（min），二煎加水量 $Q=R+V\times T$。经验证，本公式计算误差不大于 10%。根据公式 $Q=W\times K+R+T\times V$，计算得出 50 张处方平均吸水系数为 1.733 8，该研究结果对砂锅煎药加水量的确定有一定指导意义。

中药汤剂在煎煮过程中，煎煮时间的长短无疑对汤剂的质量起到决定性的作用，正确把握煎煮时间对提高药物临床疗效有重要意义。煎煮时间不足，则药物的某些主要成分不易溶出，煎煮时间太长则药物的某些主要成分可能会进一步发生变化而丧失其有效性；根据药物所含成分及气味、质地不同，汤剂的煎煮时间亦有所不同，滋补类及质地坚实的药物宜久煎，芳香易发挥类的药物煎煮时间应短。《中药学》在辛温解表药各药具体用法及注意事项中除紫苏、荆芥提出不宜久煎外，麻黄尚提到宜先煎，桂枝、生姜、香薷、防风、羌活、白芷、藁本、苍耳子、辛夷等药均未提到不宜久煎。辛凉解表药薄荷因主含挥发油不宜久煎，其他如蝉蜕、牛蒡子、淡豆豉、桑叶、菊花、蔓荆子、葛根、柴胡、升麻等药亦未提出不宜久煎。《方剂学》辛凉解表剂桑菊饮、银翘散、竹叶柳蒡汤、葱豉桔梗汤因含有薄荷、荆芥穗（主要成分为挥发油）不能久煎；扶正解表剂人参败毒散含有人参，再造散含有黄芪、人参，葱白七味饮养血解表含有麦门冬、干地黄，原方用劳水八升煎之三分减二，自当久煎，如急煎则益气扶正养血的补益作用无法发挥，因此李祥林等从古文献、现代实验研究等认为辛温解表剂、扶正解表剂应当适当久煎，辛凉解表剂煎煮时间宜短。朱伟等测定了不同煎煮时间（10～120min）情况下补阳还五汤中芍药苷、阿魏酸的含量，在煎煮时间在 10～120min 的范围里，煎煮时间对补阳还五汤中的芍药苷、阿魏酸含量影响很大。芍药苷的含量在补阳还五汤中由高往低依次为 30min＞20min＞60min＞10min＞90min＞120min，阿魏酸的含量则由高往低依次为 10min＞20min＞30min＞60min＞90min＞120min，实验结果提示，在临床上煎煮补阳还五汤时应以 30min 为宜。

《中药药剂学》中对汤剂煎煮时间是这样规定的：煎煮时间应根据药材成分的性质，药材质地，投料量的多少，以及煎煮工艺与设备等适当增减。一般来说，解表药头煎 10～15min，二煎 10min；滋补药头煎 30～40min，二煎 25～30min；一般性药，头煎 20～25min，二煎 15～20min。不过戴龙瑞主张煎煮时间应“先短后长”，主张一般方剂头煎 15min，二煎 25min。此法对解表剂而言，有利于保存挥发和不耐热成分，对于不作后下而多含挥发性或不耐热的药物大为有利，对滋补调理类药物影响不大。荣淑玉也提出一煎时间短些，把挥发性成分煎出来；二煎时间长些，使难溶成分煎出来，两次煎液合并混匀分服。而且化学成分测试，煎液比重、煎出物试验、药理试验表明煎煮两次是合理的，一次久煎不能代替两次分煎。

为探讨不同煎煮因素搭配所组成的不同煎煮工艺对方剂主要成分溶出量的影响，选择了药味少、方中药物所含化学成分明确、临床常用的葛根芩连汤、黄连解毒汤、银翘散举例。

【实例1：葛根芩连汤】

1. 实验方法

明火加热，不锈钢锅直径为260mm；药材均浸泡30 min；覆盖锅盖，每5 min用玻璃棒搅拌一次；煎煮1次；加水量选取每剂药质量倍数（倍）：6，9，12，15，18；煎煮时间选取（min）：20，35，50，65，80；记录沸腾前时间，沸腾后时间；火候：武火煎沸后改文火。武火为家用煤气灶最大火量，文火取目测略有少许沸腾点，水面下1 cm处温度(99 ±1)℃。运用全面实验法对所选时间与加水量进行组合确定煎煮工艺，每种工艺取葛根芩连汤一剂进行煎煮，重复3次，记录煎出液量及液面下温度、煎后药渣重量、沸腾前时间等数据。煎出液用4层医用纱布过滤，取样待测。所选因素水平如表2-17。为简明起见，分别从加水量与煎煮时间两方面论述，每一方面选两组数据说明。

表2-17　因素水平煎煮工艺

编号	煎煮时间（min）	加水量（倍）	编号	煎煮时间（min）	加水量（倍）
1	35	6	9	65	15
2	35	9	10	65	18
3	35	12	11	20	9
4	35	15	12	50	9
5	35	18	13	80	9
6	65	6	14	20	15
7	65	9	15	50	15
8	65	12	16	80	15

2. 实验结果

测定不同煎煮工艺葛根芩连汤剂中葛根素、大豆苷、甘草苷、黄芩苷、巴马汀、汉黄芩苷和甘草酸铵的煎出量，见图2-1～图2-4。

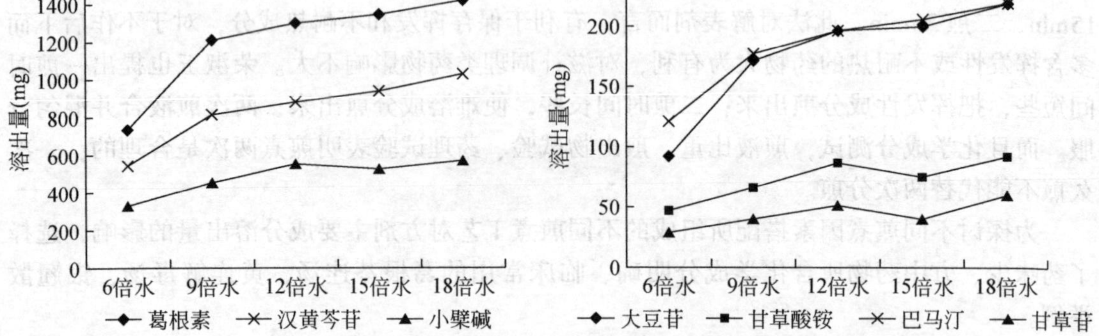

图2-1　煎煮35 min 1次，不同加水量对主要成分含量的影响

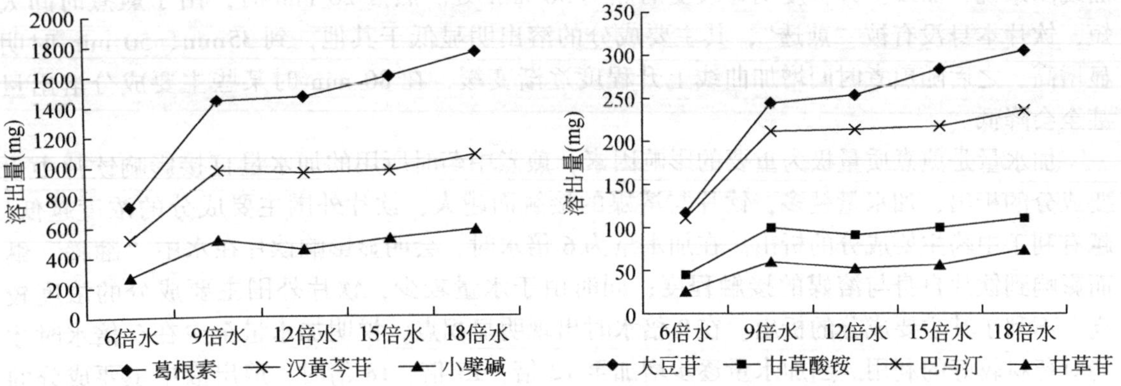

图 2-2　煎煮 65 min 1 次，不同加水量对主要成分含量的影响

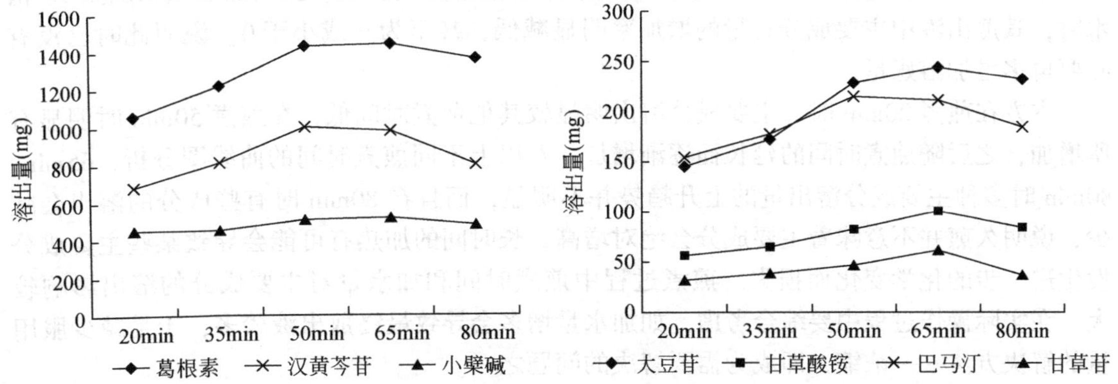

图 2-3　加 9 倍量水煎煮 1 次，不同煎煮时间对主要成分含量的影响

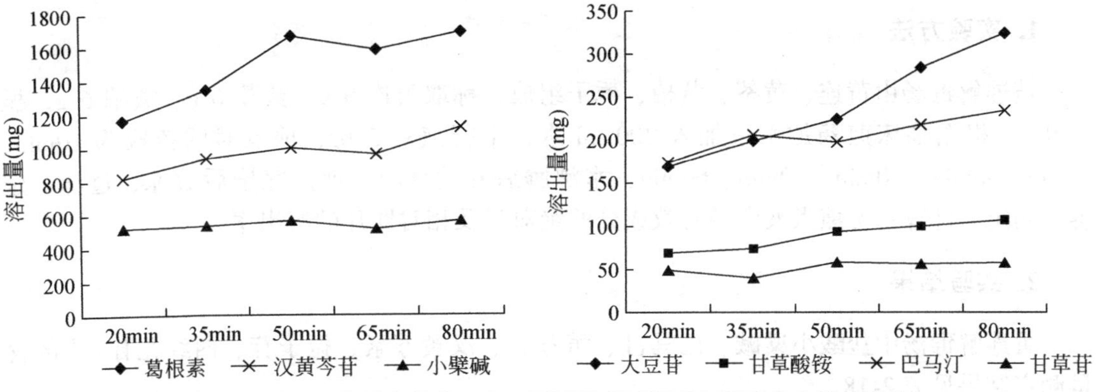

图 2-4　加 15 倍量水煎煮 1 次，不同煎煮时间对主要成分含量的影响

煎煮次数为 1 次的曲线图表明，当加水量超过药物质量的 9 倍时，主要成分的溶出曲线形成拐点。方中各主要成分的溶出量在 6 倍水时明显低于其他，到 9 倍水时明显增高，而后随加水量增加曲线上升缓慢；故 9 倍水为加水量低阈，当加水量低于此值时会明显影响饮片主要成分的析出，造成煎煮质量的下降，进而影响临床疗效。对煎煮次数为 1 次的

曲线图来说，曲线上升程度明显改变的点为 50 min 处。煎煮 20 min 时，由于煎煮时间太短，饮片本身没有被“煎透”，其主要成分的溶出明显低于其他，到 35min、50 min 时明显增高，之后随煎煮时间增加曲线上升程度逐渐变缓，在 80 min 时某些主要成分溶出量甚至会降低。

加水量是煎煮质量极为重要的影响因素，煎煮中药时所用的加水量直接影响饮片中主要成分的析出，加水量越多，饮片与溶媒的接触面越大，饮片外围主要成分的浓度越低，越有利于中药主要成分的析出。在加水量为 6 倍水时，会明显影响饮片在水中“翻腾”继而影响到饮片自身与溶媒的接触程度；同时由于水量较少，饮片外围主要成分的浓度较高，不利于其主要成分的析出。在 9 倍水时出现明显拐点，说明加水量至少在 9 倍水时才能对药材较好的利用。当加水量逐步增加至 12 倍、15 倍、18 倍时，煎出液中主要成分的增加率逐渐减低，有略微升高也不排除因其加水量增多使得沸腾前时间增长（约每增加 3 倍水则沸腾前时间增加 3～4 min），从而延长了加热总时间所致；且当加水量增加至 18 倍水时，其煎出液中主要成分总量的增加率明显减低，甚至为 0 或小于 0，说明此时已没有必要再多增加溶媒量。

本方在煎煮 20min 时，主要成分溶出明显较其他煎煮时间低，在煎煮 50min 时明显有所增加，之后随煎煮时间的延长而逐渐增加。对以上不同煎煮时间的曲线图分析，65min、80min 时多种主要成分溶出量的上升趋势并不明显，而且在 80min 时有些成分的溶出会减少，说明久煎并不意味着主要成分会绝对增高，长时间的加热有可能会导致某些主要成分发生进一步的化学变化而损失。煎煮过程中煎煮时间和加水量对主要成分的溶出影响较大，在实际操作过程中要综合考虑，如加水量增多会导致最终煎出液较多，于是减少服用量的解决方法——浓缩，即成为需要解决的问题之一。

【实例 2：黄连解毒汤】

1. 实验方法

黄连解毒汤由黄连、黄芩、黄柏、栀子组成。称取黄连 9 g、黄芩 6 g、黄柏 6 g、栀子 9 g，根据临床煎药加水量加入 300 ml 水，平行煎煮 5 份，煎煮时间依次为 10min、20min、30min、40min、50min、60min，水沸腾后开始计时，煎煮完毕后放凉、过滤，定容，测定。计算每份煎煮液中各有效成分的绝对量及相对饮片的溶出率。

2. 实验结果

黄连解毒汤中盐酸小檗碱、巴马汀、黄芩苷、汉黄芩素、栀子苷、西红花苷－Ⅰ的含量测定结果见表 2-18。

表 2-18　黄连解毒汤中各有效成分不同煎煮时间溶出量及溶出率比较［mg（%）］

成分	10 min	20 min	30 min	45 min	60 min
生物碱（小檗碱+巴马汀）	410.66（33.6）	494.99（40.5）	569.55（46.6）	557.32（45.6）	576.88（47.2）
黄芩苷	202.82（72.4）	229.97（82.1）	232.29（82.9）	231.03（82.4）	237.68（84.9）

续表

成分	10 min	20 min	30 min	45 min	60 min
汉黄芩素	5.24（14.5）	7.04（19.5）	7.55（20.9）	10.15（28.1）	11.41（31.6）
栀子苷	465.56（60.1）	459.48（59.4）	499.07（64.5）	503.11（65.0）	509.00（65.7）
西红花苷－Ⅰ	26.85（30.7）	29.60（33.8）	26.74（30.5）	22.53（25.7）	13.17（15.0）

注：溶出率（%）=（溶液中有效成分的量÷相应药材中该有效成分的量）×100%

由以上结果可以看出，黄连解毒汤中水溶性苷类成分（黄芩苷、栀子苷）溶出率分别达到82%左右和60%左右，煎煮20 min溶出基本达到平衡；水溶性生物碱类（小檗碱、巴马汀碱）溶出率为45%左右，煎煮30 min溶出基本达到平衡；脂溶性汉黄芩素溶出较慢，随着煎煮时间含量不断增加，煎煮60 min溶出率仅为31%；西红花苷－Ⅰ煎煮20 min含量达到最大，但继续煎煮含量不断降低，可能与西红花苷类成分具有长链不饱和结构特点有关，长时间煎煮会导致其断链分解。

根据经验，中药煎煮时间一般为30 min，对于水溶性成分，如各种苷类（黄芩苷、栀子苷等）、水溶性生物碱类（小檗碱等），煎煮1次，大部分有效成分即可溶出；根据本实验结果煎煮20 min，煎煮1次，以上成分溶出率均在50%以上。对于含有脂溶性成分的饮片可以通过延长煎煮时间和煎煮次数来增加其溶出，如汉黄芩素煎煮2次其累计溶出率37.7%，但是要使脂溶性成分溶出率大幅增加仅仅依靠提高煎煮时间和次数是无法实现的，可以考虑采用增加粉碎程度或高压煎煮等方法来增加溶出率。此外，某些有效成分由于本身化学结构不稳定，其溶出率先增加后降低，但是这类成分往往是有效成分，如栀子、西红花中的西红花苷类成分，丹参中的丹酚酸B，川芎中的藁本内酯等，这些化学结构不稳定的成分往往具有抗氧化、心血管方面的活性，煎煮时应对煎煮时间加以控制。

【实例3：银翘散】

银翘散出自清朝吴瑭《温病条辨》，由连翘20 g，金银花20 g，薄荷12 g，荆芥8 g，牛蒡子12 g，淡竹叶8 g，桔梗12 g，淡豆豉10 g，甘草10 g组成。吴巧娜等采用古代煎法、日本标准汤剂煎法、医疗机构煎法、古今结合煎法4种方法制备银翘散汤剂，测定5味主药的有效成分，即君药金银花之绿原酸、连翘之连翘苷，臣药牛蒡子中的牛蒡苷，荆芥、薄荷共有的挥发性成分胡薄荷酮的含量。

1. 实验方法

（1）古代方剂煎煮法：《温病条辨》中对银翘散用法的记载“上杵为散……香气大出，即取服，勿过煎。肺药取其轻清，过煎则味厚入中焦矣”。可知，药材入药前需粉碎，且煎煮时间不宜过长。本试验按处方比例称取药材，粉碎成最粗粉，置砂锅中，加10倍水，以大火烧开后保持沸腾3 min，过滤，滤液备用。

（2）日本标准汤剂煎煮法：在日本，称取相当于日剂量中药制剂的标准药材，粉碎，加20倍量水，煎煮30 min以上，浓缩至原体积的一半，趁热过滤，即可制得标准煎剂。本试验按处方比例称取药材，粉碎成最粗粉，置烧杯中，加20倍量水，煎煮，保持微沸30 min以上，药液至原体积的一半，停止加热，过滤，滤液备用。

（3）医疗机构煎煮法：参考医院煎药操作规程，按处方比例称取药材，置砂锅中，浸泡 30 min，煎煮 2 次，第 1 次加 7 倍量水，煎煮，保持微沸 15 min，第 2 次加 3 倍量水，煎煮，保持微沸 10 min，过滤，合并滤液备用。

（4）古今结合煎煮方法：按处方比例称取药材，置砂锅中，浸泡 30 min，煎煮 2 次，分别加 7 倍、3 倍量水，2 次煎煮均保持微沸 3 min，过滤，合并滤液备用。

2. 实验结果

从表 2-19 可以看出，4 种银翘散标准汤剂，从连翘苷、牛蒡苷、干膏率 3 个指标看，日本标准汤剂煎煮法优于其他 3 种煎煮法，但是方中挥发性成分胡薄荷酮的含量检测不出。古代煎煮法在绿原酸和胡薄荷酮 2 个指标上优势明显。综合评分为古代煎煮法得分最高。综合加权评分公式：$W=(A/A_{max}+B/B_{max}+C/C_{max}+D/D_{max})\times 22.5+E/E_{max}\times 10$。

表 2-19　干膏率测定与综合评分结果

样品	绿原酸含量 A（mg/g）	连翘苷含量 B（mg/g）	胡薄荷酮含量 C（mg/g）	牛蒡苷含量 D（mg/g）	干膏率 E（%）	综合评分
古代方剂煎煮法	35. 05	15. 080	0. 0576	27. 650	20. 87	95. 19
日本标准汤剂煎煮法	29. 79	15. 900	0. 0000	30. 540	24. 62	74. 12
古今结合煎煮法	28. 12	2. 348	0. 0198	3. 087	15. 21	37. 56
医疗机构煎煮法	27. 92	3. 778	0. 0179	4. 415	14. 62	39. 44

《温病条辨》中未明确记载银翘散的煎煮时间，只提示“香气大出，即取服，勿过煎”，这与现代中药研究中对煎煮时间的要求一致，“解表药及其他芳香性药物，一般用武火迅速煮沸，改用文火维持 10～15 min 即可”。汤剂的煎煮时间一般根据所加溶媒量和煎取量来控制，多数汤剂皆以煎煮至所加溶媒量的 1/3～1/2 为度，部分方剂还根据方中某些药物的煎煮程度来掌握煎药时间。根据此传统经验操作难以实现中药煎煮的规范化。参考刘氏等实验，并结合实际煎煮体验，认为银翘散煎煮时间不宜过长。日本标准汤剂煎法在连翘苷、牛蒡苷、干膏率 3 个指标上优势明显，但是方中挥发性成分胡薄荷酮的含量检测不出，说明该方法提取过程中将挥发性成分损失殆尽，荆芥、薄荷两味臣药的作用被大大减弱。古代方剂煎煮方法在保证君药金银花、连翘有效成分的同时，最大程度地保留了挥发性成分胡薄荷酮，更符合中医“君臣佐使”的用药原则。

五、煎煮次数的影响

中药煎煮时药物有效成分首先溶解在进入药材组织的水中，然后再扩散到药材外部的溶液中，当药材内外溶液的浓度达到平衡时，因渗透压平衡，有效成分就不再继续溶出了。若加水量较少，当药材内外浓度处于平衡状态时，主要成分的溶出停止，持续煎煮也不会增加。此时须滤去药液再加新的溶媒，重新建立浓度差，便有利于药材主要成分的继续溶出，随后再达到新的平衡、溶出再次停止。据文献报道解表剂和一般方剂均煎煮 2 次，而补益调理剂多煎煮 3 次，其煎出率达 70%～90%，实验证明增加煎煮次数远比增加水量方法更能提高煎出率，但过多增加煎次则使汤液稀薄量多不利服用。一般认为，为了充分利用药材，避免浪费，更好发挥药效，煎煮次数越多越能使药物有效成分析出完全，但对于某些药材，多次煎煮却破坏了药物的有效成分，影响了临床效果。如大黄不同煎液对离体兔肠蠕动影响实验显示，头煎液保持了一定的药效，而二煎液不但没有促进肠蠕动的作用，而且还趋于抑制肠蠕动。故而煎煮次数应根据临床需要而定，不应机械限定。

吴宏伟等以黄连解毒汤为研究对象，煎煮次数对饮片中水溶性成分影响不大，因为煎煮 1 次其溶出率已经很高，而煎煮 2 次可以较高地增加脂溶性成分的溶出率。孙丽荣等探讨中药煎煮时间和次数对芍药甘草汤、芍药柴胡汤和芍药汤中的芍药苷含量的影响，认为用水量和煎煮时间相同的条件下，增加煎煮次数能显著增加芍药苷的析出量，2 次优于 1 次。陈燕芬等通过考察膏方的出膏率，优选的煎煮次数为 3 次。以下研究实例对影响煎煮质量的煎煮次数这一参数与主要成分溶出量之间的关系进行了综合考察。

【实例 1：黄连解毒汤】

1. 实验方法

称取黄连 9 g，黄芩 6 g，黄柏 6 g，栀子 9 g，根据临床煎药加水量加入 300 ml 水，回流煎煮 30 min，煎煮 2 次，每次 30 min，放凉、过滤，合并 2 次煎煮液后测定。

2. 实验结果

不同煎煮次数黄连解毒汤中有效成分溶出量及溶出率见表 2-20。

表 2-20 不同煎煮次数黄连解毒汤中有效成分溶出量及溶出率比较［mg（%）］

煎煮次数	生物碱（小檗碱+巴马汀）	黄芩苷	汉黄芩素	栀子苷	西红花苷-Ⅰ
1	569.55（46.6）	232.29（82.9）	7.55（20.9）	499.07（64.5）	26.74（30.5）
2	685.66（56.1）	249.19（88.9）	13.62（37.7）	584.96（75.6）	43.06（49.1）

由以上结果可以看出，煎煮次数对饮片中水溶性成分影响不大，因为煎煮 1 次其溶出率已经很高，如黄芩苷煎煮 1 次其溶出率已达 82.9%，栀子苷也达到 60% 以上；而煎煮次数可以较高地增加脂溶性成分的溶出率，如汉黄芩素的溶出率从 20.9% 增加至 37.7%。

【实例 2：芍药汤】

1. 实验方法

样品分组：白芍（25 g）；白芍+甘草（1∶1，各 25g）；白芍+柴胡（1∶1，各 25 g）；以上各组按比例称取药材各 6 份（共 18 份），浸泡 1 h，总用水量为（ml）= 18×药材重量（g）。药材根据煎煮次数和煎煮时保持微沸的时间（煎煮时间）分成如下 6 组，对上述制备的各组样品进行 HPLC 分析，并计算各组样品中芍药苷的重量。

A 组：煎煮 2 次，第 1 次加水量（ml）= 10×药材重量（g），煎煮 1 h；第 2 次加水量

(ml) = 8×药材重量 (g)，煎煮 1 h。

B 组：煎煮 1 次，加水量 (ml) = 18×药材重量 (g)，煎煮 2 h。

C 组：煎煮 2 次，第 1 次加水量 (ml) = 10×药材重量 (g)，煎煮 2 h；第 2 次加水量 (ml) = 8×药材重量 (g)，煎煮 1 h。

D 组：煎煮 1 次，加水量 (ml) = 18×药材重量 (g)，煎煮 3 h。

E 组：煎煮 2 次，第 1 次加水量 (ml) = 10×药材重量 (g)，煎煮 3 h；第 2 次加水量 (ml) = 8×药材重量 (g)，煎煮 1 h。

F 组：煎煮 1 次，加水量 (ml) = 18×药材重量 (g)，煎煮 4 h。

2. 实验结果

汤剂中芍药苷的含量见表 2-21。

表 2-21　汤剂中芍药苷的总量 ($\bar{x}±s$) (mg)

组别	芍药汤	芍药甘草汤	芍药柴胡汤
A 组	$107±4^a$	93±6	$73±16^a$
B 组	74±8	78±5	68±8
C 组	$96±17^a$	$97±10^a$	$91±12^a$
D 组	81±5	76±7	60±26
E 组	$89±7^a$	$113±11^a$	$81±15^a$
F 组	75±13	78±6	67±14

注：结果表明除芍药甘草汤的 A 组、B 组外，其余各组在相同煎煮时间下，增加煎煮次数能显著增加芍药苷的总提取量 ($^aP<0.01$)

3 种以芍药为主药的中药煎剂，依靠增加煎煮时间并不能增加芍药苷的析出量，而在总用水量和煎煮时间相同的条件下，增加煎煮次数能增加芍药苷的析出量。中医临床汤液的制备多采用 2 次煎煮合并滤液分次服用的方法。此外，中药的煎煮还需要根据药物的特性来掌握，如以挥发类物质为有效成分的汤剂可缩短煎煮时间，提高煎煮的次数，从而达到提高药效的目的。而对于以多糖类等成分为有效成分的汤剂，则可以通过提高煎煮的次数的同时，适当增加药物的煎煮时间两种途径来提供有效成分的析出。

【实例 3：膏方（膏滋）】

1. 实验方法

选取中药膏方处方中较典型的用药量多（39 味）、用药种类（含根类、皮类、果实类、茎木类、草类、菌类、动物类等）较全的处方进行试验：①根茎类：吉林人参 90g，西洋参 60g，北黄芪 300g，升麻 60g，苍白术各 90g，石菖蒲 90g，远志 60g，太子参 300g，白芍 90g，炙甘草 60g，干姜 150g，姜炙附子 90g，延胡索 90g，金狗脊 90g，仙茅 90g，丹参 150g，熟地黄 150g，淮山药 300g，红景天 60g，泽泻 90g，川断 150g；②皮类：合欢皮 300g，桂枝 90g，肉桂 45g，陈皮 90g；③果实类：薏苡仁 150g，制砂仁 90g，女贞子 90g，菟丝子 150g，芡实 150g，山萸肉 150g；④茎木类：鸡血藤 300g；⑤菌类：茯苓 150g；

⑥动物类：牡蛎 300g；⑦矿物类：龙骨 300g；⑧草类：淫羊藿 150g，鹿含草 150g，仙鹤草 150g 等 39 味药材共 5475g。

煎煮次数的试验称取膏方药材 5 份，按处方比例每份 50g，用 300ml 水煎煮提取，提取次数分别为 1 次、2 次、3 次、4 次、5 次，过滤，合并滤液，测定出膏率。

煎煮时间的试验：称取膏方药材 5 份，按处方比例每份 50 g，用 300 ml 水煎煮提取，提取时间分别为 1h、2h、3h、4h、5h，过滤，合并滤液，测定出膏率。

同时采用 $L_9(3^4)$ 正交表进行实验，结合单因素实验结果，进一步考察煎煮次数（A）、煎煮时间（B）、液料比（C）对出膏率的影响，以确定最佳提取工艺条件。

2. 实验结果

单因素试验结果如图 2-5、图 2-6 所示。随着提取次数增加，出膏率也增加，提取 2 次后，含量变化曲线已较为平缓，煎煮次数以 2 次左右为考察对象。提取 3 h 后出膏率增长速度有所减缓，选择 3 h 左右为考察对象。

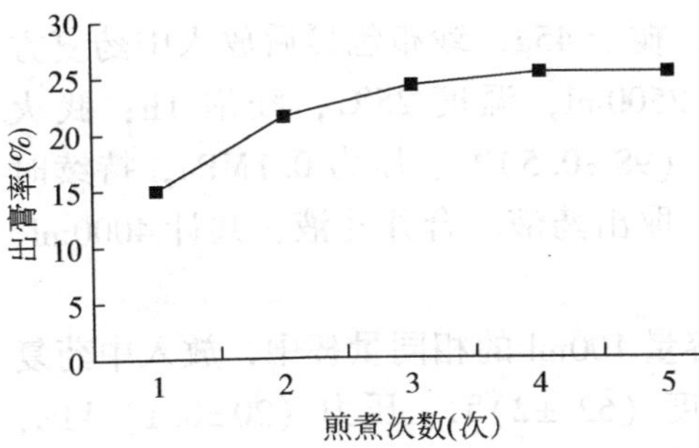

图 2-5　煎煮次数对膏方提取工艺的影响

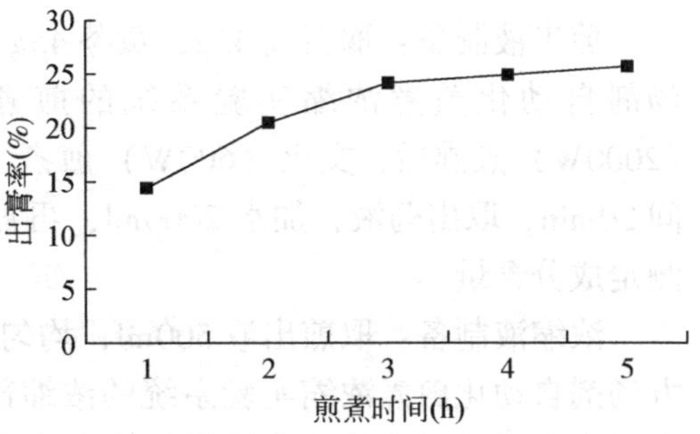

图 2-6　煎煮时间对膏方提取工艺的影响

正交试验研究结果：影响出膏率的主次顺序为 $A > B > C$，即煎煮次数> 煎煮时间> 液料比。从方差分析结果表明，提取次数（A）、煎煮时间（B）对出膏率有显著性影响，但从节约成本的角度出发选择和考虑到生产成本，故将提取条件定为煎煮 3 次，每次煎煮时间为 1 h（总时间为 3 h）。考虑生产效率，第 1 次加水量为 7 倍，第 2 次、第 3 次加水量为 5 倍，为膏方制备工艺的最佳条件。出膏率直接影响到膏方的质量稳定性，影响出膏率的因素很多，保证每批膏方的出膏率绝对一致是不可能的，但控制在一个合理的范围内则完全可能也很必要。

中医方药临床运用变换无穷，方中药材本身性质各有不同，对同时含有不宜久煎（不是指后下药）与必需久煎药材的复杂方剂即可应用两次煎煮——一煎宜短勿废不可久煎之药，二煎宜长勿费须久煎之药，此法既较充分地煎出饮片主要成分，又实现了诸药同煎。如银翘散证因兼阴虚而加味生地、首乌者，一煎只需沸后文火 15 min 勿废银翘散轻宣风温之力，二煎即可 40 min 勿费生地首乌滋阴之功，然后将一二煎所得汤液混而服之。而滋补类药需多次煎煮，才能将其成分尽可能煎出。通过研究表明，对中药饮片煎煮次数的进一步认识，还需对各类中药进行全面的研究，并要与其他煎煮影响因素进行系统分析。

六、煎出量及汤剂浓缩的影响

中药煎剂的服用方法多为将头煎与二煎药液合并混匀，分早晚2次服。患者每次服用量为150～200 ml，这就决定了中药最后的煎取量约400 ml，加水量增加，煎出药液量随之增加，如果患者难以完全服下会造成浪费，使疗效难以相应提高。探寻一种加水量与煎取量之间的有效平衡，是解决药物有效成分析出与患者服用这对矛盾的必然途径。煎出液的浓缩是提取中药煎出液中多余水分的重要途径，浓缩程度的不同对煎出液与浓缩后产物的同一性有非常明显的影响。以下实例从不同浓缩程度对中药复方汤剂煎出液中各组分的影响进行研究，希望借此探讨中药复方汤剂煎出液与原始汤液的同一性问题。

【实例1：黄连解毒汤】

1. 实验方法

煎出液制备：取黄连45g，黄芩45g，黄柏45g，栀子45g，纱布包裹后放入中药复方汤剂自动化煎煮浓缩实验系统的煎煮部，加水2500ml，温度25℃，浸泡1h；武火（2000W）煮沸后，文火（600W）煎煮，保持温度（98±0.5）℃、压力0.1MPa，持续时间30min，取出药液，加水2000ml，再煎煮25min；取出药液。合并药液，共计4000ml，测定成分含量。

浓缩液制备：取煎出液500ml，均匀注入5个容量100ml的相同量杯中，放入中药复方汤剂自动化煎煮浓缩实验系统的浓缩部，保持温度（62±2）℃、压力（20±0.1）kPa，开启真空泵减压浓缩，将浓缩后产物混匀。采用上述方法分别制备浓缩至原始体积5%、10%、20%、30%、40%的浓缩后产物，测定成分含量。

2. 实验结果

根据检测参数的分布特点，在同一坐标系下，绘制黄芩、黄连、黄柏、栀子在不同浓缩程度时的曲线下面积变化轨迹，如图2-7和图2-8所示。其中曲线*A*为黄芩在不同浓缩程度下，峰面积的变化轨迹；曲线*B*为黄柏在不同浓缩程度下，峰面积的变化轨迹；曲线*C*为栀子在不同浓缩程度下，峰面积的变化轨迹；曲线*D*为黄连在不同浓缩程度下，峰面积的变化轨迹。

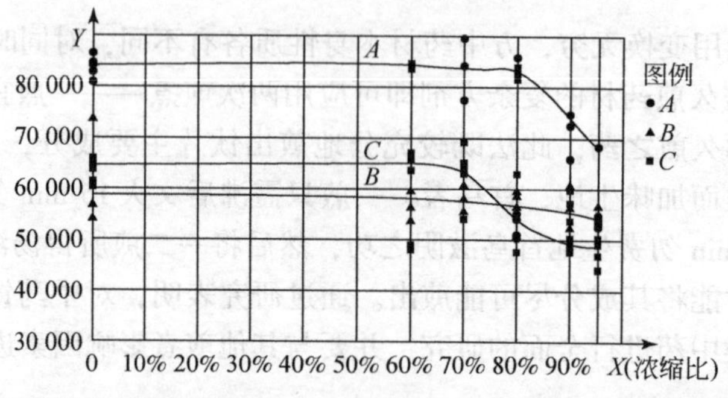

图2-7　不同浓缩程度下黄连解毒汤中黄芩、黄柏、栀子峰面积变化轨迹图

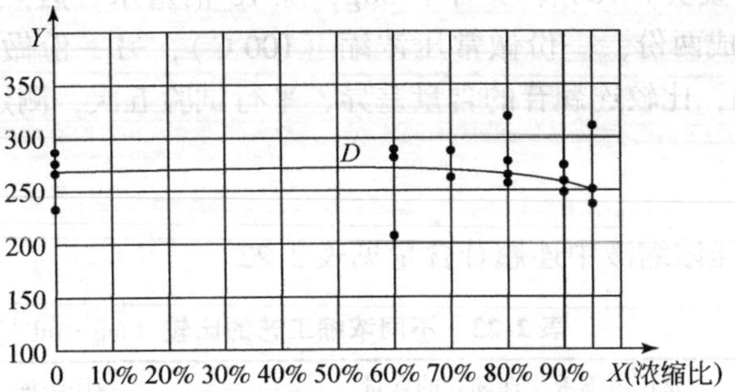

图 2-8　不同浓缩程度下黄连解毒汤中黄连峰面积变化轨迹图

根据最小二乘法原理，得到曲线方程和一阶导数方程，如下所示。其中 $x=10X$，$y=Y$。

曲线 A

$$y=-69.93x^3+909.09x^2-3384.6x+89\,182$$

$$y'=-209.79x^2+1819.8x-3384.6 \quad (式 2\text{-}1)$$

曲线 B

$$y=0.582\,8x^4-161.9x^3+111.31x^2-234.85x+59\,136$$

$$y'=2.33x^3-50.7x^2+222.62x-234.85 \quad (式 2\text{-}2)$$

曲线 C

$$y=-2.271\,2x^6+84.649x^5-1198.2x^4+8045.6x^3-26\,496x^2+39\,546x+44\,855$$

$$y'=-13.626x^5+423.245x^4-4792.8x^3+24\,136.8x^2-52\,992x+39\,546 \quad (式 2\text{-}3)$$

曲线 D

$$y=-0.092\,6x^3+0.712\,5x^2-1.337\,8x+270.52$$

$$y'=-0.277\,8x^2+1.425x-1.337\,8 \quad (式 2\text{-}4)$$

从方程可以看出，在 $x\in[0,10]$ 内，曲线 A、曲线 B、曲线 C、曲线 D 对应一阶导数均小于等于 0，均呈单调递减趋势。以 y 值减少 1% 为评价标准，结合曲线方程和浓缩程度，可知：在曲线 A 中，当浓缩程度达到 80% 以上时，曲线下面积有明显下降趋势；在曲线 B 中，当浓缩程度达到 90% 以上时，曲线下面积有明显下降趋势；在曲线 C 中，当浓缩程度达到 70% 以上时，曲线下面积有明显下降趋势；在曲线 D 中，当浓缩程度达到 90% 以上，曲线下面积有明显下降趋势。总之，浓缩程度对汤液组分等有一定的影响。当浓缩程度低于 70% 时，浓缩程度对黄连解毒汤中黄芩、黄连、黄柏、栀子等各组分的影响可以忽略不计，当浓缩程度达到 90% 以上时，浓缩程度对各组分的影响尤为明显。故而，在对黄连解毒汤煎出液浓缩时，浓缩程度在 70% 以下时，浓缩后产物与煎出液之间在组分上具有高度同一性。

【实例 2：清肺止咳合剂】

1. 实验方法

分别称取桑叶 100g、白菊花 50g、连翘 100g、桔梗 60g、焯苦杏仁 100g、浙贝母 100g、黄芩100g、瓜蒌皮（蜜炙）100g、炙甘草30g，加10倍量水，煎煮1h，煎煮3次，合并滤液，将滤液平均分成两份，一份做常压浓缩（100℃），另一份做减压浓缩（0.08Mpa，80℃），浓缩至195ml，比较连翘苷的含量差异，平行试验五次，测定连翘苷含量。

2. 实验结果

常压浓缩液及减压浓缩液中连翘苷含量见表2-22。

表2-22　不同浓缩工艺的比较（$mg \cdot ml^{-1}$）

编号	常压浓缩液中连翘苷的含量	减压浓缩液中连翘苷的含量
1	0.138	0.159
2	0.153	0.165
3	0.149	0.154
4	0.158	0.154

通过对两组数据进行 t 检验，结果 $P>0.05$，表明不同的浓缩方法对合剂中指标性成分连翘苷的含量无显著影响。

在浓缩过程中，由于药液浓缩后产物挂壁等因素的存在，造成成分的丢失。一般情况下，液体的沸腾对细胞壁的破坏程度最大，在中药煎煮过程中武火煮沸后，文火煎煮，就是在一定程度上，利用沸腾对细胞壁的破坏作用，使中药饮片中的有效成分得以充分的释放。但当对煎出液进行浓缩时，这种沸腾又不可避免地对药液有效成分中挥发油、蛋白质等热敏物质造成破坏。在恒低温减压条件下，对中药煎出液进行浓缩时，虽然液体达到沸腾状态，但由于液体体积足够大，单位体积内液体沸腾形成的气泡，有效地带走了液体中的热能，达到热平衡状态，使其沸腾仅仅局限在细胞外水分蒸发上，而不会对细胞壁造成有效冲击，破坏细胞壁；随着液体中水分的减少，当单位体积内液体沸腾形成的气泡，超过了水的承载能力时，液体的沸腾就会对细胞壁形成有效冲击，破坏细胞壁，致使中药煎出液中部分成分的丢失。由于中药复方汤剂自身成分的复杂性及影响因素的多样性，浓缩程度仅仅是其中的一个方面，并不能代表中药浓缩的全部，保持中药复方汤剂原有疗效的药液浓缩仍有待进一步的深入研究。

七、特殊煎煮之先煎、后下

（一）先煎

《伤寒论》中麻杏石甘汤煎煮方式：上四味（麻黄、石膏、苦杏仁、甘草），以水七升，煮麻黄，减二升，去上沫，内诸药，煮取二升，去滓，即伤寒论中麻杏石甘汤煎煮方式为麻黄先煎。传统观点认为麻黄碱主要存在于髓部，难溶于水，应久煎。目前临床用药方式为四味药材一起煎煮。石膏为矿物质药，质重、坚硬、难以煎出药味的药物应先煎，《中国药典》中石膏项下用法为先煎。亦有药典中小儿清热止咳口服液采用麻黄石膏先煎。所以针对目前存在的三种先煎进行试验研究，确定最优的先煎。

饶毅等研究通过固定汤剂煎煮时间，比较麻黄先煎、石膏先煎、麻黄石膏先煎、四味药材一起煎煮（合煎）四种煎煮方式，以汤中麻黄碱、伪麻黄碱、甘草苷、甘草酸、苦杏仁苷、微量元素（Ca、Mg、Zn、Mn、V、Ti）为考察指标，选出最优的先煎方式，为麻杏石甘汤临床用药煎煮方式提供参考依据。

应用SPSS13.0统计软件对实验数据进行统计学处理。采用单因素方差分析（One-way ANOVA）对各组数据与方法四进行组组间分析比较，数据以均数±标准差（$\bar{x} \pm s$）表示（表2-23，表2-24）。

表2-23　不同煎煮方式中各药效成分的含量（$n=3$）

组别	麻黄碱（mg）	伪麻黄碱（mg）	苦杏仁苷（mg）	甘草苷（mg）	甘草酸（mg）
麻黄先煎	162.25±2.46***	87.73±1.15***	384.11±12.41	95.71±4.17	105.64±3.96
石膏先煎	115.2±1.56	70.00±2.71	387.96±12.63	93.91±2.83	105.74±4.02
麻黄石膏先煎	167.92±2.68***	88.15±3.98***	392.87±7.52	94.30±5.69	112.85±3.00
合煎	118.17±2.86	71.43±3.00	397.76±7.88	93.75±4.50	111.44±4.89

注：与合煎对照，***：$P<0.001$

通过四种煎煮方式的比较，麻黄先煎与麻黄石膏先煎都有利于麻黄碱、伪麻黄碱成分的溶出，麻黄先煎、麻黄石膏先煎、石膏先煎三种煎煮方式与合煎相比，对甘草苷、甘草酸、苦杏仁苷的溶出量一致。

表2-24　不同煎煮方式中钙及5种微量元素的含量（$n=3$）

组别	Ca（mg）	Mg（mg）	Zn（mg）	Mn（mg）	V（mg）	Ti（mg）
麻黄先煎	687.68±24.35	72.80±1.94*	0.23±0.00***	0.23±0.01***	0.04±0.00	0.05±0.00
石膏先煎	702.80±5.40	57.68±1.94***	0.27±0.00**	0.27±0.01*	0.06±0.00***	0.05±0.00
麻黄石膏先煎	720.72±29.53*	70.56±1.68	0.30±0.00***	0.30±0.00**	0.07±0.00***	0.05±0.00
合煎	669.20±21.01	67.76±1.94	0.28±0.00	0.28±0.00	0.04±0.00	0.05±0.00

注：与合煎对照，***：$P<0.001$，**：$P<0.01$，*：$P<0.05$

对于Ca元素，麻黄石膏先煎>石膏先煎>麻黄先膏>合煎，说明石膏先煎有利于钙元素的溶出，麻黄石膏先煎最高；对于Mg元素，麻黄先煎>麻黄石膏先煎>合煎>石膏先煎，说明石膏先煎，不利于镁的溶出，但麻黄石膏先煎含量比石膏先煎、合煎都高；对于Zn元素，麻黄石膏先煎>合煎>石膏先煎>麻黄石膏，麻黄石膏先煎有利于锌元素的溶出；对于Mn元素，麻黄石膏先煎>合煎>石膏先煎>麻黄先煎，麻黄石膏先煎有利于锰元素的溶出；对于V元素，麻黄石膏先煎>石膏先煎>合煎=麻黄先煎，麻黄石膏先煎有利于钒元素的溶出；对于Ti元素，四种煎煮方式含量一致。

麻黄的药效成分之一伪麻黄碱难溶于水，先煎有利于伪麻黄碱的溶出。通过对四种煎煮方法的比较得到：麻黄先煎与麻黄石膏先煎，都有利于麻黄碱、伪麻黄碱成分的溶出。前三种煎煮方法与合煎相比，对甘草苷、甘草酸、苦杏仁苷的溶出量影响不大。ICP-AES具有多元素同时测定、速度快及线性范围宽等优点，是中药金属元素通常使用的检测方法。麻黄石膏先煎中金属元素量最高，表示该煎煮方式最有利于金属元素的溶出，可能由于麻黄石膏先煎有利于麻黄碱与 Zn^{2+}、Mn^{2+} 等金属离子形成了金属络合物，从而增加了5种元素的溶出量。

通过对目前存在争议的不同饮片先煎的研究，结果表明麻黄石膏先煎有利于麻黄碱、伪麻黄碱的及金属元素的溶出。由于各元素来源广泛，含量较低，造成研究较为困难，特别是体内研究本体干扰大。整体而言，目前对各元素在中药中发挥的作用研究偏少，造成各元素发挥的具体作用机制尚不明确。从化学成分量的角度分析了麻黄石膏先煎的合理性，为研究麻杏石甘汤中无机元素与疗效之间的内在联系提供参考，为麻杏石甘汤临床使用提供参考依据。

（二）后下

大承气汤，源于汉代张仲景所著的中医经典古籍《伤寒论》和《金匮要略》，由大黄、厚朴、枳实、芒硝四味药材组成，为泻法的代表方剂之一，广泛应用于治疗肠梗阻、胃排空障碍等疾病中。大黄作为君药，泻热通便，荡涤肠胃，其药效物质主要为蒽醌类成分（包括芦荟大黄素、大黄酸、大黄素、大黄酚、芦荟大黄素），分为结合型蒽醌和游离型蒽醌，且其中结合蒽醌对大承气汤的泻下作用至为重要。大承气汤常用煎煮方法为"水煎服，大黄后下，芒硝溶服"，煎煮过程一般主张大黄后下，魏惠珍等在此基础上考察大黄加入时间不同的大承气汤在40～80min时蒽醌类成分的变化情况，为大承气汤的临床用药提供参考依据。

1. 实验方法

称取同一批次厚朴27g、枳实27g、芒硝13.5 g四份，加入8倍量水，浸泡30 min，加热至沸腾，开始计时为0 min并改用小火煎煮，分别于0min、10min、20min、30 min加入浸泡好的大黄36 g，煎煮至40min、50min、60min、70min、80 min时取样，共采集20份样品。蒽醌类成分以游离形式及与糖结合成苷两种形式存在于植物体内，大承气汤中蒽醌类成分为结合蒽醌与游离蒽醌之和。

2. 实验结果

通过高效液相色谱仪测定，计算供试品中总蒽醌及游离蒽醌的含量，总蒽醌与游离蒽醌的差值即为结合蒽醌的量，见表2-25。

表2-25　大承气汤中蒽醌类成分的含量

大黄加入时间（min）	煎煮时间（min）	总蒽醌（$mg \cdot ml^{-1}$）	游离蒽醌（$mg \cdot ml^{-1}$）	结和蒽醌（$mg \cdot ml^{-1}$）
0	40	0.155 5	0.074 3	0.081 3
	50	0.159 8	0.076 2	0.083 6
	60	0.161 0	0.078 0	0.083 0
	70	0.168 5	0.085 3	0.083 2
	80	0.184 1	0.096 9	0.087 2
10	40	0.109 3	0.054 1	0.055 1

续表

大黄加入时间（min）	煎煮时间（min）	总蒽醌（mg·ml^{-1}）	游离蒽醌（mg·ml^{-1}）	结和蒽醌（mg·ml^{-1}）
10	50	0.115 5	0.058 4	0.057 1
	60	0.125 0	0.063 7	0.061 3
	70	0.130 2	0.070 7	0.059 5
	80	0.137 1	0.072 1	0.065 1
20	40	0.082 1	0.023 0	0.085 0
	50	0.088 6	0.037 4	0.086 1
	60	0.116 4	0.047 1	0.108 4
	70	0.140 7	0.048 1	0.113 6
	80	0.140 6	0.049 7	0.090 9
30	40	0.052 0	0.032 5	0.019 5
	50	0.118 6	0.046 5	0.072 2
	60	0.128 7	0.062 7	0.066 0
	70	0.157 3	0.069 0	0.088 3
	80	0.157 1	0.079 8	0.077 3

注：结合蒽醌的含量 = 总蒽醌的含量–游离蒽醌的含量

图2-9显示，不同方案煎煮所得大承气汤在相同煎煮时间的结合蒽醌的含量相差较大；同一方案的大承气汤随煎煮时间不同，其结合蒽醌的含量也呈逐渐变化的趋势。方案一和方案二煎煮所得大承气汤中结合蒽醌的含量在40～80min的时间范围内呈上升至平缓的趋势；方案三、四煎煮所得大承气汤中结合蒽醌的含量则先上升至平缓，然后下降。由于大承气汤的致泻作用与大黄的结合蒽醌含量有关，方案三煎煮大承气汤的结合蒽醌的含量较高，即大黄后下20min较好，此时的致泻作用较强。图2-10显示，不同方案煎煮所得大承气汤在相同煎煮时间的游离蒽醌的含量相差很大；同一方案的大承气汤随煎煮时间不同，在40～80min的时间范围内其游离蒽醌的含量也呈逐渐升高的趋势。其中方案一的大承气汤中游离蒽醌含量最高；方案二的大承气汤中游离蒽醌的含量则较低。笔者以临床常用的煎煮条件为基础，由于大承气汤临床煎煮时间至少为40min，因此以40min为起始考察时间，分别考察了大黄与其他饮片同时煎煮、其他饮片煎煮10min后加入大黄、其他

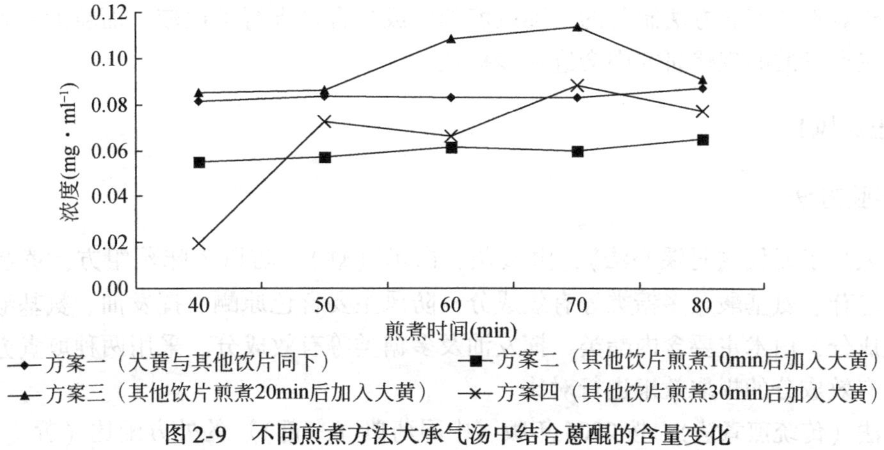

图2-9　不同煎煮方法大承气汤中结合蒽醌的含量变化

饮片煎煮20min后加入大黄、其他饮片煎煮30min后加入大黄时大承气汤中结合蒽醌、游离蒽醌在40～80min随煎煮时间的变化情况。其他饮片煎煮20min后加入大黄所得大承气汤结合蒽醌含量较高，由于结合蒽醌的泻下效应较强，则此法所得大承气汤疗效较好，为大承气汤的临床使用提供参考依据。

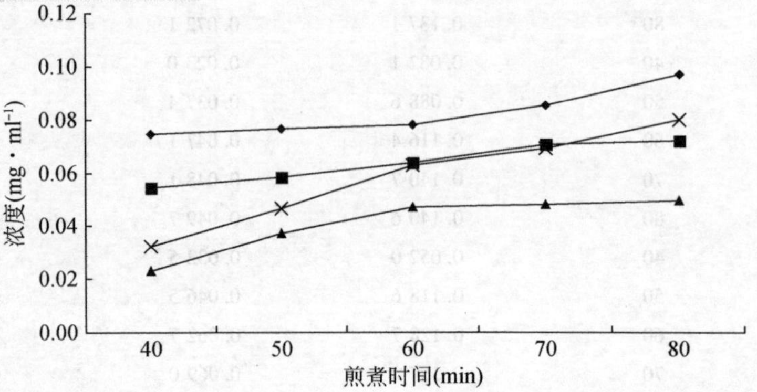

图2-10 不同煎煮方法大承气汤中游离蒽醌的含量变化

八、其他影响因素

（一）粒度

目前，对于中药复方煎剂的物质基础研究，煎剂制备的次数及时间有较大差异，主要的煎煮方法有两种，第1种是传统煎煮法，第2种是将饮片粉碎成粗粉、延长煎煮时间以提高提取率的方法。不同煎煮方法制备的煎剂成分含量的差异必然影响药理结果的重复性。对于有效成分性质较稳定、质地较硬的方剂，传统煎剂提取率较低，粉碎成粗粉、延长提取时间的煎煮方法可大大提高提取率，减少了药材的浪费。曾彩芳等在现有研究基础上，进一步对不同煎煮方法制备的玉屏风煎剂主成分含量进行了比较。而粒度影响的研究在本书第三章煮散的现代研究中会进一步提及。

【实例：玉屏风】

1. 实验方法

玉屏风源于元代《丹溪心法》，由黄芪、白术（炒）、防风3味药组方，黄芪主要含异黄酮、皂苷、氨基酸及多糖类等有效成分，防风主要含色原酮、挥发油、氨基酸及多糖类等有效成分，白术主要含内酯类、挥发油及多糖类等有效成分。采用两种煎煮方法对煎剂中主要有效成分的提取效果进行对比。

第一法（传统煎煮法）：按2005年版《中国药典（一部）》的处方配比（黄芪18g，炒白术6g，防风6 g）取黄芪饮片45 g，炒白术饮片15g，防风饮片15g，加水500 ml，浸泡30 min，加热煮沸后文火慢煎40 min，取出，趁热用4层纱布滤过，药渣再加水300 ml，加热煮沸后文火慢煎30 min，取出，趁热滤过，合并两次煎液，放冷，置500 ml量瓶中，加水至刻度，得玉屏风煎剂。

第二法：按处方比例，将各味药粉碎成粗粉，加水煎煮2次，第1次煎煮2h，第2次煎煮1h，其余同第一法。

2. 实验结果

采用高效液相色谱法测定毛蕊异黄酮苷、升麻素苷、5-O-甲基维斯阿米醇苷、黄芪甲苷的含量，采用苯酚硫酸比色法测定总多糖的含量，结果见表2-26。

表2-26　不同提取方法制备的玉屏风煎液中主成分含量及提取率增加结果（*n*=3）

	批次1			批次2			批次3		
	含量（mg/剂）		提取率	含量（mg/剂）		提取率	含量（mg/剂）		提取率
	第一法	第二法	增加(%)	第一法	第二法	增加(%)	第一法	第二法	增加(%)
毛蕊异黄酮苷	3.21	5.15	60.44	3.88	7.36	89.58	4.50	6.79	50.89
黄芪甲苷	4.82	6.73	39.71	3.84	6.18	60.97	3.54	5.83	64.69
升麻素苷	10.02	14.83	48.00	9.48	13.87	46.31	10.16	12.56	23.63
5-O-甲基维斯阿米醇苷	8.24	10.15	23.18	10.81	12.93	19.59	11.70	13.83	18.21
总多糖	984	1523	54.78	1244	1968	58.20	1262	2119	67.91

3批样品含量测定结果表明，玉屏风方饮片粉碎成粗粉、延长提取时间的煎煮方法较传统煎煮法中主要成分的提取率有明显提高；不同批次样品因饮片厚薄、质地坚实疏松等不同，提取率增加亦有明显差异，高低相差1倍左右。黄芪质地较坚实，传统法煎煮毛蕊异黄酮苷、黄芪甲苷提取率相对较低，因此粉碎成粗粉提取率明显提高；防风质地较疏松，传统法煎煮升麻素苷、5-O-甲基维斯阿米醇苷的提取率相对较高，因此粉碎成粗粉提取率的增加不如黄芪显著；白术质地最坚实，传统法煎煮多糖的提取率很低，粉碎成粗粉多糖的提取率明显提高，因此玉屏风煎剂总多糖的提取率增加相对较高。

（二）另煎

四君子汤出自宋代《太平惠民和剂局方》，由人参、白术、茯苓、甘草组成。徐秋香等研究表明人参另煎煎煮2次，每次60min，汤剂中主要指标性成分量最高。方法为将人参另煎与不另煎的验证比较，称取6剂四君子汤，分别以人参另煎与不另煎两种最佳工艺煎煮，考察人参另煎对汤剂质量的影响。测定汤剂中4种指标性成分、浸出物和相对密度，结果如表2-27。

表 2-27 人参另煎与不另煎对汤剂质量的影响（$n=3$）

编号	人参皂苷 Rg1 (mg·ml⁻¹)	人参皂苷 Re (mg·ml⁻¹)	人参皂苷 Rb1 (mg·ml⁻¹)	甘草酸 (mg·ml⁻¹)	浸出物（%）	相对密度 (g·g⁻¹)
人参不另煎	0.329 ± 0.011	0.292 ± 0.011	0.572 ± 0.010	0.843 ± 0.015	41.23 ± 0.014	1.022 ± 0.005
人参另煎	0.354 ± 0.018	0.311 ± 0.007	0.624 ± 0.004	0.849 ± 0.009	43.16 ± 0.017	1.024 ± 0.003

由表 2-27 可知，人参另煎汤剂中的主要药效指标成分的量都略高于共煎液。这一实验结果验证了人参另煎这一传统煎煮方法的合理性。综合以上结果，四君子汤传统煎煮最佳工艺为将人参置于砂锅或养生壶中，加 12 倍量的水浸泡 2 h，用文火加热煎煮，煎煮 60 min，煎煮 2 次。

（三）去药渣与否

王跃生等采用传统煎煮方法煎煮大承气汤，A 汤剂（原法）去厚朴、枳实药渣，B 汤剂不去厚朴、枳实药渣，以大黄蒽醌类成分含量变化为指标，比较各大承气汤各药液及药渣中大黄蒽醌类成分的含量（mg），实验结果见表 2-28。

表 2-28 两份药液及药渣中大黄蒽醌类化合物的总量（mg）（$n=3$）

样品	成分	芦荟大黄素	大黄酸	大黄素	大黄酚	大黄素甲醚	总大黄蒽醌
A 汤剂	总蒽醌	42.08	72.22	44.46	56.95	23.08	238.79
	游离蒽醌	17.42	51.92	16.45	12.73	5.01	
	结合蒽醌	24.66	20.30	28.00	44.22	18.06	
B 汤剂	总蒽醌	21.06	41.82	20.62	36.53	9.79	129.81
	游离蒽醌	7.98	28.07	6.09	4.93	1.48	
	结合蒽醌	13.07	13.75	14.54	31.60	8.31	
A 药渣	总蒽醌	159.35	275.79	206.33	451.86	170.24	1263.58
	游离蒽醌	112.40	223.69	156.46	320.07	104.51	
	结合蒽醌	46.95	52.10	49.86	131.79	65.73	
B 药渣	总蒽醌	156.26	241.02	225.18	608.79	187.39	1418.65
	游离蒽醌	109.98	192.68	165.31	425.22	109.04	
	结合蒽醌	46.28	48.34	59.87	183.57	78.34	

通过比较两份汤剂药液及药渣中大黄蒽醌的含量，“去渣”组药液中大黄蒽醌含量均较“不去渣”组药液高，且“去渣”组药液中总大黄蒽醌比“不去渣”组药液高 84%，这是因为厚朴、枳实煎煮后的药渣吸水体积膨胀疏松多孔，若不滤过药渣，大黄蒽醌类成分在煎煮过程中进入厚朴、枳实药渣中的空隙中，不利于大黄蒽醌的溶出。因此在加入大黄前滤去厚朴、枳实药渣可减少大黄蒽醌类成分的吸附，使其溶出增加。“不去渣”组药渣中大黄总蒽醌含量比“去渣”组药渣高 12%，说明未滤去厚朴枳实药渣会吸附大黄蒽醌类成分，使其残留在药渣中。另“去渣”组药渣中芦荟大黄素、大黄酸含量却高于“不去渣”组药渣，这说明厚朴、枳实药渣除了能吸附大黄成分外，应该还发生了一些化

学反应。君药大黄药效成分蒽醌类成分的含量在两种煎煮方式得到的大承气汤药液中有明显区别，说明煎煮方法会直接影响中药汤剂煎出液的质量，从而影响临床疗效。大承气汤传统煎法要求去厚朴、枳实药渣，其科学性就在于有效提高了主要药效成分的溶出率，而为其药效物质基础提供理论依据（图 2-11）。

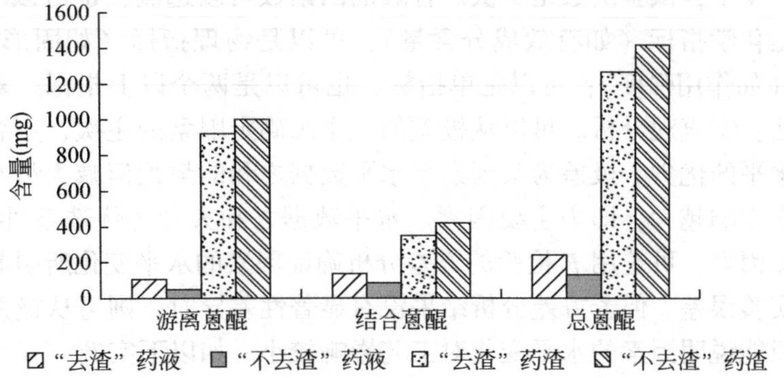

图 2-11　两份汤剂药液及药渣大黄蒽醌含量比较

第四节　复方煎煮工艺的优选及应用实例

中药及其复方的煎煮提取是中药研究的关键技术之一，也是决定其药效的最根本步骤。该项研究往往要通过实验设计方案和数据处理来完成。实验设计方案和数据处理方法的选择直接关系到工艺优选结果的可行性及可靠性。采用固定其他因素改变某一因素的单因素考察法能收到一定效果，但条件优选凭经验，且无法考察各因素间的相互作用。当因素水平数较少时可采用析因设计；较多时，需采用实验次数较少的实验设计优化法。

正交设计、均匀设计、星点设计效应面法是汤剂现代研究中常用的实验设计方法，这三个方法相互完善，相互补充。在实际工作中，应根据实验目的及具体情况分析选择合适的方法，从而保证研究方法设计的合理性、操作的可行性与结果的可靠性。

一、正交设计

正交试验法就是利用排列整齐的表-正交表来对试验进行整体设计、综合比较、统计分析，实现通过少数的实验次数找到较好的生产条件，以达到最高生产工艺效果，这种试验设计法是从大量的试验点中挑选适量的具有代表性的点，利用已经造好的表格——正交表来安排试验并进行数据分析的方法。

采用正交试验法应首先根据试验本身需筛选的因素、水平，选择好正交表头和相对应的正交试验表，将其排列组合好。正交试验设计的关键是表头设计，事先必须理清所考察的因素数和各因索的水平数，水平相等的表头要查一般正交试验设计表，水平不等的表头要查混水平正交设计表。对于各因素间有无相互作用也应在考虑之内，若有相互作用的须用交互作用正交表。正交试验设计可以有多个考察指标，一般单指标的数据处理方法用方差分析法，多指标的数据处理方法可用综合平衡或综合评分法处理。

我们在中药提取工艺研究中常用的正交表有两种。其一是正交表 L_8（2^7），即水平数为2，因素最多可安排7个，试验次数是8次；其二是正交表 L_9（3^4），即水平数为3，因素最多可以安排4个，试验次数是9次。各表的因素数可以选满，也可以有空白。试验的考察指标可以是化学指标（如有效成分含量），可以是物理指标（如固形物总量），或是药理效应指据（如作用强度）；可以是单指标，也可以是两个以上指标。对于考察结果的判断有两种方法：①直观分析。可以从极差的大小来确定因素的主次，用各水平数据之和的大小来确定水平的优劣。极差为某因素下水平数据之和的最大值减去最小值而得，极差越大说明该因素影响越大，即为主要因素。水平数据之和大者为优选条件。②方差分析。为避免实验误差因素，可选用 F 检验的方差分析确证因素的水平变化所引起的实验结果的变差大大超过实验误差。但若方差分析结果没有显著性差异时，则可从极差分析中选择最佳工艺条件，只能说明因素的水平变化对工艺影响较小。如以下实例。

【实例1：葛参丸提取和干燥工艺研究】

葛参丸是由葛根、太子参、乌梅等多味中药组成的浓缩丸，临床用于治疗糖尿病证属湿热内蕴，兼有气虚或下利者。为减少服用剂量，将方中太子参等粉性强的药材进行粉碎，而葛根含有葛根素等黄酮类成分，乌梅含有柠檬酸和苹果酸等有机酸类成分，可采取水提取的方法将有效成分提出。本试验主要研究处方中药材的提取工艺及提取液的干燥方式，以葛根素提取量为考察指标，采用正交试验对水提取工艺进行优化选择，同时考察了提取液的不同干燥方法，为该制剂的制备提供合理的试验依据。

1. 仪器与试药

Waters2695 高效液相色谱仪，PAD 检测器，真空干燥箱（瑞士 SALVIS VC20），SD-1000 实验室喷雾干燥机（日本东京器械株式会社），超声波清洗器（天津奥特赛恩斯仪器有限公司）。葛根素对照品（批号 110752-200912）购于中国药品生物制品检定所，葛根等药材购于北京本草方源药业，经鉴定符合 2005 年版《中国药典（一部）》规定。甲醇为色谱纯，其他试剂均为分析纯。

2. 方法与结果

（1）葛根素含量测定

1）色谱条件：色谱柱为 Diamonsil C_{18}（4.6 mm×250 mm，5 μm），流动相为甲醇-水（25∶75），流速 1 ml·min^{-1}，柱温 30℃，检测波长 250 nm。在上述条件下，葛根素色谱峰与供试品溶液中其他色谱峰达到了基线分离，阴性试验结果表明阴性无干扰。

2）线性关系考察：精密称定葛根素对照品适量，用 30% 乙醇溶液制成每 1 ml 含 80 μg的葛根素对照品溶液。精密吸取对照品溶液 4μl、8μl、12μl、16μl、20 μl 注入高效液相色谱仪，测定峰面积，以峰面积对进样量进行回归，得回归方程 $Y=3\ 804\ 183.75X-95\ 287$，$r=1.000$，结果表明，葛根素在 0.32～1.6 μg 呈良好线性关系。

3）样品测定：精密量取正交试验所得各样品液 1 ml，置于 50 ml 量瓶中，加 25% 甲醇稀释定容到刻度，摇匀，用微孔滤膜（0.45 μm）滤过，取续滤液即为供试品溶液。精密吸取供试品溶液 5 μl 注入 HPLC 仪，按上述色谱条件测定，计算葛根素含量，结果见表 2-29。

（2）水提取正交试验

1）根据葛参丸中葛根等部分药材所含成分的性质及特点，采用水煎煮法进行提取，选定加水量（*A*）、提取次数（*B*）、提取时间（*C*）3 个主要影响因素，每个因素取 3 个水平，按表 2-29 的因素水平，选用 $L_9(3^4)$ 正交表进行试验。

表 2-29　水提工艺因素水平

水平	*A*（倍）	*B*（次）	*C*（h）
1	10	1	1
2	8	2	1.5
3	6	3	2

2）供试品的制备：按处方比例称取葛根等药材，按照正交试验表进行试验，煎煮后滤过，滤液适当浓缩，置 100 ml 量瓶中，加纯水定容至刻度，摇匀，即得母液，测定葛根素含量。

3）正交实验结果：结果见表 2-30，方差分析见表 2-31。

表 2-30　正交试验与结果

试验号	*A*	*B*	*C*	*D*（空白）	葛根素提取量（mg）
1	1	1	1	1	559.64
2	1	2	2	2	804.82
3	1	3	3	3	1026.61
4	2	1	2	3	574.47
5	2	2	3	1	799.85
6	2	3	1	2	870.71
7	3	1	3	2	509.79
8	3	2	1	3	690.24
9	3	3	2	1	924.13
K_1	797.023	547.967	706.863	761.207	
K_2	748.343	764.970	767.807	728.440	
K_3	708.053	940.483	778.750	763.773	
R	88.970	392.516	71.887	35.333	

表 2-31 方差分析表

方差来源	离差平方和	自由度	均方	F	P
A	11 908.687	2	5954.344	5.114	
B	231 964.710	2	115 982.355	99.612	<0.01
C	9001.539	2	4500.770	3.865	
误差	2328.69	2	1164.345		

注：$F_{0.01}$（2，2）=99.00

由直观分析和方差分析可知，A 因素（加水量）和 C 因素（提取时间）对结果无显著性影响，B 因素（提取次数）对结果有高度显著性影响（$P<0.01$），确定 B_3 为最佳。为节约成本，缩短生产周期考虑，确定最佳提取工艺条件为 $A_1B_3C_2$，即加水量 10 倍，提取 3 次，每次 1.5 h。

4）验证试验：以优化所得工艺条件进行 3 次验证试验，结果葛根素提取量平均值为 1036.75 mg，表明优化工艺稳定可行。

（3）不同干燥工艺比较

1）不同干燥方法：取药材适量，按最佳提取工艺提取，适当浓缩，浓缩液均分成 3 份，一份浓缩至稠膏，放入 70℃烘箱中常压干燥成干膏；一份浓缩至稠膏，放入 60 ℃的真空干燥箱中减压干燥至干膏；一份采用喷雾干燥（喷雾干燥进风温度 130℃，出风温度 90℃）制成喷雾干燥粉。

2）干膏含量测定：分别取干膏粉 0.1 g，精密称定，精密加入甲醇 50 ml，称定重量，超声处理 30 min，放冷，再称定重量，用甲醇补足减失的重量，摇匀，上清液用微孔滤膜（0.45 μm）滤过，取续滤液，即得供试品溶液。按上述含量测定条件测定，计算干膏中葛根素的含量，试验结果见表 2-32。

表 2-32 不同干燥工艺比较

干燥方法	干燥时间（h）	干膏性状	葛根素含量（mg）
常压干燥	24	棕褐色	893.75
减压干燥	10	浅棕褐色	903.12
喷雾干燥	3	浅黄色	965.81

结果表明：喷雾干燥时间短，效率高，制备的提取物色浅、水分低、含量高，且不需要粉碎等步骤，方便下一步制剂。

3. 讨论

本试验针对处方中部分药材含有的有效成分大部分为水溶性、且不易被破坏的特点，参考文献，采用传统的水提取方法，通过正交试验优化了提取条件，对药材中有效成分提取完全，简化了精制步骤，保持了中药制剂传统工艺特色，发挥了传统工艺的优点。药材水提液经过浓缩与喷雾干燥后得到的干浸膏粉，性质稳定，为下一步的制备提供了基础和条件。采用 HPLC 法测定方中葛根所含特征性成分葛根素的含量，方法精确、简便，可作为药品含量测定的特征性指标。

【实例2：正交试验法优选补肾颗粒提取工艺】

补肾颗粒是由淫羊藿、山茱萸、补骨脂、黄芪、熟地等中药研制而成的中药制剂，具有温补肾阳、益髓生血、补气健脾等功效。为充分提取处方中各药材的有效成分，依据方中各药材的主要活性成分的理化性质和药理作用，将处方中药材分为醇提组和水提组，山茱萸、补骨脂为醇提组，淫羊藿、黄芪、熟地等为水提组。本试验采用 $L_9(3^4)$ 正交设计法，进行醇提工艺及水提工艺的筛选。

1. 仪器与材料

110Waters 2695 型液相色谱仪（PAD 检测器，四元泵，自动进样，Waters M32 色谱工作站），电子天平（梅特勒-托利多仪器有限公司），超声波清洗器（上海必能信超声有限公司）。

马钱苷对照品（批号 111640-200604）、补骨脂素对照品（批号 110739-200511）、异补骨脂素对照品（批号 0738-200108），淫羊藿对照品（批号 110733-200312），以上对照品均购于中国药品生物制品检定所；山茱萸、补骨脂、淫羊藿等药材购于北京市本草方源药业有限公司。乙腈、甲醇为色谱纯，蒸馏水（屈臣氏），其他试剂均为分析纯。

2. 方法与结果

（1）考察指标的测定

1）马钱苷的含量测定：色谱条件：Symmetry C_{18}柱（4. 6 mm×150 mm，5 μm）；流动相为乙腈-水（12∶88）；检测波长为 240 nm，理论塔板数按马钱苷峰计，应不低于 3000。

对照品溶液的制备：取马钱苷对照品适量，精密称定，加 80% 甲醇制成每 1 ml 含 40 μg的溶液。

线性关系考察：精密吸取对照品溶液 4μl、8μl、12μl、16μl、20 μl 进样，记录色谱图，并以峰面积对含量（μg）进行回归，得回归方程 $Y=1\ 561\ 211.875X-20\ 131.1$，$r=1.000\ 0$，线性范围为 0. 16～0. 8 μg。

供试品溶液的制备及测定：取干膏粉约 0. 2 g，精密称定，加甲醇 50 ml，称定重量，超声处理 30 min，放冷，用甲醇补足减失的重量，摇匀，取上清液过 0. 45 μm 微孔滤膜，取续滤液即得。分别精密吸取对照品溶液与供试品溶液各 10 μl，注入液相色谱仪，测定峰面积，计算马钱苷的含量。

2）补骨脂素、异补骨脂素的含量测定：色谱条件：Symmetry C_{18}柱（4. 6 mm×150 mm，5 μm）；流动相为甲醇-水（45∶55）；检测波长为 246 nm，理论塔板数按补骨脂素峰计，应不低于 3000。

对照品溶液的制备：取补骨脂素及补骨脂素对照品适量，精密称定，加甲醇分别制成每 1 ml 含 20. 1 μg 和 19. 9 μg 的混合溶液。

线性关系考察：精密吸取对照品溶液 4μl、8μl、12μl、16μl、20 μl 进样，记录色谱图，并以峰面积对含量（μg）进行回归，得回归方程。补骨脂素回归方程为 $Y=7\ 693\ 915.423X-$

29 497.6，r=0.999 9，线性范围为0.080 4～0.402 μg。异补骨脂素线性回归方程为Y=7 216 688.442X-19 335，r=0.999 9，线性范围为0.079 6～0.398 μg。

供试品溶液的制备及测定：取干膏粉约0.2 g，精密称定，加甲醇50 ml，称定质量，超声处理30 min，放冷，用甲醇补足减失的重量，摇匀，取上清液过0.45 μm微孔滤膜，取续滤液即得。分别精密吸取对照品溶液与供试品溶液各10 μl，注入液相色谱仪，测定峰面积，计算补骨脂素和异补骨脂素的含量。

3）淫羊藿苷的含量测定：色谱条件：Symmetry C_{18}柱（4.6 mm×150 mm，5 μm）；流动相为甲醇-水（54：46）；检测波长为270 nm，理论塔板数按淫羊藿苷计，应不低于1500。

对照品溶液的制备：取淫羊藿苷对照品适量，精密称定，加甲醇制成每1 ml含0.1 mg的溶液。

线性关系考察：精密吸取对照品溶液1μl、5μl、10μl、15μl、20 μl进样，记录色谱图，并以峰面积对含量（μg）进行回归，得回归方程Y=1 984 168.029X-12 453.333，r=1.000，线性范围为0.1～2.0 μg。

供试品溶液的制备及测定：吸取药液，过0.45 μm微孔滤膜，取续滤液即得。分别精密吸取对照品溶液与供试品溶液各10 μl，注入液相色谱仪，测定峰面积，计算淫羊藿苷的含量。

（2）醇提工艺正交试验设计：补肾颗粒中山茱萸主要含有马钱苷、熊果酸、齐墩果酸等成分；补骨脂主要含有香豆素类成分，因此选用乙醇回流提取。按处方比例称取山茱萸药材、补骨脂药材共9份，混合均匀以乙醇浓度、乙醇用量、提取时间、提取次数为4个因素，每个因素3个水平，按表2-33的因素水平，选用L_9（3^4）正交表进行试验。提取液浓缩，真空干燥，制成干膏粉，分别测定马钱苷含量和补骨脂素、异补骨脂素含量。采用综合评价（综合评价=马钱苷含量×0.5+补骨脂素含量×0.25+异补骨脂素含量×0.25）为指标，得出最优工艺，正交试验结果见表2-34，方差分析结果见表2-35。

表2-33　醇提工艺因素水平

水平	A乙醇用量（倍）	B提取次数（次）	C提取时间（h）	D乙醇浓度（%）
1	6	1	1	60
2	8	2	1.5	70
3	10	3	2	80

表2-34　醇提工艺正交试验结果

试验号	A	B	C	D	马钱苷（mg·g^{-1}）	补骨脂素（mg·g^{-1}）	异补骨脂素（mg·g^{-1}）	综合评价
1	1	1	1	1	6.10	1.53	1.32	3.762
2	1	2	2	2	6.92	2.35	2.08	4.568
3	1	3	3	3	6.63	2.57	2.21	4.51
4	2	1	2	3	6.07	1.37	1.15	3.665
5	2	2	3	1	7.43	3.05	2.66	5.142

续表

试验号	*A*	*B*	*C*	*D*	马钱苷（$mg \cdot g^{-1}$）	补骨脂素（$mg \cdot g^{-1}$）	异补骨脂素（$mg \cdot g^{-1}$）	综合评价
6	2	3	1	2	7.48	2.65	2.29	4.975
7	3	1	3	2	6.05	2.07	1.78	3.988
8	3	2	1	3	7.25	1.98	1.65	4.532
9	3	3	2	1	7.72	2.98	2.61	5.258
*K*1	4.280	3.805	4.423	4.721				
*K*2	4.594	4.747	4.497	4.510				
*K*3	4.593	4.914	4.547	4.236				
R	0.314	1.109	0.124	0.485				

表 2-35　方差分析

方差来源	离差平方和	自由度	均方	*F*	*P*
A	0.196	2	0.098	8.522	
B	2.147	2	1.074	93.348	<0.05
C	0.023	2	0.0115	1.000	
D	0.355	2	0.178	15.435	
误差	0.02	2	0.01		

由直观分析，以综合评价为标准，在所选因素水平范围内，各因素作用主次顺序为 *B*>*D*>*A*>*C*。方差分析表明，*B*（提取次数）对结果有显著影响（$P<0.05$），其余因素无显著影响，同时考虑到缩短生产周期，减少能耗，最终确定最佳提取工艺为 $A_2B_3C_1D_1$，即用 8 倍量 60% 乙醇提取 3 次，每次 1 h。

（3）醇提工艺验证试验：取处方组成比例的山茱萸、补骨脂药材 3 份，按醇提最佳工艺进行重复性验证试验，测定结果见表 2-36。

表 2-36　验证试验

试验号	马钱苷（$mg \cdot g^{-1}$）	补骨脂素（$mg \cdot g^{-1}$）	异补骨脂素（$mg \cdot g^{-1}$）
1	7.61	3.12	2.69
2	7.78	3.09	2.65
3	7.82	3.18	2.74

验证结果表明，该优选醇提工艺稳定可行。

（4）水提工艺正交试验设计：根据补肾颗粒中淫羊藿、黄芪、熟地等药材所含成分的性质及特点，采用水煎煮法进行提取，将其与山茱萸和补骨脂的醇提后的药渣共煎，提取液过滤，收集滤液，定容至 500 ml，备用。以淫羊藿苷含量及干膏率为考察指标，选定加水量、煎煮时间、煎煮次数为考察因素，采用 L_9（3^4）正交表进行试验，见表 2-37。采用综合评价（综合评价=淫羊藿苷含量×0.7+干膏率×0.3）为指标，得出最优工艺。正交试验结果见表2-38，方差分析见表2-39。

干膏得率测定方法：按处方称取一定量的药材，按正交表进行试验。量取25 ml提取液，置已干燥至恒重的蒸发皿中，水浴浓缩至干，于105℃干燥3 h，取出，移至干燥器中，冷却至室温，迅速称定，计算干膏得率。测定结果见表2-38。

表2-37　水提工艺因素水平

水平	*A* 加水量（倍）	*B* 提取次数（次）	*C* 提取时间（h）
1	10	1	1
2	8	2	1.5
3	6	3	2

表2-38　水提工艺正交试验结果

试验号	*A*	*B*	*C*	*D*（空白）	淫羊藿苷（$mg \cdot g^{-1}$）	干膏率（%）	综合评价
1	1	1	1	1	3.78	25.49	10.293
2	1	2	2	2	5.51	34.85	14.312
3	1	3	3	3	4.68	39.50	15.126
4	2	1	2	3	4.02	25.05	10.329
5	2	2	3	1	4.52	34.45	13.499
6	2	3	1	2	5.13	37.36	14.799
7	3	1	3	2	3.23	22.88	9.125
8	3	2	1	3	3.97	30.55	11.944
9	3	3	2	1	4.56	34.92	13.667
K_1	13.244	9.916	12.345	12.486			
K_2	12.876	13.252	12.769	12.745			
K_3	11.579	14.531	12.583	12.466			
R	1.665	4.615	0.424	0.279			

表2-39　方差分析

方差来源	离差平方和	自由度	均方	*F*	*P*
A	4.590	2	2.295	31.655	<0.05
B	34.063	2	17.032	234.917	<0.01
C	0.271	2	0.136	1.869	
误差	0.14	2	0.07		

由直观分析，以综合评价为标准，在所选因素水平范围内，各因素作用主次顺序为 *B*>*A*>*C*。方差分析表明，*B*（提取次数）对结果有高度显著的影响（$P<0.01$），*A*（加水量）有显著的影响（$P<0.05$），*C*（提取时间）无显著性影响，同时考虑到缩短生产周期，减

少能耗，选取最佳提取工艺为 $A_1B_3C_1$，即为加 10 倍水，提取 3 次，每次 1h。

（5）水提工艺验证试验：取按处方组成比例的药材 3 份，按最佳提取工艺进行重复性验证试验。测定结果见表 2-40。

表 2-40　验证试验

试验号	淫羊藿苷（$mg \cdot g^{-1}$）	干膏率（%）
1	5.64	37.02
2	5.60	36.81
3	5.57	37.21

验证结果表明，该优选水提工艺稳定可行。

3. 讨论

在补肾颗粒提取工艺的筛选试验中，根据药材所含成分理化性质的不同，有针对性地将提取工艺分为醇提和水提，能够使药材的有效成分得以保留，更好地发挥药效。在实验过程中选用了多指标的综合分析进行评价，根据处方配比，醇提试验中山茱萸、补骨脂均为臣药，用量相等，因此马钱苷权重系数设为 0.5，补骨脂素及异补骨脂素权重系数各设为 0.25。水提试验中，方中淫羊藿为君药，因此以淫羊藿苷为评价指标之一，权重系数较大，设为 0.7，干浸膏得率是服用剂量等确定的依据，故综合评价时权重系数较小，设为 0.3。本文采用正交试验法对补肾颗粒的提取工艺进行优选，得到了较为理想的提取工艺。

二、均匀设计

均匀设计最早由我国数学家方开泰和王元在 1978 年共同提出，它的基本思路就是尽量使实验点充分均匀分散，使每个实验点具有更好的代表性，但同时舍弃了正交设计中对因素水平“整齐可比”的要求，以减少试验次数；然后根据多元统计方法来弥补这一缺陷，使实验结论同样可靠。它的突出优点是使多因素多水平实验的次数大大减少，一般当因素较多且水平数≥5 时，可以考虑均匀设计。

均匀设计是基于数论方法推导出来的一种实验设计方法。它的最大特点是：试验次数等于最大水平数，而不是实验因子数平方的关系，试验次数仅与需要考察的 X 个数有关。例如，用正交表安排一个 3 因素 6 水平的试验，至少需要 36 次试验，而用均匀设计安排试验时采用表 U_6（6^4）仅需 6 次试验，大大减少工作量。因此，均匀设计尤其适用于多因素多水平的试验。均匀设计保留并进一步增强了正交设计实验点在空间具有“均匀分散性”的优点，但这是以牺牲实验点在数学上的“正交性”为代价的，所以均匀设计定量资料不能像正交设计那样可以采用相应设计定量资料的方差分析处理，而需要借助多重线性回归分析的方法来分析数据。由于采用均匀设计时一般都希望尽可能减少实验次数且尽可能多考察实验因素，再加上可能要引入某些因素的平方项或交叉乘积项作为派生的“自变量”，往往导致自变量个数远远大于观测点个数，使获得的多重线性回归方程不仅不唯一，而且其结果彼此之间可能会相差悬殊。

杨水清采用均匀设计法安排试验，以加水倍量、提取时间和提取次数为主要考察因素，以芍药苷提取率及出膏率为考察指标，多指标综合评分法优化坤安颗粒水提取工艺。根据方中各味药材所含有效成分（部位）的理化性质和中药提取的规律，选取加水倍量（X_1）、提取次数（X_2）、提取时间（X_3）作为考察因素，采用 U_9（9^3）均匀设计表安排试验。以芍药苷的提取率（权重系数0.6）和干膏得率（权重系数0.4）为考察指标，进行综合评价筛选最佳工艺。因素水平见表2-41。

表2-41　坤安颗粒水提工艺因素水平

水平	X_1加水倍量（倍）	X_2提取时间（h）	X_3提取次数（次）
1	8	1	1
2	8	1	1
3	8	1	1
4	10	1.5	2
5	10	1.5	2
6	10	1.5	2
7	12	2	3
8	12	2	3
9	12	2	3

均匀设计试验与结果按 $U_9(9^5)$ 表选取1，3，4列为均匀设计方案表。试验时取3倍处方量的赤芍、柴胡、川续断、香附、败酱草等，按均匀设计试验表设计方法进行试验，滤过，浓缩，定容至250ml，测定芍药苷提取率和干膏收率。结果见表2-42。

表2-42　坤安颗粒水提工艺拟水平均匀设计 U_9（9^3）的试验安排及结果

试验号	X_1	X_2	X_3	芍药苷提取率（%）	干膏得率（%）	综合评分
1	8	1.5	3	45.94	22.33	57.06
2	8	2.0	2	64.41	28.62	76.82
3	8	1.0	1	34.81	13.48	39.16
4	10	2.0	1	47.60	28.92	65.97
5	10	1.0	3	30.23	11.99	34.35
6	10	1.5	2	90.07	29.53	94.99
7	12	1.0	2	49.78	20.68	57.66
8	12	1.5	1	54.15	28.16	69.44
9	12	2.0	3	74.17	33.76	89.41

注：综合评分=芍药苷提取率/芍药苷提取率最大值×0.6×100+出膏率/出膏率最大值×0.4×100

结果分析用DPS 6.55对试验结果进行逐步回归，回归方程为 $Y=-186.85-5.46X_1+353.00X_2-0.22{X_1}^2-107.40{X_2}^2-17.26{X_3}^2+6.79X_1X_3+1.44X_2X_3$，调整后的相关系数 $r=1$，$S=0.0327$，$F=71428.46$。上述方程经 F 检验具有非常显著意义。从回归方程可以求得最佳参数为加水倍量12倍，提取时间为1.67 h，提取2.49次。但实际生产中提取2.49次不切合实际，综合考虑到生产周期与节能减排等因素，拟定每次加12倍水，第2次加水10倍量，每次1.5 h。

三、星点设计-效应面优化法

当因素水平数较多时，国内常用均匀设计和正交设计进行优化，但这两种方法具有实验精度不够，建立的数学模型预测性较差等缺点。近年来国外常用集数学和统计学方法于一体的效应面优化法（response surface methodology，RSM）进行优化。RSM主要考察自变量对效应的作用并对其进行优化。它通过描绘效应对考察因素的效应面，从效应面上选择较佳的效应区，从而回推出自变量取值范围即最佳实验条件的优化法。但必须注意的是，RSM中的自变量必须连续且可被实验者准确控制。对于考察因素是非连续的自变量时，不能使用效应面法进行试验分析。CCD设计是多因素五水平的实验设计，是在二水平析因设计的基础上加上极值点和中心点构成的。通常实验表是以代码的形式编排的，实验时再转化为实际操作值，一般水平取值为0、±1、±α，其中0为中值，α为极值，$\alpha = (F)^{1/4}$，F为析因设计部分实验次数，$F = 2^k$（k为因素数）或$F = 2^k \times 1/2$（一般5因素以上采用）CCD。星点设计-效应面法比正交实验法更简化，比均匀设计法更全面，其试验次数较少，试验精度高，并适用于多因素、多水平的实验。该设计法最大的优点是可对未做过的实验进行预测，但同时须有丰富的专业知识和一定的预实验来确定各因素的范围。该方法越来越多被应用于中药提取工艺优选。

伍勇等采用星点设计-效应面法优化四物汤提取工艺。根据预试验结果，选择浸泡时间（X_1）、加水量（X_2）、提取时间（X_3）为自变量，每个自变量水平的安排遵循任意2个物理量之间的差值与对应代码之间差值成等比的原则。如以X_1为例，代码-1所对应的物理量N的计算式为$(N-20)/(100-20) = [-1-(-1.732)]/[1.732-(-1.732)]$，故$N = [-1-(-1.732)]/[1.732-(-1.732)] \times (100-20) + 20 = 37$。以浸膏得率及芍药苷、梓醇和阿魏酸的含量为指标，每个指标均标准化为0～1之间的“归一值（OD）”，各指标OD按下式计算几何平均数，得总评OD：总评$OD = (d_1 d_2 \cdots d_k)^{1/k}$（$k$为指标数）。因素水平见表2-43；星点试验设计及结果见表2-44。

表2-43　因素水平

水平	因素		
	X_1（min）	X_2	X_3（min）
-1.732	20	6	30
-1	37	7.3	50
0	60	9	75
1	83	10.7	101
1.732	100	12	120

表 2-44　星点试验设计及结果

试验号	因素			OD				总评 OD
	X_1	X_2	X_3	浸膏得率	阿魏酸含量	芍药苷含量	梓醇含量	
1	37	7.3	50	0.127 9	0.965 7	0.188 7	0.687 7	0.355 8
2	83	7.3	50	0.337 9	0.225 7	0.842 4	0.064 9	0.254 1
3	37	10.7	50	0.000 0	0.881 8	0.000 0	0.490 4	0.000 0
4	83	10.7	50	0.223 7	0.689 3	0.701 0	0.788 0	0.540 3
5	37	7.3	101	0.360 7	0.206 3	0.359 9	0.026 3	0.162 9
6	83	7.3	101	0.712 3	0.848 0	0.623 9	0.538 1	0.671 1
7	37	10.7	101	0.187 2	1.000 0	0.264 7	0.714 4	0.433 8
8	83	10.7	101	0.315 1	0.957 0	1.000 0	1.000 0	0.741 0
9	20	9	75	0.205 5	0.873 9	0.431 2	0.569 5	0.458 2
10	100	9	75	0.360 7	0.312 2	0.690 4	0.206 3	0.355 9
11	60	6	75	1.000 0	0.000 0	0.902 1	0.000 0	0.000 0
12	60	12	75	0.401 8	0.967 9	0.585 2	0.822 1	0.657 7
13	60	9	30	0.890 4	0.863 6	0.362 3	0.537 2	0.622 0
14	60	9	120	0.411 0	0.693 3	0.583 7	0.614 7	0.565 4
15	60	9	75	0.433 8	0.727 8	0.606 0	0.780 4	0.621 6

以总评 OD 对各因素进行多元线性回归。结果，$r=0.539$，相关系数较低。用二项式 $Y=b_0+b_1X_1+b_2X_2+b_3X_3+b_4X_1^2+b_5X_2^2+b_6X_3^2+b_7X_1X_2+b_8X_1X_3+b_9X_2X_3$ 进行拟合。结果，$r^2=0.731$，相关系数较高，拟合方程为 $OD=-1.335-0.019\ 6X_1+0.505X_2-0.003\ 9X_3-0.000\ 105X_1^2-0.037\ 5X_2^2-0.000\ 055\ 8X_3^2+0.002\ 916X_1X_2+0.000\ 132\ 4X_1X_3+0.000\ 7X_2X_3$。本试验以此方程为模型，固定 3 个自变量之一为中值，以总评 OD 为因变量，绘制效应面三维图。由三维图可知各自变量最佳工艺范围为 X_1：60～80min；X_2：9～11 倍；X_3：100～110 min；运用 Matlab 6.5 软件计算得到，当 X_1 为 68min、X_2 为 10.2 倍、X_3 为 105min 时，总评 OD 最大，为 0.804 1。在此条件下进行提取验证，浸膏得率为 15.7 %，芍药苷、梓醇、阿魏酸含量分别为 230.61mg、23.59mg、14.26 mg，总评 OD 为 0.791 2，偏差为-1.29%，预测值与实测值偏差较小，表明建立的数学模型可用来预测四物汤提取工艺的总评指标。因此，最佳提取工艺为加水 10.2 倍量，浸泡 68 min 后提取 105 min。

在提取工艺中，通常需兼顾多个影响因素和多个参考指标。效应值在最佳试验条件区域附近变化比较灵敏，条件的微小变化可造成效应值的大幅变化，用效应面表示弯曲面，适用于非线性模型拟合，并且随着试验条件远离较优区，效应面弯曲度逐渐减小，越远离，线性越好。如果以均匀设计和正交设计法进行模型拟合，线性相关系数越大，因素水平的选择反而离最优区越远（效应与因素之间呈线性关系的除外，但完全线性关系较少），这与优化的目的不符。星点设计-效应面法则适用于非线性模型，能提高数学模型的预测性，更好地体现各因素、指标与效应值的关系。因此，采用星点设计-效应面法能优选条件、量化指标，从而提高优化预测的准确性，为中药方剂的提取工艺研究提供一条好途径。

第五节　汤剂的质量控制

汤剂所含成分多而复杂，无机物和有机物，高分子化合物和低分子化合物，强极性、弱极性和非极性物质等构成一个复杂的系统。因此其质量标准的建立应依托先进技术，采用多种指标和手段对汤剂进行质量控制。

一、色泽、气味等性状控制

色泽和气味作为最直接的感官感受，可以通过对药液的颜色，香气和滋味进行性状描述，判断煎液的质量优劣。如有酸败、异臭、产生气体或其他变质现象，不得服用，在贮存时间内允许有微量轻摇易散的沉淀。若用铁器煎煮，铁和药材中的鞣质生成鞣酸铁，使汤液色泽加深，与黄酮类生成难溶性络合物，与有机酸生成盐类均可影响汤剂疗效，长时间煎煮会给药液带来铁锈味。

中药饮片来自于自然界的动、植物及矿物等，在自然界中无处不存在着微生物，有的微生物会导致疾病的发生。《中国药典（一部）》在控制药材质量方面对药材性状、理化鉴别、含量测定、酸不溶性成分、总灰分等项内容有明确规定，这些规定在一定程度上保证了中药饮片的质量，但对加工炮制及包装后供处方调配的饮片微生物的限度检测目前并没有规定。有些贵重和少量服用的药物，为了避免损失，适宜研粉用药液冲服。含有冲服药的汤剂的比例较不含冲服药的概率高，原因是冲服药相当于免煎制剂，因没有经过煮沸，附着在饮片上的微生物难以灭绝而造成微生物限度检查不合格。根据药性确保煎剂的煎制时间，对于需冲服的中药，在不影响其药性的情况下，与滤过药液同煮沸 5min 左右再服用，这样既保留了冲服药的特点，又保证了汤剂的质量

二、固含物的测定

(一) 水溶性浸出物含量

水溶性浸出物即干浸膏得率可以反映汤剂在煎煮过程中成分的煎出量，通过实验制定一个合理的浸出物参考范围，用以对汤剂煎煮进行质量控制。

实验方法：精密量取汤剂 10～20ml，置已干燥恒重的蒸发皿中，于水浴上蒸干，在 105℃干燥 3h，移至干燥器中，冷却 30min，迅速精密称定重量，计算水溶性浸出物的含量。

(二) 相对密度

汤剂在煎煮过程中，在渗透压的作用下，药材中的成分不断从细胞中转移到水液中，不同的煎煮工艺，水煎液中的成分含量和种类会有差异，会在水煎液的相对密度上间接表

现出来，所以水煎液的相对密度可以反映汤剂煎煮的质量，通过实验可制定一个合理的参考范围。其操作方法可参照2015版《中国药典（四部）》中的相对密度测定法（0601）测定。

实验方法相对密度系指在相同的温度、压力条件下，某物质的密度与水的密度之比。除另有规定外，温度为20℃。液体药品的相对密度，一般用比重瓶（图2-12）测定；测定易挥发液体的相对密度，可用韦氏比重秤（图2-13）。用比重瓶测定时的环境（指比重瓶和天平的放置环境）温度应略低于20℃或各品种项下规定的温度。

1. 比重瓶法

（1）取洁净、干燥并精密称定重量的比重瓶（图2-12a），装满供试品（温度应低于20℃或各品种项下规定的温度）后，装上温度计（瓶中应无气泡），置20℃（或各品种项下规定的温度）的水浴中放置若干分钟，使内容物的温度达到20℃（或各品种项下规定的温度），用滤纸除去溢出侧管的液体，立即盖上罩。然后将比重瓶自水浴中取出，再用滤纸将比重瓶的外面擦净，精密称定，减去比重瓶的重量，求得供试品的重量后，将供试品倾去，洗净比重瓶，装满新沸过的冷水，再照上法测得同一温度时水的重量，按式2-5计算，即得。

$$\text{供试品的相对密度}=\frac{\text{供试品重量}}{\text{水重量}} \qquad \text{（式2-5）}$$

（2）取洁净、干燥并精密称定重量的比重瓶（图2-12b），装满供试品（湿度应低于20℃或各品种项下规定的温度）后，插入中心有毛细孔的瓶塞，用滤纸将从塞孔溢出的液体擦干，置20℃（或各品种项下规定的温度）恒温水浴中，放置若干分钟，随着供试液温度的上升，过多的液体将不断从塞孔溢出，随时用滤纸将瓶塞顶端擦干，待液体不再由塞孔溢出，迅即将比重瓶自水浴中取出，照上述“（1）”法，自“再用滤纸将比重瓶的外面擦净”起，依法测定，即得。

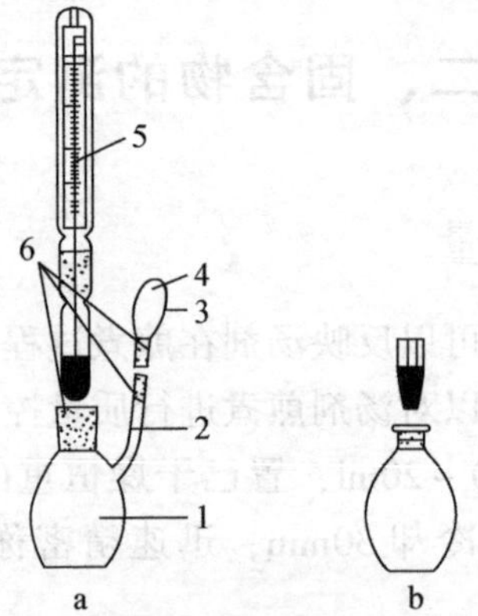

图2-12　比重瓶

1. 比重瓶主体；2. 侧管；3. 侧孔；4. 罩；5. 温度计；6. 玻璃磨口

2. 韦氏比重瓶法

取20℃时相对密度为1的韦氏比重秤（图2-13），用新沸过的冷水将所附玻璃圆筒装至八分满，置20℃（或各品种项下规定的温度）的水浴中，搅动玻璃圆筒内的水，调节温度至20℃（或各品种项下规定的温度），将悬于秤端的玻璃锤浸入圆筒内的水中，秤臂右端悬挂游码于1.000 0处，调节秤臂左端平衡用的螺旋使平衡，然后将玻璃圆筒内的水倾去，拭干，装入供试液至相同的高度，并用同法调节温度后，再把拭干的玻璃锤浸入供试液中，调节秤臂上游码的数量与位置使平衡，读取数值，即得供试品的相对密度。

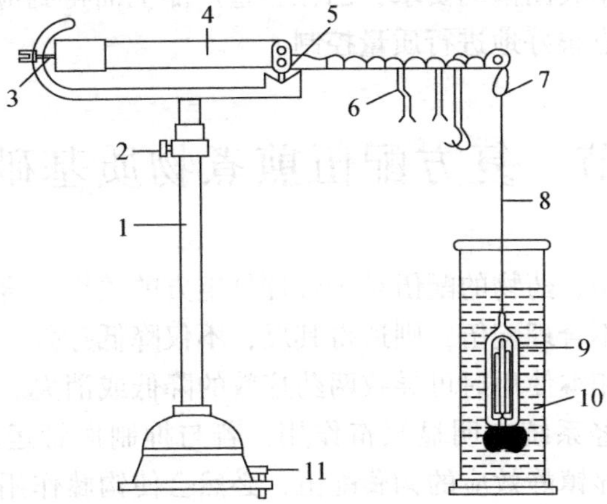

图2-13　韦氏比重秤

1. 支架；2. 调节器；3. 指针；4. 横梁；5. 刀口；6. 游码；7. 小钩；8. 细铂丝；9. 玻璃锤；10. 玻璃圆筒；11. 调整螺丝

如该比重秤系在4℃时相对密度为1，则用水校准时游码应悬挂于0.998 2处，并应将在20℃测得的供试品相对密度除以0.998 2。

三、化学指标成分的测定

（一）多种有效成分或指标成分同时测定

汤剂成分复杂，采用其中的某一有效成分或指标成分，进行质量控制难以保证复方煎煮的质量，应建立多种有效成分或指标成分的同时测定方法，提高对汤剂质量的控制水平。有效成分或指标成分选择时，要符合中药复方用药特点，重点选择君药和臣药的成分；复方中含有的有毒成分则必须列入定量测定的范围之内，保证用药的安全性；结合汤剂煎煮以水为溶媒的特点，适当选择水溶性成分为指标。通过建立多种成分定量测定的方法，构建多指标测定体系，实现对汤剂煎煮的质量控制。多种成分同时测定在中药饮片和复方制剂方面已应用成熟，可借鉴。

（二）指纹图谱的应用

中药色谱指纹图谱是一种综合的，可量化的色谱鉴定手段，是表征中药所含成分与其质量关系的有效手段，已成为国内外广泛接受的中药质量评价模式。可以鉴别真伪，评价原料药材、半成品和成品质量的均一性和稳定性。其基本属性是“整体性”和“模糊性”。中药指纹图谱应用于中药物质群的质量控制已成共识，日本汉方药主要生产企业在20世纪80年代就已经在企业内部采用高效液相色谱控制质量。他们把传统方剂采用道地药材，按饮片配方煎煮得到的煎汁作为标准指纹图谱，国家食品药品监督管理总局也已对中药注射液提出了建立指纹图谱的要求，已在一些产品上面得到应用。因此，采用指纹图谱技术也可以对汤剂煎煮很好地进行质量控制。

第六节　复方配伍煎煮物质基础研究

中药多配伍组方使用，药物的配伍是否合理是组方的关键。合理伍用，当为该方剂中所有药物的联合效应。不合理配伍，则适得其反，不仅降低疗效，还可增加毒性。当两种作用相反的中药同时或相继使用时可导致两药疗效的降低或消失。如麻黄碱能收缩血管而升高血压，且对中枢神经系统有明显兴奋作用，若与抑制血管运动中枢、使外周血管扩张、血压下降且具有明显镇静效应的钩藤配伍，必然会使钩藤作用降低。当两种药物在同一煎液中混合，有时其中的一种药物可使另一种药物失去药效，使其达不到预期治疗效果。如含有鞣酸成分较多的五倍子、地榆等若与含生物碱成分较多的黄连、黄柏等水煎，鞣酸可与生物碱发生化学反应，生成盐（此盐绝大多数难溶于水）。既造成鞣酸的损失，也影响了生物碱的利用，故降低了治疗效果。两种及两种以上的中药配伍使用需考虑相互作用，如石膏与知母配合，能明显地增强清热泻火作用；清热泻火的黄芩与泻热的大黄配合时，大黄能提高黄芩清热泻火功效；生姜能减轻或消除生半夏和生南星的毒性或不良反应；“十八反”及“十九畏”中药物相互配伍应用，能产生毒性反应或不良反应。医生在开处方时应充分考虑配伍禁忌，提高自身的医治水平。减少中药配伍对中药疗效的影响。

我国历代中医药学家在实践中对中药的属性进行充分的研究，总结出“十八反，十九畏”等配伍禁忌，以及“相须、相使、相畏、相杀、相恶、相反”等配伍理论来减少药物毒性、增强疗效。中药的使用讲究“君、臣、佐、使”的配伍原则。配伍得当，可使药物协调作用、增强疗效、降低毒性。如“相制”的配伍方法可降低药物的不良反应，四逆汤中用甘草、干姜和附子配伍，就制约了附子的毒性；“相反”的配伍方法可以使某些药性相恶、相反的药物避免同时使用。若是配伍不当会破坏药物的功效。如人参恶莱菔子，莱菔子能消弱人参的补气作用；生姜恶黄芩，黄芩能消弱生姜的温胃止呕的作用；吴茱萸有降压作用，但与甘草配伍时，这种作用即消失。

中药复方是中医临床药物治疗的主要手段，遵循中医“理法方药”理论确立，按照“君臣佐使”结构组成，形式上表现为药物组合，内涵上反映了中医药理论。方剂配伍作为中药复方的组成原则，是解析中药复方内在规律的关键。

一、复方配伍煎煮的物质基础内涵

（一）中药复方化学成分研究是解析方剂配伍现代科学内涵的前提基础

中药复方化学成分研究是解析中药复方与生物机体相互作用的前提基础。中药复方化学成分研究的常见方式包括单味药研究和全方研究。单味药作为复方组成单位，其化学成分研究是分析复方化学成分的基础，至今对近千种单味中药化学成分已进行了研究，典型代表如丹参、黄连和麻黄等，这为解析复方化学成分积累了丰富的基础数据。中药复方包含多味中药，是临床疗效的直接载体，为了解析全方化学成分，不断有新的研究方案提出，包括中成药系统分析三元论设计、中药复方有效部分研究、中药组分配伍研究、中药复方化学物质组学说和中药复方药效物质"组合筛选"学说等，尽管如此，现阶段中药复方化学成分研究依然是一项具有挑战性的工作。总体而言，化学成分明确是解析方剂配伍工作的前提基础，是考察中药复方化学反应、药物代谢和药效机制的前提，但由于中药复方化学成分高度复杂，全面分离和确定其中化学成分需要更多研究工作的积累。

（二）中药配伍引起的化学变化属方剂配伍的化学内涵

中药复方讲究"君臣佐使，协同作用"的配伍原则，强调用药的系统性和整体作用，中药复方配伍所展示的独特疗效是多组分协同作用的结果。复方中的化学成分是中药发挥药效作用的物质基础。复方化学成分的研究是中医药现代化研究的主要内容之一。中药复方包含多味药物，在煎煮过程中有可能发生反应，由于不同药材中的化学成分在煎煮过程中可能存在助溶、挥发、水解、氧化、产生沉淀等物理或化学的相互作用，使原有的某些成分溶出增加，或者减少，甚至消失，或是产生新的化合物，化学成分可能会发生一定变化，从而使配伍表现出减毒、增效甚至产生单味药不具备的药理活性。其中的变化类型可概括为：

（1）量变，指配伍前后化学成分的数量发生改变，如配伍后有些化学成分溶出量增加或减少，包括药效成分和毒性成分，如麻杏石甘汤研究证实配伍引起药效成分麻黄碱、苦杏仁苷和甘草酸的溶出量改变，龙胆泻肝汤配伍改变了毒性成分马兜铃酸A的溶出量。

（2）质变，指配伍后产生了新化学成分和（或）有些成分消失，如桂枝汤配伍后产生了新成分去苯甲酰基芍药苷元，来源于白芍中的芍药苷水解去糖去苯甲酰基后的产物。这些研究证实，方剂配伍能够改变复方化学成分，是方剂配伍实现增效/减毒作用的化学物质基础，是方剂配伍化学内涵的体现。虽然依据理论推测，不是所有中药复方在煎煮过程中都会发生化学反应，但中药配伍引起的化学反应属于中药复方化学研究的特色内容，是揭示方剂配伍化学内涵的关键内容。煎煮过程对中药复方的临床应用和药效发挥有重要作用，复方配伍在煎煮过程中化学成分变化的影响，可能是复方配伍协同发挥疗效的物质基础之一。窦志华等研究方剂配伍对茵陈蒿汤中15种成分提取率的影响，采用HPLC法测定茵陈、栀子、大黄、茵陈与栀子配伍（配伍A）、茵陈与大黄配伍（配伍B）、栀子与大黄配伍（配伍C）及全方配伍（配伍D）中2个环烯醚萜类成分（栀子苷和去乙酰车叶草酸甲酯)、2个西红花酸类成分（西红花苷Ⅰ和西红花苷Ⅱ）、3个结合型蒽醌（大黄素-8-O-葡萄糖苷、大黄酚-1-O-葡萄糖苷和大黄素-8-O-葡萄糖苷）、5个游离型蒽醌（芦荟大黄素、大黄酸、大黄素、大黄酚和大黄素甲醚）、2个鞣质单体（没食子酸和儿茶素）及绿原酸的提取量，以单味药中提取率为100%，计算配伍A~D中15种成分的提取率。结果，配伍A、C、D中栀子苷、西红花苷Ⅰ和西红花苷Ⅱ提取率降低；配伍A、D中去乙酰车叶草酸甲酯提取率提高，配伍C中该成分提取率降低；配伍B中3个结合型蒽醌及芦荟大黄素、大黄酚提取率提高，配伍C、D中大黄酚和大黄素甲醚提取率提高；配伍C、D中没食子酸提取率降低；配伍A~D中绿原酸提取率降低。因此方剂配伍对茵陈蒿汤中主要成分提取率有一定影响。曾灵娜等采用超高效液相色谱法检测含不同成分类别的中药(皂苷类、生物碱类、黄酮类中药以及动物药、矿物药等）与大黄合煎时对其蒽醌类成分煎出量的影响规律。结果发现，在相同条件下，与大黄单煎样品对比，含皂苷类药材（生黄芪、三七、甘草、远志、人参）与大黄合煎显著增加蒽醌类成分煎出量；含生物碱类药材（黄连、苦参、熟附子、黄柏、生附子）与大黄合煎显著降低蒽醌类成分煎出量；矿物药（芒硝、石膏、牡蛎、明矾）与大黄合煎也使蒽醌类成分煎出量不同程度下降。另外，与姜黄合煎使大黄蒽醌类成分煎出量显著增加，而与地黄、茵陈、金银花、连翘和土鳖虫合煎则不同程度地降低总蒽醌煎出量。在所考察的分煎与合煎组合中，大黄总蒽醌的最高与最低煎出量相差2.3倍，其中大黄素甲醚的煎出量差异最大，达到13.5倍。因此大黄与含不同成分类别的中药配伍时，单煎与合煎的方式对大黄蒽醌类成分的煎出量有不同程度的影响，其中含皂苷类药材与大黄合煎可能会增加其蒽醌类成分煎出量，而含生物碱类药材与大黄合煎可能会降低其蒽醌类成分的煎出量。合煎复方煎剂的化学成分发生的变化，总结起来包括有以下几个方面。

1. 复方汤剂的化学成分与药材单煎的汤剂基本保持一致

尹雪等研究不同配伍对玉屏风煎剂中主要特征指纹峰的影响。结果：全方煎剂的特征指纹峰基本为各药味特征峰的加和，未产生明显的新特征峰，不同配伍对玉屏风煎剂中主要特征峰的峰面积有不同影响，但总体影响不大。玉屏风汤剂中共标示出11个共有峰，分别以黄芪、防风药材单煎为基准，计算配伍后的均值相似度，结果表明不同配伍玉屏风汤剂与黄芪单煎的主要特征成分的相似度在0.97以上，与防风单煎的主要特征成分相似度在0.98以上，说明配伍对黄芪、防风特征峰的影响不明显。

2. 复方汤剂的某些化学成分与药材单煎的汤剂相比含量升高

彭稳稳等以干姜-附子药对为研究对象，采用HPLC测定干姜单煎液及不同配伍比例(1：2，1：1，1：0.5）干姜与附子合煎液中6-姜酚、8-姜酚、6-姜烯酚、10-姜酚4种姜辣素类成分，探讨两药配伍使用可增效的作用机制。结果，与干姜单煎液相比，干姜附子合煎液中姜辣素类成分含量均呈上升趋势，且上升幅度与配伍附子量呈正比。干姜与附子配伍可促进干姜中姜辣素类成分的溶出，从成分角度阐明干姜与附子配伍增效机制。

吴林菁等以指纹图谱方式，探讨四君子汤传统合煎与分煎的化学成分差异。采用高效液相色谱法建立四君子汤水煎液指纹图谱，通过比较合煎提取物与分煎提取物指纹图谱，从整体角度探讨化学成分的差异，结果发现，合煎液检测出的峰数比分煎液多，另合煎液与分煎液20个共有峰中合煎液的平均峰面积均大于分煎液。可能由于在合煎过程中促进了各种药材中化学成分的反应，也利于成分间的增溶作用。从化学成分的组成及其含量方面考虑，四君子汤的临床以传统的合煎用药具有一定的科学依据。

3. 复方汤剂的某些化学成分与药材单煎的汤剂相比含量降低

许欣欣等探讨加味二妙方配伍煎煮对关黄柏中盐酸小檗碱转移率的影响。以盐酸小檗碱含量为指标，考察加味二妙方中其他药味与关黄柏配伍煎煮时盐酸小檗碱的转移率变化，并通过酸化或碱化考察药液的pH对盐酸小檗碱转移率的影响。结果，关黄柏与知母、苍术和蒲黄等分别配伍煎煮，药液的pH与盐酸小檗碱的转移率呈负线性相关；而全方煎煮时，药液中盐酸小檗碱的含量较低，加入适量的酸碱均可以提高转移率。关黄柏与其他药味进行单独配伍煎煮时，盐酸小檗碱的转移率大小主要受pH的影响；而在全方煎煮时，受形成复合物沉淀的影响，盐酸小檗碱含量下降显著。

齐瑶等将超高效液相色谱–质谱联用（UPLC-MS）及UPLC-MS^n技术与偏最小二乘法判别分析（PLS-DA）结合，对乌头汤分别与川贝、浙贝按照制川乌与贝母生药质量比1∶1配伍前后化学成分的变化情况进行了研究。在PLS-DA模型中，乌头汤与川贝、浙贝配伍前后的煎煮液均可明显区分。乌头汤与川贝共煎后获得8个化学标志物，可鉴定出7个化合物，其中尼奥灵、附子灵及苯甲酰基新乌头原碱在共煎后含量上升，塔拉定、10-OH苯甲酰基乌头原碱、10-OH苯甲酰基新乌头原碱和苯甲酰基去氧乌头原碱在配伍后含量下降。乌头汤与浙贝共煎后获得7个化学标志物，分别为Chuanfumine、Songorine、塔拉定、尼奥灵、附子灵、苯甲酰基新乌头原碱和10-OH苯甲酰基新乌头原碱，所有化学标志物的含量在共煎后均降低。

4. 复方汤剂的化学成分在煎煮过程中发生化学成分转化，产生新的物质

夏云、朱丹妮等对生脉散（由人参、麦冬、五味子3味药组成）煎煮前后的化学成分进行了研究，发现单味人参、麦冬、五味子在煎煮前均不含5-羟甲基-2-糠醛（5-HMF），单味五味子水煎后能产生少量的5-HMF，人参、麦冬与五味子配伍的水煎液中5-HMF的含量显著增高，由此推断5-HMF的形成可能与五味子的酸性有关。王占良等采用高效液相色谱–二极管阵列检测/质谱（HPLC-DAD/MS）联用技术对生脉饮煎剂中人参皂苷类成分进行分离鉴定，分析结果表明：生脉饮煎剂中主要含有17个人参皂苷类成分，即20（R）-人参皂苷Rh_1、Rh_2、Rg_3、Rg_2，20（S）-人参皂苷Rh_1、Rh_2、Rg_3、Rg_2，人参皂苷Rf、Rg_6、Rg_5、F_4、Rk_1、Rk_3、Rh_4，20（S）-和20（R）-原人参三醇。人参皂苷成分在煎煮过程中发生了很大变化，主要变成了一些中低极性产物，这是因为煎煮过程中发生了水解、差向异构、脱水等反应。

李晓如等利用气相色谱–质谱对药对麻黄–桂枝及单味药麻黄和桂枝的挥发油成分进检测，药对麻黄–桂枝挥发油主要化学成分的数量大致是两个单味药麻黄和桂枝的加和，含量较高的主要成分或来自麻黄，如α，α，4-trimethyl-（S）-3-cyclohexene-1-methanol，4-（1-methylethyl）-1-cyclohexene-1-carboxaldehyde等；或来自桂枝，如benzylidenen alonaldehyde，acetophenone 等；或来自两者之叠加，如 copaene，acetophenone，benzaldehyde 等，这些主要成分在药对中的含量与在单味药中的不同。药对麻黄-桂枝挥发油中还出现了多个单味药中没有的新的化学成分，如 1，6-dimethylhepta-1，3，5-triene，（E，E）-6，10，14-trimethy l-5，9，13-pentadecatrien-2-one 等，但它们的含量都很低。这些新化学成分的出现可能是由于合煎中的化学反应和物理变化，如增溶作用、助溶作用等。由于这些物理作用，单味药中的某些化学成分在配伍后溶出率将提高，因此，单味药中含量很低而未能检测到的挥发性成分，在药对中含量提高而可被检测。

5. 含矿物的中药复方

王夔提出中药复方中的矿物药的使用方法（更准确地说是使用的经验）很值得研究，如何使用矿物不仅能解释组方的道理，而且有可能提供一条用药途径。

（1）极低浓度维持的方法——药用 pM 缓冲体系。一种溶解度极低的金属盐、金属氧化物或金属单质与一种或几种能和金属离子形成配合物的小分子或大分子配体构成的体系是一个 pM 缓冲体系。它能提供恒定的、一定水平的金属离子浓度。在复方中植物来源的配体（有的是大分子）与矿物有可能通过这种方式维持极低浓度的金属离子。另外，矿物或其分散体系进入人体后并不一定还保持其原有的形态，它可能在消化道中溶解生成金属离子或小分子配合物，再与蛋白质形成难溶物。这种难溶的或难吸收的金属离子-蛋白质复合物又可成为体内的 pM 缓冲体系，它们要依靠小分子运载体一点一点地把金属离子从难溶物中装运到一定部位去。

（2）金属由矿物中溶出的过程和存在形式——金属离子的控释制剂。金属离子的难溶盐或金属离子蛋白质难溶复合物不仅能与小分子配体形成 pM 缓冲体系，而且也构成缓慢释放、并在开放系统中维持极低金属离子浓度的控释体系。虽然简单地可以把金属离子从矿物中溶出反应都概括为络合反应，但是还包含 pH 效应及增溶效应。从整个体系来说，是由极微颗粒和大分子配体组成的，该体系也可以说是一种超分子体系，中药制剂多为这种状态。

（3）Hormesis 的化学基础：我们可以类似生物学家那样认为 hormesis 是生物应答的一种行为。但是从大量文献中可以看出，不只是在整体生物体上表现 hormesis，即使在细胞层次上也有类似现象，甚至在无细胞条件下，生物功能分子（如酶）在与金属离子作用时，有时也一样在低浓度下表现一个方向性质，在高浓度下表现另一方向的性质。

（4）纳米粒子生物学行为的化学基础：某些难溶矿物或单质金属在配体及增溶剂作用下，生成微粒（或许是纳米级的）。不能因为这些矿物或金属是化学惰性的及不能吸收的，就认为它们不可能有生物活性。应该考虑两个问题：

1）尺寸效应：在材料科学中研究纳米颗粒的性质与功能时发现尺寸效应—— 量子效应。实际上，在表现生物活性时，也可能有尺寸效应。例如，纳米金微粒可以成为电子受体而增强葡萄糖氧化酶的活性。应该研究生物学表现中的尺寸效应。

2）在生物体内纳米粒子的吸收与转运：难溶盐的金属离子的生物利用度是不是太低？这是多年来怀疑难溶矿物是否确有疗效的理由之一。其中包含两个问题：一是能不能溶解，金属矿物或者与植物配体结合，或者与体内的配体（特别是蛋白质）结合生成配合物和复合物，金属离子及其配合物的跨膜运送问题——取决于它们的跨膜运送效率。不但研究各种可溶配合物，更要研究难溶颗粒的摄入，在体内的运载过程和胞内蓄积方式和蓄积量与配体和浓度的关系。

（5）具纳米结构矿物生物活性的化学基础：海螵蛸和蒙脱土在中医和西医中，都利用它们杀菌、清除毒素、中和胃酸的作用。它们的药理作用来自它们共同具有的多孔纳米结构。这种结构决定了它们具有吸附与吸着、离子交换和催化作用。它们可以通过吸附、吸着、离子交换结合毒素和细菌，然后发挥催化作用，把毒素降解，把细菌破坏。并不是任何多孔性物质都有上述药理活性。要研究纳米结构与生物活性的关系。

中药复方包含多味中药，其中化学成分种类多样，在煎煮过程中可能发生的化学反应多变；基于现有化学分析技术，实现中药复方全化学成分分析尚存在困难，因此难于确定方剂配伍后发生的化学成分改变。尽管如此，由于药物发生化学反应受化合物自身特性和反应条件决定，可以采用化学反应规律对其中某些配伍药物反应进行预测，如酸碱药对配伍反应改变复方化学成分研究属于这方面的探索范例。总体而言，为了解析方剂配伍引起的化学成分改变，一方面需要提高中药化学成分认识，通过化合物的化学性质预测方剂配伍体系中可能存在的化学反应；另一方面大力发展化学分析技术，力图全面反映中药复方的化学成分改变。

二、复方煎煮化学成分的研究方法

中药复方化学成分的研究目前处于多方法、多途径的探索阶段，现代科学的高速发展为中药复方的化学成分和体内成分的研究提供了简便、快速、高效的技术手段。

对于中药复方化学成分的现代研究，主要有两大类。其一，是药理活性筛选结合分离纯化、结构鉴定的方法，此处简称植物化学法。其二，是以化学分析为基础的定性、定量分析法。比较常用的包括薄层色谱法、液相色谱法、气相色谱法等色谱法，软电离质谱法，以及与上述方法联用的研究方法等。

（一）植物化学方法

植物化学方法将中药复方视为一个整体，采用各种现代化学方法和色谱技术，对其化学成分进行系统的提取、分离、纯化和结构鉴定，同时结合一定的药理实验模型，确定复方的有效部位组分。它采用了系统提取分离和结构鉴定的思路，有助于了解复方的化学物质基础，并且可以兼顾有效组分的筛选，通过与单味药成分的比较，也有可能发现复方配伍后是否产生的新化合物。如谭洪根等采用柱层析结合薄层鉴别法，从芍药与甘草共煎的水提取物中分离出个化合物，分别为苯甲酸、芒柄花素、异甘草苷元、甘草苷元、4，3-二羟基黄酮、芒柄花苷、甘草苷、没食子酸、芍药苷、异甘草苷和甘草酸。

植物化学方法的缺点有两个方面，一是不够灵敏，分离纯化所获得的成分种类有限，往往是含量比较高的成分，不能全面地反映复方的化学组成。二是不能反映煎煮过程中由于配伍引起的化学成分之间在含量变化上的影响。植物化学分离纯化主要以获得一定量的纯净化合物以满足结构分析的需要，相对而言，忽视了物质转移过程中的量值转移效率，经过多次处理，植物化学法在量值传递方面必然带入较大的误差，因此不能较好地反映定量关系。如上述对芍药甘草汤的研究过程中，只是提取分离得到并鉴定了11个化合物成分，只能说明在复方中这些成分仍然存在，并不能反映复方煎煮过程中哪些成分的相对含量发生了变化。同时，芍药甘草汤中的化学成分远不只这11种。

（二）色谱分析方法

应用于中药复方在煎煮过程中化学成分变化的色谱学方法主要包括气相色谱（GC）、液相色谱和薄层色谱等，是最为常用的方法。色谱分析方法可对一种或几种化学成分进行比较准确的定量分析，因此，可以对煎煮过程中配伍引起的化学成分含量变化进行准确、灵敏的比较，从而把握配伍引起的药效、用途变化的物质基础。但是，如前所述，单纯考察一种或几种成分的变化，并不能反映复方的全部，对于未被考察的成分，不能进行含量变化关系的考察，因此，有可能会出现错误的推论。例如，艾云的研究中认为复方中增加的色谱信号和减少的信号是氧化苦参碱还原为苦参碱的还原剂发生氧化反应的结果。但是从减少信号部位的组分和增加信号部位的组分的磁共振氢谱，两者结构上不应该有太大的相似性。如前所述，复方煎煮过程引起煎煮液中化学成分变化的因素很多，因此，需要经过系统的研究才能得出合理的结论。朱萱萱等采用HPLC法对不同煎煮时间及方法的大黄甘草汤中番泻苷A、番泻苷B及甘草酸的含量进行了测定，实验结果表明，大黄甘草汤中主要泻下成分番泻苷A、番泻苷B的含量以20min煎出液最高。孙艳清等采用HPLC法建立栀子厚朴汤及相关药对和单味药材的指纹图谱研究和多指标定量分析方法，结果发现相对单味药材而言，药对厚朴—枳实水煎液中橙皮苷的量增加非常显著，栀子药材对和厚朴酚、厚朴酚的含量也产生了较为明显的影响，这些现象不仅可为栀子厚朴汤配伍机制的研究提供帮助，同时也可为厚朴-枳实、栀子-厚朴的联合使用提供科学信息。

（三）质谱（MS）分析法

电喷雾质谱（ESI-MS）的出现使复杂组分的溶液直接用于质谱分析，从而使从中获得溶液中的化合物的分子量信息和碎片离子组成信息成为可能。质谱分析有较强的分离能力，可以区分分子量不同的化合物的离子。利用二级质谱特异性的碎片离子，质谱可以对分子结构不同的同分异构体分别进行定量分析。利用电喷雾质谱直接进样分析中药提取物，可以快速获得中药提取物中大致的物质组成情况。研究者利用这种技术对中药附子在炮制、配伍煎煮过程中生物碱类成分的变化规律进行了大量的研究。结果表明，在附子炮制过程中，双酯键取代的乌头碱类化合物酯键连接的取代基会发生水解反应，生成毒性较低，溶解性更好的单酯键取代生物碱。炙甘草、大黄、白芍、干姜、山茱萸等药材与附子配伍时，可以促进双酯乌头碱水解。而山药、白术、半夏、五味子等药材与附子配伍时，可能促进双酯乌头碱的溶出，或减少其酯键的水解。大黄与附子配伍时，乌头碱可能与大黄的某些成分结合而生成难溶复合物从而减少方剂中双酯乌头碱的含量。而另有一些中草药，如肉桂、丹皮、泽泻、地黄、茯苓等则对附子乌头碱没有影响。

直接质谱分析应用于中药提取物直接分析的缺陷表现在以下几个方面。第一，同分异构体难以直接用质谱区分。中药提取物中存在大量的天然化合物的分子量信息和二级质谱信息完全相同，如甘草中的二氢黄酮和查尔酮及其相应的糖复合物；有些化合物在结构上的区别仅仅是取代基的连接位置的差别，如人参皂苷 Rb2、Rb3 和 Rc。乌头属植物中发现的与乌头碱分子元素组成完全一致的化合物有 4 种，这些化合物单纯采用质谱是难以区分的。第二，源内裂解产生的离子难以同提取物中的化合物产生的离子区分。一个离子从离子源产生后，在进入质量分析器之前，可能会在传输过程中发生裂解，质量分析器不能区分这些离子的来源。例如，人参皂苷 Re 可能因为源内裂解脱除一分子鼠李糖而产生与 Rg1 质荷比相同的离子，如果这两种中物质的混合物直接进行质谱分析，则对应于 Rg1 的离子中可能有部分来源于 Re 的源内裂解。通常乙酰基、甲酰基、苯甲酰基取代的化合物只需要几个伏特的电势差就可以发生源内裂解。另外，离子化过程中的离子抑制效应及离子阱质谱的空间电荷效应对直接应用质谱分析复杂混合物的结果产生影响。

(四) 色谱质谱联用法

中药复方是一个非常复杂的研究体系，对这种复杂体系的化学成分进行尽量全面的表征需要采用分辨率较高的分析方法。色谱和质谱两种方法均具备较好的分离能力，两种方法联用，可以比较全面地分辨研究体系中不同物质产生的信号响应。另外，质谱信息可以对分析目标进行一定程度的定性研究，所以色谱质谱联用是目前最适合中药复方研究的方法之一。色谱质谱联用方法的最大优势在于可以根据化合物类群的结构特征，对具有共同结构的化合物类群进行定性定量比较，从而发现复方合煎过程中，同一类群的化合物发生的相同的变化，从而比较明确地推断复方化学协同作用的反应机制。近年来，学者们利用色谱质谱联用的方法，充分利用质谱的定性功能，从化合物类群的角度对复方煎煮过程中配伍对化学成分的影响进行了非常有意义的探索。

魏凤环等通过应用 EI-MS 定性鉴定了不同配伍组成中的桂皮醛，并利用 GC-MS 在不同配伍组成中对该成分进行定量研究，得出麻黄能显著降低桂皮醛溶出量的结论。肖盛元等通过分析干姜中的二芳基庚烷类化合物的 ESI-MS/MS 裂解规律，利用 HPLC-MS/MS 从干姜中鉴定出 18 种二芳基庚烷类化合物，并发现该类化合物差向异构体在四逆汤复方煎煮过程中发生了显著的立体选择性反应。李忠红等建立了适宜的高效液相色谱-电喷雾电离-串联质谱法（HPLC-ESI-MS/MS）对小续命汤抗脑缺血有效成分组中 16 个主要的醇溶性成分进行鉴定，这些成分分别属于生物碱类、黄酮类和苷类。

中药复方是中医遣方用药的主要形式，研究方剂中化学成分的变化，是研究复方协同发挥药效作用物质基础的途径之一，复方配伍的化学效应机制的研究是有效地研究传统中药的药效物质基础的必要研究内容，是解决中药质量评价和控制问题的基础和关键之一，也是实现生产工业标准化、中药现代化的关键问题。

参 考 文 献

鲍建军，黄寿妙．2010. 张仲景经方汤剂的煎法与现代用量关系探讨［J］．福建中医药，41（2）：48

蔡琳，刘小秦，赵海峰，等．2009. 砂仁不同煎煮方法对提取物影响的研究［J］．云南中医药杂志，30（3）：43

曹晖．1994. 乌头炮制品煎煮后生物碱含量变化的初步研究［J］．江西中医学院学报，6（3）：42

陈利平，王发渭，刘萍 . 2009.《伤寒论》之药物煎服法［J］. 中华中医药学刊，27（6）：1327
陈谦峰，王平，陈好远，等 . 2014. 浅论仲景方药煎煮方法及对后世的影响［J］. 河南中医，34（3）：377
陈雯，杜守颖，陆洋 . 2009. 多指标正交试验优选仙灵骨葆胶囊中丹参、补骨脂提取工艺［J］. 中国药学杂志，34（14）：1792
陈燕芬，陈丽娟，谢文健 . 2010. 出膏率在控制膏方煎煮方面的正交研究［J］. 中国实验方剂学杂志，16（11）：11
程先宽，范吉平，余海滨，等 . 2006. 不同地区医院处方与经方药味、用量比较［J］. 世界科学技术：中医药现代化，8（2）：44
程先宽，韩振蕴，陈志刚，等 . 2006.《伤寒杂病论》剂量折算研究思路探讨［J］. 北京中医药大学学报，29（1）：11
程艳芹，李明春 . 2013. 中药提取工艺的实验设计方案及数据处理方法［J］. 实用医药杂志，30（11）：1035
崔向微，张贵君，李慧 . 2008. 葛根芩连汤中 7 种药效组分分析［J］. 天津中医药，25（5）：417
戴龙瑞 . 1999. 中药汤剂煎煮三大要素——时间、火候、煎次的研究［J］. 上海中医药杂志，（7）：28
邓中甲 . 2010. 方剂学［M］. 第 2 版 . 北京：中国中医药出版社 . 117
窦志华，罗琳，姜晓燕，等 . 2015. 方剂配伍对茵陈蒿汤中 15 种成分提取率的影响［J］. 中草药，46（12）：1753
范碧亭 . 2001. 中药药剂学［M］. 上海：上海科学技术出版社 . 146
范吉平，程先宽 . 2011. 经方剂量折算研究述评［J］. 中华中医药杂志，26（1）：7
方开泰，马长兴 . 2001. 正交与均匀实验设计［M］. 北京：科学出版社 . 83
高晓玲，李光龙，王术玲，等 . 2013. 天麻最佳煎煮时间的探讨［J］. 中国实验方剂学杂志，19（3）：83
高学敏 . 2000. 中药学［M］. 北京：人民卫生出版社 . 595
高学敏 . 2007. 中药学［M］. 第 2 版 . 北京：中国中医药出版社 . 43
葛尔宁 . 2007. 毛细管气相色谱法测定薄荷煎剂中薄荷脑和（-）-薄荷酮的含量及变化［J］. 中国实验方剂学杂志，13（5）：7
公衍玲，黄山，于慧荣 . 2009. 葛根提取方法的比较研究及其工艺条件优化［J］. 青岛科技大学学报：自然科学版，30（5）：415
龚又明，邓广海，林华 . 2011. 不同煎煮时间对熟附子生物碱的影响［J］. 今日药学，21（12）：727
郭立山，贾玉良 . 1996. 对中药煎煮法的研究［J］. 中成药，18（8）：8
郭若男，张云虎 . 2008. 葛根芩连汤治疗小儿秋季腹泻伴高热、呕吐疗效观察［J］. 现代中西医结合杂志，17（4）：503
国家药典委员会 . 2005. 中华人民共和国药典［S］. 一部，北京：化学工业出版社 . 129
国家药典委员会 . 2005. 中华人民共和国药典［S］. 一部 . 北京：化学工业出版社 . 89
国家药典委员会 . 2005. 中华人民共和国药典［S］. 一部 . 北京：化学工业出版社 . 233
国家药典委员会 . 2010. 中华人民共和国药典［S］. 一部 . 北京：中国医药科技出版社
郝博，杨秀娟，冯怡，等 . 2014. 基于化学成分稳定性的钩藤药学研究进展［J］. 中国中药杂志，39（23）：4532
何祥久，邱峰，姚新生 . 2001. 中药复方研究现状和思路［J］. 化学进展，13（6）：481
侯淑珍，姚鹏程 . 2008. 木香不同煎煮方法对提取物的影响［J］. 陕西中医学院学报，29（6）：34
胡润淮，裴广战 . 2002. RP-HPL 法测定复方仙灵脾注射液中淫羊藿苷含量［J］. 中成药，24（2）：97

黄鲛，易进海，刘玉红，等 . 2012. 细辛煎煮过程中甲基丁香酚、黄樟醚和细辛脂素的变化研究［J］. 中成药，34（10）：1971
黄寅墨，朱武成 . 1989. 代赭石入复方汤剂先煎问题的探讨［J］. 中成药，11（7）：8
蒋忠妙，陈坚波，张孟炎 . 2002. 中药煎煮忌铁的实验研究［J］. 浙江中西医结合杂志，12（7）：452
金福，易红，冯伟红，等 . 2009. 葛根不同提取工艺的实验研究［J］. 中国中药杂志，34（9）：1171
赖昌生 . 2009. 砂仁煎煮的技巧小议［J］. 新疆中医药，27（5）：44
李矗，唐丽琴，刘圣，等 . 2003. 混合指标的正交设计法优选麦冬、枇杷叶的复方提取工艺的实验研究［J］. 安徽医药，7（4）：245
李德秀，程天贵 . 2008. 正交试验法优选扶正防喘颗粒的提取工艺［J］. 中国医院药学杂志，28（9）：745
李耿，于长安，李振坤，等 . 2009. 丹参煎煮化学成分溶出规律研究［J］. 中国实验方剂学杂志，15（8）：46
李洪 . 2009. 喘可治注射剂指纹图谱质量控制研究［J］. 中成药，31（11）：1647
李建忠，赵玉平，刘继禹 . 2012. 调配处方时需捣碎的中药饮片［J］. 中国冶金工业医学杂志，29（4）：459
李童，邓富，方丽莎，等 . 1999. 中药煎煮机煎煮中药合理加水量实验［J］. 中国药房，10（4）：190
李祥林，潘卫峰，范瑞娟，等 . 2012. 解表剂煎煮时间之我见［J］. 山西中医，28（1）：53
李晓如，梁逸曾，李晓宁 . 2007. 气相色谱-质谱和化学计量学解析法分析药对麻黄-桂枝挥发油成分［J］. 药学学报，42（2）：187
李玉娟，王瑞，车镇涛 . 2001. 中药材指纹图谱质量控制方法研究［J］. 中药新药与临床药理，12（3）：192
李忠红，倪坤，杜冠华 . 2007. 高效液相色谱-质谱法鉴定中药复方小续命汤有效成分组中醇溶性成分［J］. 分析化学，35（2）：23
梁庆莲 . 2000. 煎煮法对石斛含量的影响［J］. 福建中医药，31（2）：46
廖仰平 . 2008. 煎煮工艺对汤剂质量的影响［J］. 中国民族民间医药，（5）：9
刘峰，仝小林 . 2009. 黄连解毒汤煎出液与浓缩后产物同一性研究［J］. 辽宁中医杂志，36（9）：1469
刘弘毅，吴深涛 . 2014. 对经方剂量的初步换算［J］. 中华中医药杂志，29（4）：1007
刘红，石玉红，刘超，等 . 2004. 几种不宜煎煮的中药及分析［J］. 时珍国医国药，15（6）：334
刘奇铎，刘建民 . 1998. 雷公藤根皮的降毒炮制研究［C］. 全国中药研究暨中药房管理学术研讨会论文汇编 . 257
刘友平，陈鸿平，万德光，等 . 2004. 乌梅的研究进展［J］. 中药材，27（6）：459
刘宇政，章军，王跃生，等 . 2010. 葛根芩连汤剂量相关问题探讨［J］. 中国实验方剂学杂志，16（16）：216
马爱华，陆晓和 . 1997. 珍珠母、牡蛎、瓦楞子的煎煮方法与用量研究［J］. 山东中医药大学学报，21（6）：456
穆兰澄，仝小林，刘峰，等 . 2010. 中药饮片煎煮过程中吸水量的实验研究［J］. 中国实验方剂学杂志，16（4）：7
潘金波 . 2011.《伤寒杂病论》汤剂煎服法探究［J］. 中医杂志，52（12）：1013
裴妙荣，段秀俊，裴香萍，等 . 2009. 中医方剂中酸碱对药的配伍化学研究［J］. 中国中药杂志，34（15）：1989
彭稳稳，李俊，李文，等 . 2012. 干姜与附子配伍前后对干姜中 4 种姜辣素成分含量的影响［J］. 中国中药杂志，37（14）：2076

齐瑶，李世哲，朱洪彬，等 . 2013. 复方乌头汤配伍贝母化学成分变化研究 [J] . 高等学校化学学报，34 (6)：1374
钱爱军 . 2013. 不同后下类饮片在煎煮过程中不同时间要求的探讨 [J] . 内蒙古中医药，32 (29)：49
邱颖，朱玲，孙晓英 . 2011. 星点设计-效应面优化法与正交设计和均匀设计的比较及其在药剂研究中的应用 [J] . 海峡药学，23 (2)：18
仝世建，丁洁，王红丹 . 2007. 不同中药配伍对关木通毒性成分马兜铃酸 A 含量的影响 [J] . 广州中医药大学学报，24 (6)：502
饶毅，张五萍，魏惠珍，等 . 2014. 不同煎煮方法对麻杏石甘汤中成分变化研究 [J] . 中成药，36 (2)：337
束雅春，秦昆明，刘晓，等 . 2011. HPLC 测定荆芥饮片煎煮过程中胡薄荷酮的含量变化 [J] . 中国实验方剂学杂志，17 (16)：60
孙丽荣，严华成，曹雄，等 . 2008. 煎煮时间和煎煮次数对三种芍药汤剂中芍药苷含量的影响 [J] . 中国药物与临床，8 (9)：693
孙土彬，上官福来，相其林，等 . 1991. 龙骨煎剂的煎煮方法及其用量的研究 [J] . 中国医院药学杂志，11 (12)：552.
孙艳清，马冯飞，朱杰，等 . 2011. 栀子厚朴汤及相关药对和单味药材的指纹图谱研究及多指标定量分析 [J] . 药学进展，35 (8)：373
孙玉琦，肖小河，马永刚，等 . 2006. 大黄煎煮过程中蒽醌类成分动态变化规律研究 [J] . 解放军药学学报，22 (4)：281
孙芸，江钰 . 2001. 小议石斛的煎煮方法 [J] . 新疆中医药，19 (2)：42
谭洪根，刘应泉，冯维秀，等 . 1995. 芍药甘草汤配伍的化学成分研究 [J] . 中国中药杂志，22 (9)：550
陶红 . 2010. 影响中药煎剂微生物限度检查结果的因素及控制措施 [J] . 中国药房，21 (11)：1055
仝小林，穆兰澄，姬航宇，等 . 2009.《伤寒论》药物剂量考 [J] . 中医杂志，50 (4)：368
仝小林，吴义春，姬航宇，等 . 2009. 迷失的经方剂量 [J] . 上海中医药杂志，43 (12)：4
王夔 . 1999. 含矿物的中药复方的化学基础研究 [J] . 化学进展，11 (2)：204
王力智，刘冰 . 1997. 中药煎剂药量、加水量、火候、煎煮时间和煎取量间关系的实验探讨 [J] . 中国药房，8 (2)：94
王抒，黄翠 . 2009. 关于中药汤剂煎煮时对水量的要求 [J] . 中国中医药信息杂志，16 (1)：108
王笑青，林大勇，时红磊，等 . 2007.《伤寒论》中药物剂量的折算 [J] . 中华中医药学刊，25 (3)：591
王新雨，谭晓梅，袁丽霞，等 . 2011. 动物药临床应用述评 [J] . 中医杂志，52 (18)：1609
王跃生，邓杰华，魏惠珍，等 . 2013. 大承气汤煎煮过程去厚朴、枳实药渣与否其汤剂中蒽醌类成分含量的研究 [J] . 中国中药杂志，38 (5)：694
王占良，王弘，陈世忠 . 2006. 高效液相色谱-二极管阵列检测/质谱法分析生脉饮煎剂中的人参皂甙类成分 [J] . 色谱，24 (4)：325
王竹兰，肖相如 . 2010.《伤寒论》中汤剂的煎煮工艺研究 [J] . 辽宁中医杂志，37 (5)：906
魏凤环，罗佳波，陈飞龙，等 . 2004. GC-MS 法测定麻黄汤不同配伍对桂皮醛含量的影响 [J] . 中草药，35 (6)：638
魏惠珍，胡景婷，饶毅，等 . 2012. 不同煎煮方法对大承气汤蒽醌含量的影响 [J] . 江西中医学院学报，24 (1)：694
魏引平，袁菊丽 . 2009. 肉桂不同煎煮方法对提取物中有效成分的影响研究 [J] . 辽宁中医药大学学报，

11（11）：191

温剑 . 2008. 再谈中药的正确煎煮方法［J］. 首都医药，8：18

文谨，刘起华，章军，等 . 2013. 不同量值和煎煮法对葛根芩连汤质量的影响［J］. 中国实验方剂学杂志，19（23）：58

邬瑾丽，项乐源，杨祉雯，等 . 2009. 正交试验法优选山茱萸的提取工艺［J］. 中国临床药学杂志，18（1）：37

吴宏伟，唐力英，付梅红，等 . 2010. 不同煎煮条件下黄连解毒汤有效成分分析［J］. 中国中医药信息杂志，17（2）：42

吴林菁，钱海兵，王祥培，等 . 2012. 四君子汤合煎和分煎提取物的指纹图谱比较［J］. 中国实验方剂学杂志，18（12）：94

吴巧娜，谈静，何梅 . 2010. 银翘散标准汤剂比较研究［J］. 中国中医药信息杂志，17（4）：53

吴小平，孙洁胤 . 2007. 均匀设计在药学中的应用［J］. 浙江省医学科学院报，12（71）：38

伍勇，贺福元，曹燕，等 . 2009. 星点设计—效应面法优化四物汤提取工艺［J］. 中国药房，20（36）：2830

滕海英，祝国强，黄平，等 . 2008. 正交试验设计实例分析［J］. 药学服务与研究，8（1）：75

夏云，李志明，朱丹妮，等 . 1998. 生脉散复方化学动态变化与药效关系研究–生脉散复方化学的研究（Ⅰ）［J］. 中国中药杂志，23（4）：230

肖盛元，刘文霞，林文翰，等 . 2007. 干姜中的二芳基庚烷类化合物及其在四逆汤煎煮过程中的立体选择性反应［J］. 分析化学，35（9）：1295

谢培山 . 2001. 中药质量控制模式的发展趋势［J］. 中药新药与临床药理，12（3）：188

徐劲松，徐文冲，霍志毅 . 2009. 加味葛根芩连汤治疗湿热型急性腹泻疗效观察［J］. 黑龙江中医药，38（2）：14

徐秋香，郁红礼，吴皓，等 . 2013. 四君子汤传统煎煮规范化研究［J］. 中成药，35（6）：1325

徐绍新，石召华，向阳，等 . 2007. 不同干燥工艺对何首乌提取物中二苯乙烯苷含量的影响［J］. 中成药，29（11）：1694

徐砚通 . 2015. 方剂配伍的现代科学内涵探讨［J］. 中草药，46（4）：465

许欣欣，宋敏，杭太俊 . 2009. 配伍煎煮对加味二妙方中盐酸小檗碱转移率的影响［J］. 药物分析杂志，29（9）：1420

扬进，郁建平，周欣 . 2001. 徐长卿煎煮过程中的化学变化研究［J］. 贵阳中医学院学报，23（3）：48

杨萌文，赵锦，刘普查，等 . 2008. 白豆蔻制汤剂的方法研究［J］. 陕西中医，29（2）：223

杨水清 . 2011. 均匀设计法优选坤安颗粒提取工艺［J］. 中国实验方剂学杂志，17（22）：29

杨亚，肖盛元 . 2010. 方剂配伍影响复方化学成分的研究进展［J］. 世界科学技术–中医药现代化，12（5）：699

殷仁亭 . 2000. 珍珠母煎煮方法及用量研究［J］. 时珍国医国药，11（5）：408

尹雪，黄月纯，魏刚 . 2009. 黄芪、白术、防风单煎、合煎对玉屏风煎剂 HPLC 指纹图谱的影响［J］. 中国实验方剂学杂志，15（3）：1

余秋平，韩佳瑞，焦拥政，等 . 2012. 论经方煎煮法中的量效关系［J］. 中医杂志，53（3）：187

郁美娟，孟庆华，黄德音，等 . 2003. 石斛属植物有效成分及药理作用研究［J］. 中成药，25（11）：918

曾彩芳，蔡庆群，黄月纯，等 . 2010. 不同煎煮方法对玉屏风煎剂中主成分含量的影响［J］. 中国药业，19（10）：17

曾灵娜，王伽伯，张萍，等 . 2012. 中药调剂规范化研究（Ⅲ）：含不同类型成分的中药对大黄蒽醌煎出

量的影响［J］．中国中药杂志，37（2）：202
张家成，章军，刘峰，等．2013．加水量与煎煮时间对葛根芩连汤主要成分溶出量的影响［J］．中国实验方剂学杂志，19（1）：13
张宁，王翠玲，刘竹兰，等．2011．桂枝汤配伍生成新成分的表征及生成机理［J］．西北大学学报，41（6）：1006
张启云，徐良辉，李冰涛，等．2011．HPLC 同时测定葛根芩连汤中 8 种有效成分的含量［J］．药物分析杂志，31（7）：1425
张祥霞，赵惠琴，陈国宝，等．2014．优选清肺止咳合剂的提取和浓缩工艺［J］．现代中药研究与实践，28（6）：55
张晓平．2007．大剂量与中、低剂量中药汤剂煎出率比较［J］．中国药业，16（12）：54
张正昭．1993．伤寒论归真［M］．长沙：湖南科学技术出版社．193
章军，刘宇政，王跃生，等．2011．HPLC 同时测定葛根芩连汤中 12 个有效成分的含量［J］．中国实验方剂学杂志，17（15）：58
赵林华，连凤梅，姬航宇，等．2011．仝小林教授运用不同剂量葛根芩连汤治疗 2 型糖尿病验案［J］．中国实验方剂学杂志，17（4）：249
周斌．2007．麻杏石甘汤药效物质基础研究及新药研制［D］．天津：天津大学
周远鹏．2011．生石膏的研究回顾及其思考［J］．中药药理与临床，27（5）：552
朱丹妮，李志明，严永清，等．1998．生脉散复方化学动态变化与药效关系研究-生脉散复方化学的研究（Ⅱ）［J］．中国中药杂志，23（5）：291
朱伟，阮新民，吴焕林，等．2006．煎煮时间对补阳还五汤中芍药苷、阿魏酸含量的影响［J］．中国中医基础医学杂志，12（7）：552
朱萱萱，孟蒙，奥山武士，等．1996．不同煎煮时间及方法对大黄甘草汤质量的影响。南京中医药大学学报，12（6）：28

第三章　煮散的现代研究

伴随着中国社会、经济的快速发展，居民收入的不断提高，以及社会保障制度、公共卫生体系、疾病预防控制体系的不断完善，居民对其自身健康的关注程度和医疗保健意识的不断提高；再加上我国人口数量持续增长及中老年人口所占比例的增加，促使整个社会对中医药的需求量增加。我国是人口大国，人均资源相对比较匮乏，随着中医药的发展，中药材的使用量逐年上升，随之而来的却是中药饮片价格的不断飙升。有限的中药资源与社会对中药需求的不断增加已成为目前制约中医药行业发展的瓶颈。如何保护生态环境、避免浪费、最大化提高有限的中药资源的利用率，如何提高饮片的加工技术水平及临床使用率，已成为广大医药行业学者关注的焦点问题。

《中药药剂学》载："中药煮散是汤剂之一种，乃药材粗颗粒与水共煮去渣取汁而制成的液体药剂"。可见煮散剂是一种汤剂剂型，但从药材入药形式看，它并非等同于汤剂，因为煮散剂药材需粉碎成颗粒状，而汤剂所用饮片一般加工成丝、段、片、块。所以有学者认为，从原药材的修治和用药剂量小等方面考虑，可将煮散归为散剂；从药物与水"共煎"和服用形式考虑，可将煮散归入汤剂，煮散兼具汤剂和散剂的特点，具有两重性。故此，又将煮散定义为：将一种或数种药物经粉碎、混匀而制成的粗末或细末状内服散剂，使用时加水煎煮，去渣取汁（或带渣）服用。笔者认为中药药剂学的定义更为科学，而将药材粉碎成细末，使用时加水煎服的散应归属于服散中的"煎服散"。

煮散与汤剂一样是中药的传统用药形式，临床使用的可行性较高。药物中的有效成分能否完全被浸出直接影响着药物的临床疗效，而溶质在溶剂中的溶解度与其表面积成正比关系、与其粒子的半径成反比关系，也就是说饮片的半径越小，有效成分浸出的速度越快、有限时间内浸出量越多。故药材经粉碎成颗粒之后，既增大了原体积药材的表面面积，又缩小了半径，其可溶性成分的浸出量与浸出速率都大大增加，很大程度上减少了饮片使用量和煎煮时的能源消耗。煮散既保持了传统汤剂的所有特性、遵循了中医理论的基本原则，又以其特有的节省药材、煎煮时间短、有效成分煎出率高等优势运用于临床，历经千年，虽经起伏，但源远流长，在当前医药资源匮乏、药价上涨明显的情况下，煮散可发挥中药简、便、廉、验的价值优势，能大大节省药源，对于目前临床的大处方可显著减轻患者负担。因此探索并推广煮散的应用，具有重大的现实意义。

第一节　粉碎、筛析、浸提单元操作

一、粉　　碎

粉碎主要是借机械力将大块固体物质碎成规定细度颗粒的操作过程。将药材粉碎成适当的粒度的目的，主要是增加药材的表面积，加速药材中有效成分的浸出。

（一）粉碎的基本原理及影响因素

1. 物料分子间内聚力

物质的同种分子间的吸引力叫内聚力。物体的形成依靠分子间的内聚力，物体因内聚力的不同显示出不同的硬度和性能。固体药物的粉碎主要是利用外力加机械力，部分地破坏分子间的内聚力来达到粉碎的目的。

2. 表面积与表面能增大

药物经过粉碎后表面积增加，引起表面能的增加，故不稳定，粉末有重新结聚的倾向，可采用部分药料混合粉碎，或湿法粉碎，以阻止粉粒结聚。

3. 物料性质

（1）极性晶型：极性的晶形物质均具有相当的脆性，较易粉碎，粉碎时一般沿晶体的结合面碎裂成小晶体。如生石膏具脆性，较易粉碎。

（2）非极性晶体：非极性的晶形物质，当施加一定的机械力时，易产生变形，因此粉碎时通常可加入少量液体，当液体渗入固体分子间的裂隙时，由于降低分子间内聚力，致使晶体易从裂隙处分开。如樟脑、冰片。

（3）非晶形：分子排列不规则。如树脂、树胶等具有弹性，粉碎时一部分机械能用于引起弹性变形，最后变为热能，因而降低粉碎效率，可低温粉碎，此时一般可用降低温度来增加非晶形药物的脆性，以利粉碎。

（4）植物药材：性质复杂，含水分（为9%～16%），具有韧性，难以粉碎。所含水分越少，越有利于粉碎；薄壁组织的药材，如花、叶易于粉碎；木质及角质结构的药材则不易粉碎。含黏性或油性药材都需适当处理（脱脂或混合粉碎）才能粉碎。

4. 自由粉碎与缓冲粉碎

为使机械能有效地用于粉碎，将已达到要求细度的粉末随时分离移去，使粗粒有充分机会接受机械能，这种粉碎法称为自由粉碎。反之，若细粉始终保留，在粗粒间起缓冲作用，消耗大量机械能，影响粉碎效率，并产生大量不需要的过细粉末，称缓冲粉碎。所以在粉碎过程中必须将细粉吹出，使粉碎能顺利进行。

5. 粗细粉粒重差

对于不溶于水的药物如珍珠在水中利用粉粒重量的不同，细粒悬浮而粗粒下沉分离，可得极细粉。

（二）粉碎的方法

药材的性质不同，粉碎的要求不同，可采用不同的粉碎方法。

1. 单独粉碎与混合粉碎

（1）单独粉碎系指将一味药料单独进行粉碎处理。需单独粉碎的有：①氧化性药物与还原性药物，混合可引起爆炸。②贵重、毒性、刺激性药物，为了减少损耗和便于劳动保护亦应单独粉碎。③含有胶树脂药物，如乳香、没药，单独低温粉碎。④细小种子类。如车前子。

（2）混合粉碎系指将数种药料掺合进行粉碎。包括：①处方中某些药物的性质及硬度相似，则可以将它们掺合在一起粉碎，这样既可避免一些黏性药物单独粉碎的困难，又可使粉碎与混合操作结合进行；②有低共熔成分时混合粉碎能产生潮湿或液化现象，或单独粉碎，或混合粉碎；③串料：处方中含糖类等黏性药物，如熟地、桂圆肉、麦冬等的黏性大，吸湿性强，可先将处方中其他干燥药物粉碎成粗末，将其陆续掺入黏性药物，使成不规则的碎块和颗粒，在60℃以下充分干燥后再粉碎（俗称串研法）；④串油：处方中含脂肪油较多的药物，如杏仁、桃仁、苏子、大风子、核桃仁、黑芝麻等，不易粉碎和过筛，须先捣成稠糊状或不捣，再与已粉碎的其他药物细粉掺研粉碎，这样因药粉及时将油吸收，不互相吸附和黏附筛孔；⑤蒸罐：处方中含新鲜动物药，如乌鸡，及一些需蒸制的植物药，如地黄、何首乌等，须加黄酒及其他药汁，隔水或夹层蒸气加热蒸煮，目的是使药料变熟，便于粉碎，蒸煮后药料再与处方中其他药物掺合干燥，进行粉碎。

2. 干法粉碎与湿法粉碎

（1）干法粉碎系指将药物经适当干燥，使药物中的水分降低到一定限度（一般含水量<5%）再粉碎的方法。一般药物均采用干法粉碎，可根据药物的性质选用适当的干燥方法，一般温度不宜超过80℃。容易吸潮的药物应避免在空气中吸潮，容易风化的药物应避免在干燥空气中失水。由于含有一定量水分（一般为9%～16%）的中草药具有韧性，难以粉碎，因此在粉碎前也应依其特性加以适当干燥。

（2）湿法粉碎系指在药物中加入适量水或其他液体一起研磨粉碎的方法，即加液研磨法。选用的液体以药物遇湿不膨胀，两者不起变化，不妨碍药效为原则。目的：可降低分子间引力。刺激性或有毒药物，用此法可避免粉尘飞扬。樟脑、薄荷脑等常加入少量液体（如乙醇、水）研磨；朱砂、珍珠、炉甘石等采用传统的水飞法：在水中研磨，当有部分细粉研成时，使其混悬并倾泻出来，余下的药物再加水反复研磨、倾泻，直至全部研匀。再将湿粉干燥。现在多用球磨机代替。湿法粉碎通常对一种药料进行粉碎，故亦是单独粉碎。

3. 低温粉碎

其指利用低温时物料脆性增加，易于粉碎的特性进行的粉碎。特点：①适用于常温下粉碎困难的物料，即软化点、熔点低的及热可塑性物料，如树脂、树胶等；②富含糖分黏性的药物；③获更细的粉末；④能保留挥发性成分。粉碎方法：①物料先行冷却或在低气温条件下，迅速通过粉碎机粉碎；②机壳通入低温冷却水，在循环冷却下进行粉碎；③物料与干冰或液化氮气混合后进行粉碎；④组合应用上述冷却法进行粉碎。

4. 开路粉碎与闭路粉碎

（1）开路粉碎是把物料连续地供给粉碎机，并不断地从粉碎机中取出已粉碎的细物料的操作。该法工艺流程简单，物料只一次通过粉碎机，操作方便，设备少，占地面积小，但成品粒度分布宽，适用于粗碎或粒度要求不高的粉碎。本法粉碎效率高，常用于连续操作。

（2）闭路粉碎是将粉碎机和分级设备联合使用，经粉碎机粉碎的物料通过分级设备分出细粒子，而将粗颗粒重新送回粉碎机反复粉碎的操作。本法操作的动力消耗相对低，成品粒径可以任意选择，粒度分布均匀；成品质量高，纯度高，适合于粒度要求比较高的粉碎。但投资大，故只适用于小规模的间歇操作。

（三）粉碎器械

目前粉碎设备种类很多，不同的粉碎设备其作用亦不同。其基本的作用力有截切、挤压、研磨、撞击（包括锤击与捣碎）和劈裂，此外还有撕裂和锉削。各种粉碎作用力见表3-1，都有其特殊的适应范围，应按照被粉碎药物的理化性质、粒度要求来选择粉碎设备。

表3-1 粉碎作用力的选择

药物的物理特性	粉碎作用力	药物的物理特性	粉碎作用力
硬而脆	撞击，挤压	硬而坚	锉削
硬而韧（或黏）	挤压	韧而黏、中等硬度	研磨和撞击
脆，中等硬度	撞击、劈裂和研磨	动物组织	截切，研磨

1. 锤击式破碎机

结构有高速旋转的旋转轴，轴上安装有数个锤头，机壳上装有衬板，下部装有筛板。当物料从加料斗进入到粉碎室时，由高速旋转的锤头的冲击和剪切作用及被抛向衬板的撞击等作用而被粉碎，细粒通过筛板出料，粗粒继续在机内被粉碎。粉碎粒度可由锤头的形状、大小、转速及筛网的目数来调节。生产能力高，具有很高的破碎比，机械结构简单，体型紧凑，重量轻，产品粒度小而均匀，适用于破碎各种中等硬度而且磨蚀性能弱的物料，含有水分且油质的有机物，有纤维结构、弹性和韧性较强的药材。

锤式破碎机的产品粒度组成与转子圆周速度等有关。转子速度较高时，产品中细粒较多。快速锤式破碎机亦兼有中、细粉碎作用。慢速锤式破碎机的产品中粗粒较多，粒度特性趋于直线。

2. 冲击式破碎机

冲击式粉碎机主要部件有转子（转盘）、板锤、冲击棒、链幕等。对物料的作用力以冲击力为主，其次是撞击（包括物料间相互撞击）。中药工业应用较多的冲击式破碎机为万能粉碎机。在高速旋转的转盘上固定有若干圈冲击柱，另一与转盘相对应的固定盖上也固定有若干圈冲击柱。物料由加料斗加入，由固定板中心轴向进入粉碎机，由于离心作用从中心部位被甩向外壁的过程中受到冲击柱的冲击，而且冲击力越来越大（因为转盘外圈线速大于内圈线速），最后物料达到转盘外壁环状空间，细粒由底部的筛孔出料，粗粒在机内重复粉碎。适宜粉碎各种干燥的非组织性的药物（如中药的根、茎、叶和皮等）。

3. 辊式破碎机（滚压机）

工作部件是两个平行的辊子，一个辊子安装在固定轴承上，另一个支撑在活动轴承上。两个辊子由电动机带动，且两辊子的旋转方向相反，速度相等。物料进入两个辊子之间，在物料和辊子间的摩擦力作用下，物料被辊子夹住受挤压而破碎，破碎后的物料由下部排出。根据使用要求辊子的工作表面可选用光面、槽面和齿面。它的破碎比光面为6～8，齿面为10～15。光面辊子宜用于塑形物料的粉碎，槽性辊子适用于强度不大的脆性或黏性物料的破碎，齿面辊子适用于破碎具有片状解理的软质物料和低硬度的脆性物料。

4. 球磨机

系在不锈钢或陶瓷制成的圆柱筒内装入一定数量不同大小的钢球或瓷球构成。使用时将药物装入圆筒内密盖后，用电动机转动。当圆筒转动时，带动钢球（或瓷球）转动，并带到一定高度，然后在重力作用下抛落下来，球的反复上下运动使药物受到强烈的撞击和研磨，从而被粉碎。粉碎效果与圆筒的转速、球与物料的装量、球的大小与重量等有关。圆筒转速过小时，球随罐体上升至一定高度后往下滑落，这时物料的粉碎主要靠研磨作用，效果较差。转速过大时，球与物料靠离心力作用随罐体旋转，失去物料与球体的相对运动。当转速适宜时，除一小部分球下落外大部分球随罐体上升至一定高度，并在重力与惯性力作用下沿抛物线抛落，此时物料的粉碎主要靠冲击和研磨的联合作用，粉碎效果最好。可见圆筒的转速对药物的粉碎影响较大。临界转速是使球体在离心力的作用下开始随圆筒做旋转运动的速度。根据物料的粉碎程度选择适宜大小的球体，一般来说球体的直径越小、密度越大，粉碎的粒径越小，适合于物料的微粉碎，甚至可达纳米级粉碎。一般球和粉碎物料的总装量为罐体总容积的50%～60%。

球磨机是最普通的粉碎机之一，有100多年的历史。球磨机的结构和粉碎机制比较简单。该法粉碎效率较低，粉碎时间较长，但由于密闭操作，适合于贵重物料的粉碎、无菌粉碎、干法粉碎、湿法粉碎、间歇粉碎，必要时可充入惰性气体，所以适应范围很广。

5. 流能磨

其亦称气流粉碎机，其粉碎机制完全不同于其他粉碎机，物料被压缩空气引射进入粉碎室，7～10个气压的压缩空气通过喷嘴沿切线进入粉碎室时产生超音速气流，物料被气流带入粉碎室被气流分散、加速，并在粒子与粒子间、粒子与器壁间发生强烈撞击、冲击、研磨而得到粉碎。压缩空气夹带的细粉由出料口进入旋风分离器或袋滤器进行分离，较大颗粒由于离心力的作用沿器壁外侧重新带入粉碎室，重复粉碎过程。粉碎程度与喷嘴的个数和角度、粉碎室的几何形状、气流的压缩压力及进料量等有关。一般进料量越多，所获得粉碎物的粒度越大。

气流粉碎机的粉碎有以下特点：①可进行粒度要求为3～20μm超微粉碎，因而具有“微粉机”之称；②由于高压空气从喷嘴喷出时产生焦耳-汤姆逊冷却效应，故适用于热敏性物料和低熔点物料的粉碎；③设备简单、易于对机器及压缩空气进行无菌处理，可用于无菌粉末的粉碎；④和其他粉碎机相比粉碎费用高，但粉碎粒度的要求较高时还是值得的。

6. 羚羊角粉碎机

其是以锉削为主的粉碎机。主要用于羚羊角等角质类药物的粉碎。

（四）粉碎规则与粉碎器械的使用保养

1. 粉碎规则

（1）粉碎后应保持药物的组成和药理作用不变。

（2）根据应用的目和药物剂型控制适当的粉碎程度。

（3）粉碎过程应注意及时过筛，以免部分药物过度粉碎并可提高工效。

（4）药材必须全部粉碎应用，较难粉碎部分（叶脉、纤维等）不应随意丢掉，以免成分的含量相对减少或增高。

2. 粉碎器械的使用保养

（1）高速运转的粉碎机开动后，先使转速稳定再加料。

（2）药物中不应夹杂硬物，特别是铁钉、铁块。

（3）各种传动机构如轴承、伞形齿轮等，必须保持良好润滑性。

（4）电动机及传动机构等应用防护罩，以保证安全，同时注意除尘、清洁等。

二、筛　析

（一）筛析的含义、目的

1. 含义

其含义是固体粉末的分离技术。筛即过筛，系指粉碎后的药料粉末通过网孔性的工具，使粗粉与小细粉分离的操作；析即离析，系指粉碎后的药料粉末经空气或液体（水）流动或旋转的力，使粗粉（重）与细粉（轻）分离的操作。包括风析与水飞。

2. 目的

目的是使粗粉与细粉分离，得规定细度的物料。筛析过程可用于直接制备成品，也可用于中间工序。它对药品的质量及制剂生产的顺利进行都有重要的意义。

（二）药筛的种类与规格

药筛是筛选粉末粒度（粗细）或混匀粉末的工具。药筛系指按药典规定，全国统一用于药剂生产的筛或称标准药筛。在实际生产中也常使用工业用筛（与药筛标准接近）。

1. 药筛种类

（1）编织筛：筛网由铜丝、铁丝、不锈钢丝、尼龙丝、马鬃或竹丝编织而成。编织筛在使用时筛线易移位，故常将金属筛线在交叉处压扁固定。

（2）冲眼筛：系在金属板上冲压出圆形或多角形的筛孔，常用于粉碎过筛联动的机械中分档。

2. 规格

（1）筛号：按《中国药典》，共规定 9 种筛号，一号筛的筛孔内径最大，依次减小，九号筛的筛孔内径最小。具体规定见表 3-2。

（2）目：制药工业上，常以目数来表示筛号及粉末的粗细，多以每英寸（2.54cm）长度有多少孔来表示。例如，每英寸有 120 个孔的筛号称为 120 目筛，筛号数越大，粉末越细，凡能通过 120 目筛的粉末称为 120 目粉。

表 3-2 《中国药典》筛号、筛目、筛孔内径对照表

中国药典筛号	筛目	筛孔内径平均值（μm）
一号筛	10	2000±70
二号筛	24	850±29
三号筛	50	355±13
四号筛	65	250±9.9
五号筛	80	180±7.6
六号筛	100	150±6.6
七号筛	120	125±5.8
八号筛	150	90±4.6
九号筛	200	75±4.1

（三）粉末的分等

粉碎后的粉末必须经过筛选得到粒度比较均匀的粉末，以适应医疗和药剂生产需要。

筛过的粉末包括所有能通过该药筛筛孔的全部粉末。

《中国药典》规定了六种粉末规格如下。

（1）最粗粉：指能全部通过一号筛，但混有能通过二号筛不超过20%的粉末。

（2）粗粉：指能全部通过二号筛，但混有能通过四号筛不超过40%的粉末。

（3）中粉：指能全部通过四号筛，但混有能通过五号筛不超过60%的粉末。

（4）细粉：指能全部通过五号筛，并含能通过六号筛不少于95%的粉末。

（5）最细粉：指能全部通过六号筛，并含能通过七号筛不少于95%的粉末。

（6）极细粉：指能全部通过八号筛，并含能通过九号筛不少于95%的粉末。

（四）过筛与离析的器械

1. 过筛器械与应用

（1）手摇筛系编织筛网，固定在圆形或长方形的金属圈上。按照筛号大小依次叠成套(亦称套筛)。最粗号在顶上，其上面加盖，最细号在底下，套在接受器上，应用时可取所需要号数的药筛套在接受器上，盖好盖子，以手摇动过筛。应用：小量生产，也适用于筛毒性、刺激性或质轻的药粉，避免粉尘飞扬。

（2）振动筛粉机又称筛箱，系利用偏心轮对连杆所产生的往复振动而筛选粉末的装置。适用于无黏性的植物药，毒性、刺激性、易风化潮解药物。

（3）悬挂式偏重筛粉机系利用偏重轮转动时不平衡惯性而产生簸动而筛选粉末的装置。构造简单，效率高，适用于矿物药、化学药或无显著黏性的药材粉末的过筛。

（4）电磁簸动筛粉机系利用较高频度（高达每秒200次以上）与较小幅度（其振动幅度在3mm以内）造成簸动。具有较强的振荡性能，故适应筛黏性较强的药粉如含糖或树脂的药粉等。

2. 离析器械与应用

（1）旋风分离器是利用离心力以分离气体小细粉的设备，它的主要部分是一个带锥形的圆筒，在上段切线方向有气体入口管，上部有排气孔，下段锥形筒底有接受细粉的出口。设备构造简单，分离效率高，但细粉不能除尽，对气体的流变动敏感。

（2）袋滤器是用绵织或毛织品制成的圆形袋，是进一步分离气体与细粉的装置，截留气体中微粉的效率很高，但滤布磨损或被堵塞较快，不适于高温与潮湿的气流。

（五）过筛原则

（1）振动药粉：在静止情况下由于受摩擦静电吸引与表面能的影响，易形成粉块不易过筛。施加外力振动时，各种力的平衡受到破坏，小于筛孔的粉末才能通过。所以过筛时需要不断振动，但运动速度不宜过快或过慢，否则会减低过筛的效率。

（2）粉末干燥：药粉中含水量较高时应充分干燥后再过筛，易吸潮的药粉要及时在干燥环境中过筛，富含油脂的药粉易结成团块，可用串油法、脱脂或冷却过筛。

（3）粉层厚度：药筛内放入粉末不宜太多，让其有足够的余地在较大范围内移动而过筛，但不宜过薄影响过筛效率。

三、浸　提

（一）浸出过程

浸出（萃取）过程系指溶剂进入细胞组织溶解其有效成分后变成浸出液的全部过程。它实质上就是溶质由药材固相转移到液相中的传质过程，系以扩散原理为基础，一般药材浸出过程包括下列相互联系的几个阶段。

1. 浸润、渗透过程

当药材粉粒与浸出溶剂混合时，浸出溶剂首先附着于粉粒表面使之润湿，然后通过毛细管和细胞间隙进入细胞组织中。浸出溶剂是否能附着于粉粒表面取决于两者之间的界面情况。浸出溶剂和药材的性质又是界面情况的决定因素，其中溶剂表面张力和药材中含有物性质起着主导的作用。不能附着于粉粒表面的溶剂无法浸出其有效成分。一般在药材组织中含有的组成物质大部分带有极性基团，如蛋白质、淀粉、纤维素等，故极性溶剂易于通过细胞壁进入药材内部。而非极性溶剂，如石油醚、乙醚、氯仿等则较难润湿药材。当用非极性溶剂浸出时，药材应先行干燥，因为潮湿的药材不易被非极性溶剂所润湿。用醇、水等浸出油脂多的药材时应先脱脂，因为油脂不易被极性溶剂润湿。

药材浸润过程的速度与溶剂性质、药材表面状态、比表面积、药材内毛细孔的大小及其分布、浸取温度、压力等因素有关。

2. 解吸、溶解过程

溶剂进入细胞后，根据溶剂种类不同，溶解的对象也不同。水能溶解晶质及胶质，故其浸出液多含胶体物质而呈胶体液，但乙醇浸出液中含有较少的胶质，非极性浸出溶剂的浸出液则不含胶质。

组织中溶液的形成促使细胞内渗透压的升高，因而使更多的浸出溶剂渗入其中，而溶解更多的有效成分。但这一变化需要一定时间，其速度取决于药材与溶剂的特性。一般疏松的药材进行得比较快，但溶剂为水的速度则较慢。

3. 扩散过程

浸出溶剂溶解有效成分后形成浓溶液与周围溶剂产生浓度差，从而产生药物的扩散。一般在药材表面附有一层很厚的溶液膜，称为扩散“边界层”。浓溶液中在块粒表面保持一定的浓度，并通过边界层向四周的稀溶液主体中扩散，其扩散的推动力为边界层内外药物的浓度差。浸出成分的扩散速度可用 Ficks 第一扩散公式（Fick′s first law of diffusion）来说明：

$$dM = -DF\left(\frac{dc}{dx}\right)dt \qquad \text{（式 3-1）}$$

式中，dM：扩散物质量；dt：扩散时间；F：扩散面积，代表药材的粒度和表面状态；dc/dx：浓度梯度；D：扩散系数，负号表示药物扩散方向与浓度梯度方向相反。由式 3-1 可知，dM 值与药材的粉碎度、表面状态、扩散过程中的浓度梯度、扩散时间与扩散系数成正比。当 D、F、t 值一定时，dc/dt 值如能保持最大，浸出即能很好进行，这与溶剂性质、药材与溶剂相对运动速度有关。

扩散系数 D 值随药材而变化，与浸出溶剂的性质亦有关。可由试验按式 3-2 求得：

$$D=\frac{RT}{N}\cdot\frac{1}{6\pi r\eta} \quad (式 3\text{-}2)$$

式中，R：克分子气体常数；T：绝对温度；N：阿伏加德罗常数；r：扩散分子半径；η：黏度。式 3-2 表明，黏滞度小，溶解物质的分子小，则 D 值大，扩散快，提高温度可增加扩散速度。

4. 置换过程

浸出的关键在于保持最大浓度梯度。如果没有浓度梯度，其他因素如 D 值、F 值和 t 值都将失去作用。因此，用新鲜溶剂或稀浸出液随时置换药材粉粒周围的浓浸出液，以提高浸出推动力是控制浸出速率的关键。

（二）影响浸出的因素

1. 浸出溶剂

溶剂的用量、溶解性能等理化性质对浸出的影响较大。浸出溶剂应对有效成分具有较大的溶解度。

（1）水是最常用的浸出溶剂之一，它对极性物质，如生物碱盐、苷、水溶性有机酸、鞣质、糖类、氨基酸等都有较好溶解性能。一般应用蒸馏水或离子交换纯水。当水质硬度大时，会影响上述有效成分的浸出。

（2）乙醇也是常用溶剂之一，选用不同比例乙醇与水的混合物作浸出溶剂，有利于不同成分的浸出。一般乙醇含量在 90% 以上时，适于浸取挥发油、有机酸、内酯、树脂等。乙醇含量在 50%～70% 时，适于浸取生物碱、苷类等。含量在 50% 以下时，适于浸取蒽醌类化合物等。乙醇含量达 40% 时，能延缓某些苷、酯等水解作用。另外，乙醇含量在 20% 以上时，浸出液具有防腐作用。

为了提高溶剂的浸出效果，或提高制品的稳定性，有时亦可应用一些浸出辅助剂。如适当用酸，可以促进生物碱的浸出；适当用碱，可以促进某些有机酸的浸出。溶剂具有适宜的 pH 也有助于增加制剂中某些成分的稳定性。此外，应用适宜的表面活性剂常能提高浸出溶剂的浸出效能。

2. 药材的粉碎粒度

扩散面积 F 越大，扩散越快，因此药材应予粉碎。实践证明，粉碎需有适当的限度，细粉虽有较大的面积，但过细的粉末并不适于浸出。当用渗漉法时，粉粒过细溶剂流通阻力增大，甚至会引起堵塞，致使浸出困难或降低浸出效率。

3. 浸出温度

温度升高，扩散系数 D 增大，因而扩散速度加快，有利于加速浸出。一般药材的浸出在溶剂沸点温度下或接近于沸点温度进行比较有利，但温度必须控制在药材有效成分不被破坏的范围内。此外，多数物质的溶解度随温度上升而增加。

4. 浓度梯度

浓度梯度是指药材块粒组织内的浓溶液与外面周围溶液的浓度差。浓度梯度越大浸出速度越快。在选择浸出工艺与浸出设备时应以能创造最大的浓度梯度为基础。一般连续逆流浸取的平均浓度梯度比一次浸取大些，浸出效率也较高。应用浸渍法时，搅拌或浸出液的强制循环等也有助于增加浓度梯度。

5. 浸出压力

药材组织坚实，浸出溶剂较难浸润，提高浸出压力有利于加快浸润过程，使药材组织内更快地充满溶剂而形成浓溶液，使较早发生溶质的扩散过程。加大压力对组织松软、容易润湿药材的浸出则影响不大。当药材组织内充满溶剂之后，加大压力对扩散速度则没有什么影响。

6. 药材与溶剂相对运动速度

在流动的介质中进行浸出时药材与溶剂的相对运动速度加快，能使扩散边界层变薄或边界层更新加快，而有利于浸出过程。但相对运动速度应适当，过快时较易增加溶剂的耗用量。

7. 新技术的应用

近年来利用新技术改善浸出效率的探索值得注意，利用胶体磨浸取颠茄和曼佗罗以制备酊剂，可使浸出在几分钟内完成。利用超声波提高浸出效能是一个新的发展，如用500km 的超声浸出颠茄叶中的生物碱，可将渗漉法浸出 48h 缩短为 3h。其他的强化浸出方法，如流化浸出、电磁场浸出、电磁振动浸出、脉冲浸出等也都可得到较好的效果。

第二节　单味药煮散的研究实例

一、煮散的制备研究

在饮片的粉碎技术方面，古时所著医籍对饮片制备成颗粒的过程所言甚少，对颗粒制备的标准也未有系统的详述。如煮散方剂记录最多的《太平惠民和剂局方》中，对将打散的描述也仅限于“捣为粗末”、“细研”、“捣，罗为末”、“锉散”、“杵，罗为细末”、“上锉碎用瓮罐内烧存性，口展为细末”、“入研，过罗为细末”等；《普济方》与《圣济总录》中言“为细末”者逾九成，而《济生方》、《博济方》、《备急千金要方》、《千金翼方》、《仙授理伤续断秘方》、《寿世保元》、《审视摇函》等宋时推倡煮散的书中所描述打散尽是“为细末”；《伤寒论》中多言“吹咀”，《内经13方》仅有小金丹方中提到了“研”；有关中药炮制方面的医籍如《雷公炮炙法》、《中药炮制学》、《炮制大法》及中药分类医籍《神农本草经》等对药材粉碎后煮散相关描述几乎未见。传统中医普遍认为古时打散所用器具即为铁杵、石碾等，手工操作进行粉碎且粉碎度也未有统一规范。关于对煮散方法的描述，《太平惠民和剂局方》中多言“……每服二钱，水一大盏，同煎至七分，稍热服……”、“每服四钱重，水一盏半，生姜十片，煎至八分，去滓”等，《普济方》中打散后多制丸，或以酒、汤服散，煮散者多言如“每服三钱，水一中盏，入生姜半分，枣三枚，煎至六分，去滓，不拘时候，稍热服”、“上为粗散，每服三钱，水一盏半，小麦百余粒，同煎至八分。去滓热服。每日一服。不拘时候”；《圣济总录》中煮散者多言“捣罗为末，以前钟乳汁七升，煎至四升，以生绢滤去滓澄清”，其他医籍所述皆相类似，即都粗略地规定了服用剂量、加水量和煎煮时间，但都未有系统规范。

随着科技的发展，人们对粉碎技术进行了深入的研究并取得了巨大的突破，尤其在现代电能的普及和电动机的问世之后，相继出现了形形色色、大小不一、用途多样的中药粉碎机械。根据粉碎原理的不同可将粉碎机分为旋转撞击、碾轧剪切、研磨剪切、液氮低温粉碎、碾轧剪切结合颗粒风选等，根据粉碎机的大小分为小型粉碎机、中型粉碎机、大型粉碎机等，根据其用途的不同分为家用粉碎机、实验室用粉碎机、工业用粉碎机等。尽管现代粉碎技术较古时有了飞跃式的发展提升，但在煮散方面的专用性仍然存在不可忽视的问题。各种原理的粉碎机都有其在应用上的不足，如旋转撞击时粉碎舱中产生的高温会使饮片自身性质发生改变、碾压时对含植物纤维的饮片粉碎不充分、某些蜜制类或含糖分较多的饮片不易粉碎等；并非所有粉碎机都专于煮散时中药饮片的粉碎为设计目的，而是兼以其他如食品、矿石、饲料、土壤的粉碎功能，在某种程度上不能发挥其特定的在饮片粉碎方面的优势。

因此在粉碎工艺方面，即中药饮片在煮散时粉碎的最佳颗粒度，需要进行系统的研究，充分发挥中药效用且节省药材的优势。

（一）煮散的粒度筛选

煮散颗粒的大小不仅影响到浸出物可溶性成分的溶出率，而且直接影响到临床疗效的发挥，因此需选择适宜的粒径进行研究。最佳粒度使得中药指标性成分能最大限度地溶出，提高其释放速度和利用率，使其达到疗效最佳。根及根茎类中药由于质地坚硬，致密度高，浸出率低，水分不易迅速浸入药材内部组织细胞，入汤剂煎煮时所需时间长，且不易煎透，而制成煮散后为颗粒状，浸出率大大提高。本研究选择在物性特征方面具有此种典型性的4种根及根茎类中药葛根、黄连、黄芩、甘草，通过粉碎制成煮散颗粒，考察其制备工艺即最佳粉碎粒度，以期为煮散的粒径控制与应用提供实验数据，同时为其他类别的中药煮散的研究提供理论及试验依据，旨在开发既符合中医临床用药特点，又能节约药材的新型中药现代饮片。

1. 材料与试药

葛根为豆科植物野葛 *Pueraria lobata*（Willd.）Ohwi 的干燥根，黄芩为唇形科植物黄芩 *Scutellaria baicalensis* Georgi 的干燥根，黄连为毛茛科植物黄连 *Coptis chinensis* Franch. 的干燥根茎，甘草为豆科植物甘草 *Glycyrrhiza uralensis* Fisch. 的干燥根及根茎。

2. 方法与结果

（1）煮散的制备：称取四种饮片适量，于高速或低速粉碎机中切割粉碎，经过多次反复的粉碎、筛选作业，直至药材全部粉碎过筛，分别制成三种颗粒。

颗粒Ⅰ：全部过 1 号筛（10 目，内径 2mm），混有能通过 3 号筛（50 目，内径 0.35mm）的不超过 20%。

颗粒Ⅱ：全部过 2 号筛（24 目，内径 0.85mm），混有能通过 4 号筛（65 目，内径 0.25mm）的不超过 40%。

颗粒Ⅲ：全部过 4 号筛（65 目，内径 0.25mm），混有能通过 5 号筛（80 目，内径 0.18mm）的不超过 60%。

（2）煮散水煎液的制备：取上述三种煮散颗粒，固定相同的煎煮及过滤设备，各加 20 倍水，浸泡 20min 后，武火加热，沸后转为文火，保持微沸状态，煎煮 20min，100 目滤布滤过，放冷，滤液定容至 100ml，作为备用液。根据药典中各药材的检测指标，以有效化学成分的含量及得膏率为指标，采用 HPLC 法，检测各供试品中指标成分，并计算含量。所测结果与各成分的最高值对比，计算相对得膏率及相对含量，详见图 3-1、图 3-2。

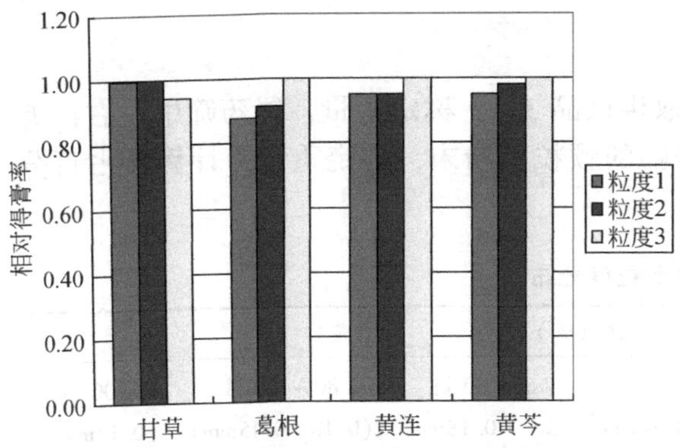

图 3-1　煮散不同粒度下相对得膏率

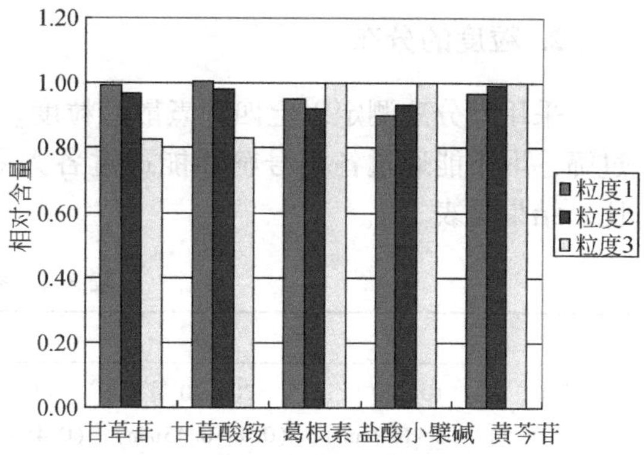

图 3-2　煮散不同粒度下各指标成分相对含量

从图 3-1、图 3-2 中看出，黄芩、黄连随粒度增加其含量和得膏率均呈上升趋势，而甘草则均呈下降趋势，分析原因，可能是黄芩、黄连药材颗粒淀粉含量少，水煎液黏性小，粒度均匀，因此随粒度增加，与提取液接触面积大，提取较完全。而甘草药材中含有的糖及淀粉较多，颗粒越细其吸附有效成分越多，且过滤困难，导致含量及得膏率随粒度增加而减少。葛根因为药材粉碎均匀性较差，影响取样的均匀性，故含量测定上有波动。总体而言，从生产、包装及煎煮多方面考虑，各粒度下葛根、黄连、黄芩、甘草药材相对含量及相对得膏率均大于90%，最终确定粒度范围：小于10目大于80目的颗粒在总颗粒中所占比例不得小于80%。

（二）煮散的粉体学特征研究

研究影响煮散质量评价的粉体特征，包括粒度分布、流动性及比表面积等。

1. 煮散的物性特征及性状

中药具有不同的物性特征，不仅会影响其粉碎后粒度的分布，还会影响其流动性。煮散是饮片或原药材经过粉碎后制成的，其性状有了较大的变化，需作为质量评价的指标之一，以黄连、黄芩、葛根、甘草为例，结果见表3-3。

表3-3　四种中药饮片与煮散

样品	分类	物性特征	饮片性状	煮散性状
黄连	根茎类	质硬脆	不规则的厚片。外表皮灰黄色或黄褐色。切面或碎断面鲜黄色或红黄色	橙黄色至黄褐色颗粒
黄芩	根类	质硬而脆，易折断	类圆形或不规则形薄片。外表皮黄棕色或棕褐色。切面黄棕色或黄绿色	黄色至黄棕色颗粒
葛根	根类	纤维性强	呈不规则的厚片、粗丝或边长为5～12mm的方块。切面浅黄棕色至棕黄色	黄白色至淡棕色颗粒
甘草	根及根茎类	质坚实	类圆形或椭圆形切片。外表皮红棕色或灰棕色。切面黄色至深黄色	淡黄色至黄棕色颗粒

2. 粒度的分布

采用筛分法测定以上四种煮散的粒度。取供试品30g，称定重量，置药筛中左右往返过筛，取不能通过各小号筛和能通过各大号筛的颗粒及粉末，称定重量，计算所占百分比。结果见表3-4。

表3-4　煮散粒度分布

煮散	占比（%）					
	10～20目（2～0.9mm）	20～40目（0.9～0.45mm）	40～60目（0.45～0.3mm）	60～80目（0.3～0.18mm）	80～100目（0.18～0.15mm）	>100目（0.15mm）
黄连	60.1	20.9	7.4	4.6	1.1	4.9
黄芩	62.3	20.5	7.1	4.4	1.7	3.5
葛根	38.0	22.8	13.6	12.3	7.1	5.0
甘草	66.7	15.2	6.0	4.3	1.9	5.4

由粒度分布看出，黄连、黄芩、甘草煮散颗粒10～20目占总颗粒的60%以上，葛根煮散颗粒10～40目占总颗粒的60%以上。

3. 流动性测定

影响中药粉体流动性的因素除生药粉本身所含化学成分外，主要与粒子的大小及其分布、粒子的形态与表面粗糙程度有关，而粉体的流动性对药物混合的均匀性、分装的准确性等均有一定影响，对生产、应用及质量控制具有重大意义。采用Carr测定法，即应用休止角、平板角、凝集度、压缩率、均齐度五项指数，用得分制的数值方法表示粉体的流动性，其中压缩度是样品的振实密度与松装密度之差与振实密度之比的结果。使用粉体综合特性测试仪对4种煮散颗粒进行流动性测试，测定结果见表3-5。

表3-5　流动性测试结果

测试项目	煮散			
	黄连	黄芩	葛根	甘草
休止角（°）	42	42	52	47
松装密度（g/cm^3）	0.53	0.41	0.30	0.36
振实密度（g/cm^3）	0.57	0.44	0.35	0.38
平板角（°）	77	75	90	80
均齐度	5.07	3.41	7.46	2.74
凝集度	95.58	92.15	84.39	94.53
流动性	良好	良好	不大好	一般

植物质地的硬脆性和纤维的坚韧性不同，粉碎后粒子的流动性效果亦不同，所测得的各参数按照流动指数计算公式进行计算，对照Carr指数表，来判定粉体流动程度的结果表明黄连、黄芩、甘草煮散颗粒流动性分别为良好、良好、一般，而葛根由于富含纤维及淀粉，所制煮散均匀性较差、流动性不大好。

4. 比表面积的测定

植物类中药粒子形态多不规则，表面粗糙且有孔隙，比表面积是表征粉体材料性能、揭示团聚行为等的重要参数。分别取4种煮散颗粒置入全自动压汞仪中，测试比表面积，结果见表3-6。

表3-6　比表面积测定结果

	黄连	黄芩	甘草	葛根
比表面积（m^2/g）	10.41	7.95	6.28	4.47

物料比表面积越大，与空气接触面积就越大，发生水交换的频率也相应增大，物料的吸湿性增强。黄连、黄芩、甘草煮散与葛根煮散相比吸湿性可能强一些，但还需进一步进行颗粒吸湿速率测定，为生产、贮藏的环境提供参考。

5. 干燥对煮散粉体学特性的影响

煮散制备的首要步骤为粉碎处理，物料性质和应力类型等内、外部条件均会影响粉碎效果，其中物料性质如强度、硬度、韧性、含水量、密度等对粉碎效果的影响尤为显著。根据物料的特性，常用的粉碎方法主要有干法粉碎、湿法粉碎及低温粉碎，其中以干法粉碎最为多见。一般而言，药材含水量越少，药材脆性增加，越有利于粉碎；但含水量减少，粉碎后细粉比例增加，粉体总表面能增大，重聚结块倾向加剧，粉体不稳定，故适度干燥是干法粉碎的前提。通过对 3 种不同性质中药饮片（富含纤维的干姜、富含油脂的苦杏仁及强韧性的水蛭）进行干燥、粉碎处理，考察物料含水量对粉碎特性的影响，为煮散的制备提供实验依据。

（1）饮片的预处理：称取干姜、苦杏仁、水蛭饮片各 5 份，每份 200 g，其中 1 份不作处理，剩余 4 份低温干燥处理（至于 60 ℃烘箱中分别干燥 4h、8h、12h、16h），制备不同含水量的药材饮片，测定各饮片水分。水蛭参考 2010 年版《中国药典（一部）》附录Ⅸ H 第一法，干姜参考附录Ⅸ H 第二法，苦杏仁参考 GB /T 14489.1-2008，结果见表 3-7。

（2）煮散颗粒最粗粉的制备：取预处理过的药材饮片，配套 2 mm 筛片的粗碎机进行粉碎，得不同含水量的各药材煮散颗粒最粗粉。

（3）干燥对粒度分布的影响：取不同含水量的各药材煮散颗粒最粗粉 30 g，称定质量，置规定的药筛中，保持水平状态过筛，左右往返，边筛动边轻叩 5min。取各药筛上的粉体，称定质量，结果见表 3-7。

表 3-7　药材干燥时间、含水量与煮散颗粒粒径分布的关系

药材	干燥时间（h）	含水量（%）	0.850～2.000 mm（%）	0.355～0.850 mm（%）	0.250～0.355 mm（%）	0.180～0.250 mm（%）	0.150～0.180 mm（%）	<0.150 mm（%）
干姜	0	14.37	56.70	24.49	11.35	5.68	0.52	1.26
	4	11.86	58.43	22.73	7.77	2.58	3.12	5.38
	8	10.33	53.51	25.37	7.99	2.21	2.64	8.29
	12	9.28	53.37	24.87	6.84	3.97	2.47	8.48
	16	8.54	48.54	25.66	8.48	2.85	3.45	11.02
苦杏仁	0	12.02	71.00	25.67	2.33	1.00	0.00	0.00
	4	9.15	62.67	29.00	7.99	0.33	0.00	0.00
	8	8.11	68.33	23.96	7.07	0.64	0.00	0.00
	12	7.63	64.72	25.77	8.71	0.60	0.20	0.00
	16	7.14	63.32	26.30	10.15	0.13	0.10	0.00
水蛭	0	6.12	62.17	21.63	12.84	1.56	0.42	1.38
	4	5.16	52.85	28.42	11.59	4.09	1.08	1.98
	8	4.33	52.15	29.51	11.90	3.92	0.72	1.79
	12	3.76	49.57	29.80	12.77	5.70	0.83	1.33
	16	3.49	44.32	31.08	13.58	8.29	1.16	1.57

（4）干燥对松密度、振实密度的影响：量筒干燥后称重（M_0），置漏斗颈下，量筒顶距漏斗颈部2cm，使漏斗和量筒同心，将样品（约50g）沿漏斗壁旋转倒入漏斗中，使样品连续流出，刮刀轻轻夷平粉末顶部，不压实，精密称定质量（M_1）并记录未处理的外观体积（V_0）。用机械轻叩装有样品的量筒，将量筒举起10±2mm，让量筒自由落下，250次/min，轻叩量筒500次，记录振实后体积（V_1），按公式［$(M_1-M_0)/V_0$］计算松密度，按公式［$(M_1-M_0)/V_1$］计算振实密度，结果见表3-8。

表3-8　药材含水量对煮散颗粒松密度、振实密度、休止角的影响

药材	含水量（%）	松密度（g·ml^{-1}）	振实密度（g·ml^{-1}）	休止角（°）
干姜	14.37	0.387 3	0.520 4	43.70±0.29
	11.86	0.395 1	0.523 8	39.72±0.53
	10.33	0.407 3	0.531 7	41.11±0.57
	9.28	0.418 0	0.541 1	41.14±0.47
	8.54	0.416 7	0.542 4	42.37±0.62
苦杏仁	12.02	0.450 1	0.601 4	39.27±1.18
	9.15	0.453 6	0.605 2	40.98±0.07
	8.11	0.468 2	0.613 5	41.33±0.81
	7.63	0.476 4	0.612 3	41.13±0.61
	7.14	0.471 1	0.613 8	41.44±0.51
水蛭	6.12	0.411 5	0.502 2	45.60±1.03
	5.16	0.419 2	0.516 9	40.64±0.12
	4.33	0.418 8	0.519 7	40.57±0.60
	3.76	0.449 2	0.548 7	41.67±0.35
	3.49	0.457 0	0.559 0	41.98±0.45

（5）干燥对流动性的影响：采用经典固定漏斗法。将漏斗固定于水平放置的绘图纸的上方距离，漏斗下口距绘图纸的高度记为H，小心地将微粉倒入漏斗中，直至漏斗下形成的圆锥体的尖端接触到漏斗的下口为止，圆锥体直径记为$2R$，按公式$\mathrm{tg}\theta=H/R$计算休止角（θ），结果见表3-8。

（6）干燥对外观性状的影响：观察煮散颗粒断口形貌、颗粒长径比、圆润性、表面棱角数目及产品均匀性发现，随着饮片含水量的减少，煮散颗粒的产品均匀性降低；干姜、水蛭随着含水量的减少，断面平整、规整性提高，长径比缩小，表面棱角数减少；苦杏仁煮散颗粒外貌随含水量变化不大，但随干燥时间的延长，煮散颗粒的重聚结块现象加重。

根据以上研究结果发现，饮片含水量是衡量饮片质量好坏的重要指标之一，与饮片霉变现象的发生密切相关，宜控制在“安全水分”限度内。国家医药管理局公布的中药饮片安全水分范围大部分在10%～19%，处于该范围内的饮片虽质量不易发生变化，但饮片性质如软硬程度、可塑性、黏性等仍会不同程度影响后续的制剂过程。中药材干燥方法主要有晒干、阴干、烘干、低温干燥、微波干燥等。干姜富含挥发油，水蛭抗凝血活性成分具有热不稳定性，文献报道干燥温度对干姜中6，8，10-姜酚含量有一定影响，故本节优选低温干燥法，设定干燥温度60 ℃。

粒径分布范围、松密度、振实密度、流动性及外观性状是评价煮散颗粒粉体学特征的重要指标。在根茎类中药饮片粉碎过程中，随饮片含水量的增大，粉碎粒径增大，细粉减少，粉体均匀性增加，松密度和振实密度减小；饮片韧性增强，粉碎时塑性形变增大，粉体断面平整性和规整性降低，表面棱角增多，长径比增大，粉体流动性变差；粉碎后颗粒间更易产生交联，即颗粒间相互作用增强，致使重聚结块现象加重。故通过适度干燥，控制干姜、苦杏仁、水蛭含水量分别约11%、12%、5%，有利于制备粉体学特性较好的煮散颗粒。

二、煮散煎煮工艺的研究

中药材提取实质上是使有效成分（即溶质）从固相向液相转移的传质过程。其过程的物理化学模式一般可设想分3步完成：①溶剂向药材内部的渗透和药材的润湿；②药材内部溶质的溶解；③有效成分从药材内部向药材表面及由药材表面向溶液主体的扩散。与固体制剂不同，中药材存在细胞壁，成分溶出药材细胞内室传质扩散至细胞外毛细管质外体室，再进一步传质扩散至溶液室。其中内扩散常被认为是整个提取过程的速率控制步骤。而在传质扩散的过程中存在扩散阻力，减小扩散阻力可以促进中药材的高效提取。影响扩散阻力的因素众多，可分为：①内部影响因素，表现为提取体系的组成，包括颗粒形态及组分间的相互作用。颗粒形态是提取源的物理形态，如颗粒尺度、颗粒结构等；组分间的相互作用是中药成分复杂性的体现。②外部影响因素，包括溶剂性质、提取方式和状态参数。内部影响因素又更为重要。因此，将中药粉碎成不同粒径的颗粒（即为传统中药煮散），增加比表面积，增加溶媒与药材组织的接触面，能提高中药有效成分的溶出率。

中药煮散与传统饮片一致，皆需经过煎煮而制成汤剂形式服用，是我国中药传统的用药形式。而影响煮散煎煮的因素主要有煎药加水量、煎煮时间、煎煮次数等。

（一）加水量对中药煮散质量的影响

作为影响煎煮诸因素之一的加水量，对药材有效成分的溶出起着决定性作用，直接影响中药汤剂质量，而加水量即指中药材在煎煮过程中所加入的总的溶媒水量，这包括药材的吸水量、煎煮过程中水的蒸发量及汤剂水量三部分。煎煮时加水量对煮散有效成分溶出量影响明显，煮散有别于饮片的煎煮方法，需加入大量水煎煮。研究根茎类煮散煎煮工艺，煮散在煎煮时需加入药材量12~20倍量的水，仅煎煮10~20min，煎煮1次即可，这样不仅不会造成煎液糊化、黏底烧焦现象，有效成分还能充分溶出，转移率可达60%以上。

（二）煎煮时间对中药煮散质量的影响

煎煮时间指药材煎煮沸腾后所需要的煎煮时间。从马雪玮等通过研究“干姜煮散颗粒与传统饮片在不同煎煮时间点干膏收率与6-姜辣素含量的对比研究”的实验数据中可以发现在相同的煎煮条件中，不同煎煮时间点干姜煮散颗粒的水煎液中的干膏收率和6-姜辣素的含量存在较大的差别，但从35min至60min时差别却已经不太明显；从林俊芝等研究“黄柏饮片与煮散颗粒在不同煎煮时间点盐酸小檗碱含量和干膏收率的比较”的实验数据中亦可得出不同煎煮时间对黄柏煮散颗粒水煎液中的盐酸小檗碱含量和干膏收率有较大不同，但从35min至60min却未出现明显变化；陈金月等通过对“麻杏二陈煮散汤剂质量优化影响因素的正交试验研究”的研究，结果认为麻杏二陈煮散汤剂制备的最佳煎煮时间是10min。由此可知，中药煮散存在最佳煎煮时间，并不是传统意义上煎煮时间越长有效成分析出越多，而是在一个合理的煎煮时间下，既节省煎煮时间，又能得到相对有效成分最大析出量。

（三）煎煮次数对中药煮散质量的影响

我们知道传统饮片在煎煮时通常是煎煮两次，而煮散因其药材粒度较小，在煎煮过程中能与水充分的接触，因此在加够足量的水后，一般煎煮1次即可。

（四）以葛根煮散为例研究煎煮工艺

1. 煮散的制备

称取葛根饮片适量，于低速粉碎机中粉碎过筛，制成的颗粒粒度范围为小于10目（2mm）大于80目（0.18mm）的颗粒，在总颗粒中所占比例不得小于80%。

2. 煎煮时间考察

精密称取所制葛根煮散5g，分别加入20倍水，浸泡20min，煎煮10min、20min、30min、40min、50min，煎煮1次，纱布滤过，滤液定容至100ml，作为水煎备用液，测定葛根素含量。计算各个时间点葛根素的煎出量及干膏率，结果见图3-3。

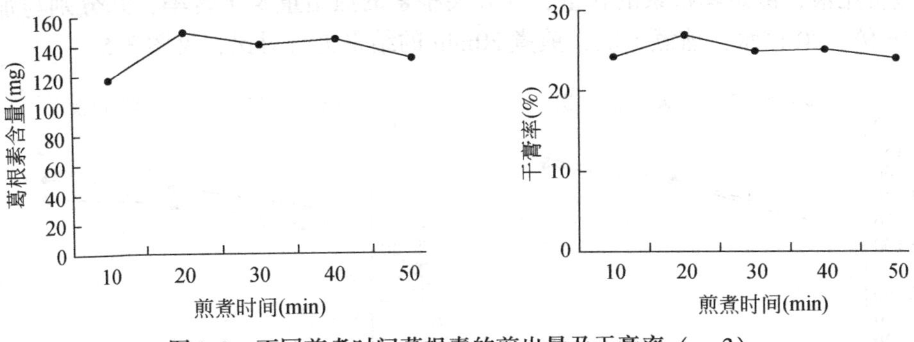

图3-3　不同煎煮时间葛根素的煎出量及干膏率（$n=3$）

对结果进行方差分析，煎煮时间对葛根煮散中葛根素的煎出量及干膏率无明显影响（$P>0.05$），直观分析，在20min时葛根素煎出量最高，故煎煮时间定为20min。

3. 加水量的考察

精密称取所制煮散5g，分别加入6倍、8倍、10倍、12倍、14倍、16倍、18倍、20倍水，浸泡20min，煎煮20min，煎煮1次，纱布过滤，滤液定容至100ml，作为水煎备用液，测定葛根素的含量。计算不同加水量时葛根素的煎出量及干膏率，结果见图3-4。

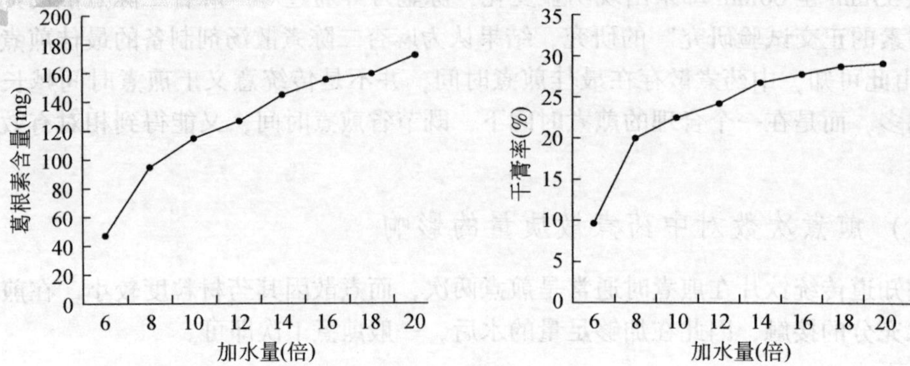

图3-4　不同加水量葛根素的煎出量及干膏率（$n=3$）

从图3-4中进行直观分析，随着加水量增多，葛根素的煎出量及干膏率均增大；通过方差分析，加水量对葛根煮散中葛根素的煎出量有极显著影响（$P<0.01$），进而用多重比较方法（LSD方法），进行两两比较，结果表明：加水量到20倍后，与其余倍数的加水量相比，葛根素煎出量及干膏率均有统计学意义（$P<0.05$），故葛根煮散煎煮一次需要加20倍水。

4. 煎煮次数的考察

分别精密称取所制煮散5g，浸泡20min，煎煮2次，加入6倍、8倍、10倍水，共计加水量分别为12倍、16倍、20倍，各煎煮20min，纱布过滤，滤液合并定容至100ml，作为水煎备用液，测定葛根素的含量，计算葛根素的煎出量及干膏率，并分别与加水量为12倍、16倍、20倍水，煎煮1次，煎煮20min的结果进行对比，见图3-5。

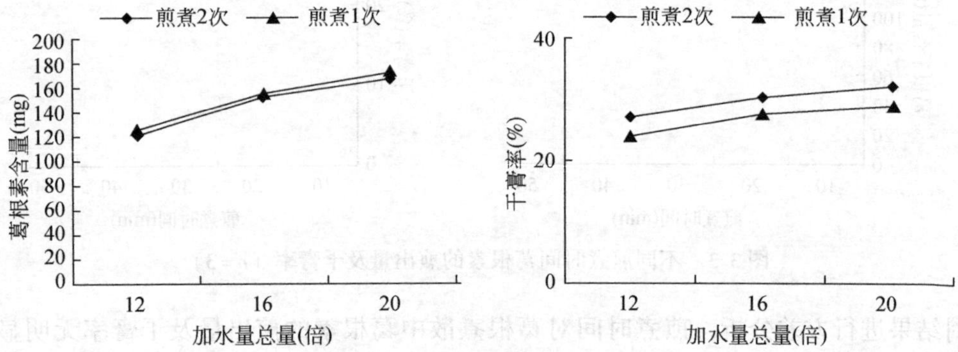

图3-5　不同煎煮次数葛根素的煎出量及干膏率（$n=3$）

结果表明，加水量6倍、8倍、10倍水分别煎煮2次，与在总加水量相同、煎煮1次时比较，葛根素的煎出量及干膏率均无统计学意义（$P>0.05$），故可优选葛根煮散的煎煮工艺为加20倍水，浸泡20min，煎煮1次，煎煮20min。

三、煮散与饮片的对比

（一）煮散与饮片水煎液中微粒及Zeta电势对比

由于饮片及煮散汤剂中存在大量的混悬型胶体微粒，作为粗分散体系属于动力学不稳定体系，易发生沉降，Zeta电势是判断其物理稳定性的重要指标，测定黄芩、葛根、黄连、甘草四种煮散及饮片水煎液中Zeta电势，结果见图3-6、表3-9。

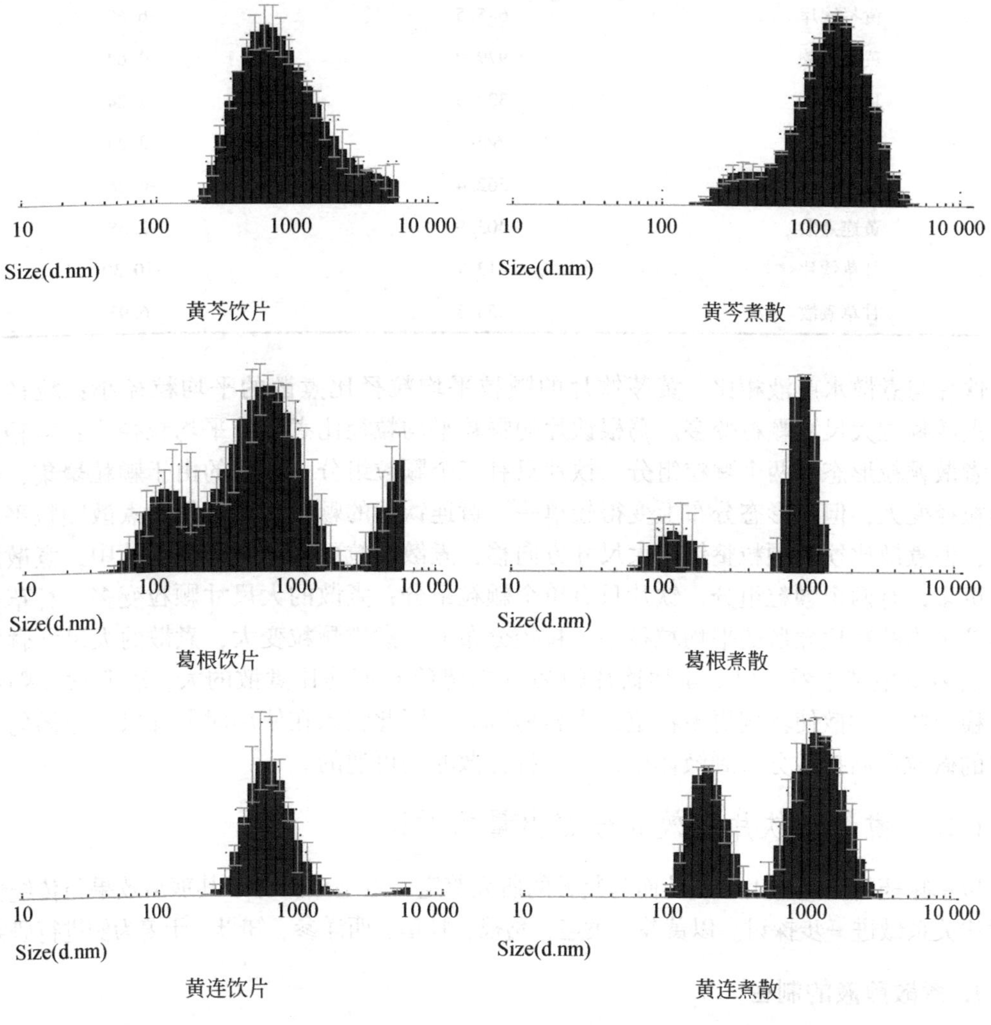

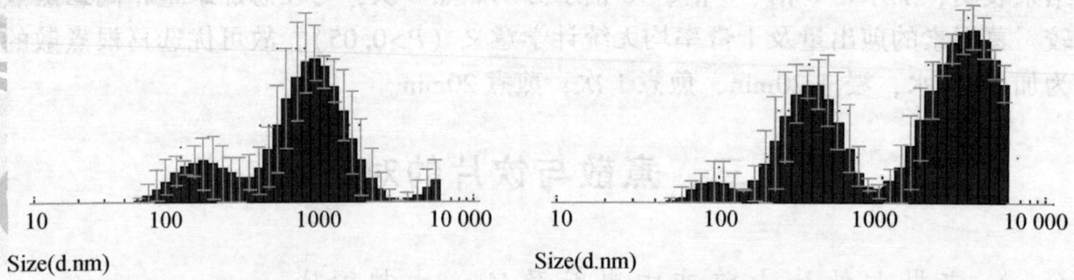

甘草饮片　　　　甘草煮散

图 3-6　四种饮片与煮散水煎液中微粒的分布

表 3-9　Zeta 电位和平均粒径测定结果

样品	平均粒径（nm）	Zeta 电位（mV）
黄芩饮片	645.5	-6.68
黄芩煮散	979.0	-4.64
葛根饮片	329.3	-4.24
葛根煮散	1640.7	-3.28
黄连饮片	562.4	-6.26
黄连煮散	403.9	-2.58
甘草饮片	413.7	-10.30
甘草煮散	554.5	-6.93

饮片与煮散水煎液相比：黄芩饮片的颗粒平均粒径比煮散的平均粒径小；粒径分布上，煮散颗粒大尺寸颗粒变多。葛根饮片的颗粒平均粒径比煮散的平均粒径小；粒径分布上，煮散颗粒形态有两个颗粒组分，饮片只有三个颗粒组分；煮散的由于颗粒聚集，导致平均粒径变大，但在形态分布上变得较单一。黄连饮片的颗粒平均粒径比煮散颗粒平均粒径大，但煮散比饮片颗粒整体往大尺寸方向移，煮散颗粒更多分布于大尺寸中；煮散颗粒形态更多，有两个颗粒组分，饮片只有单个颗粒组分；煮散的大尺寸颗粒变多。甘草饮片的颗粒平均粒径比煮散的平均粒径小；粒径分布上，煮散颗粒变大，煮散的大尺寸颗粒变多。从 Zeta 电势上看，以上 4 种饮片的 Zeta 电势绝对值均比煮散的大，表明饮片颗粒会相对稳定些，煮散使汤剂更不稳定，更容易沉淀，因此临床在使用时要确保充分摇匀，使沉降的微粒重新扩散分布到液体中，而这种分散亦是可逆的。

（二）煮散与饮片有效成分煎出量的对比

以单味药的研究为出发点从而为复方的研究奠定一定基础，对于其煎出效果与传统饮片的对比关系做进一步探讨。以黄芩、黄连、葛根、甘草、西洋参、知母、干姜为例进行研究。

1. 煮散煎液的制备

将饮片粉碎为煮散颗粒，精密称取 5g，加 20 倍量水，浸泡 20min，煎煮 20min，煎煮 1 次，纱布滤过，滤液定容至 100ml，备用。

2. 饮片煎煮液的制备

（1）煮散煎煮法制备：饮片煎液（A液）精密称取饮片5g，加20倍量水，浸泡20min，煎煮20min，煎煮1次，纱布滤过，滤液定容至100ml，备用。

（2）常规煎煮法制备：饮片煎液（B液）精密称取饮片5g，浸泡20min，煎煮2次，第1次加6～8倍量水，第2次加6倍量水，各煎煮30min，纱布滤过，滤液合并，定容至100ml，备用。

3. 干膏率及有效成分含量测定

精密移取各样品水煎液10ml，分别置于已干燥至恒定质量的蒸发皿中，水浴蒸干，于105℃干燥3h，置干燥器中冷却0.5h，迅速称定质量，计算干膏率。有效成分含量根据药典中各药材的检测指标，采用HPLC法检测，测定结果见图3-7～图3-13。统计分析结果采用SPSS17.0软件进行统计分析。

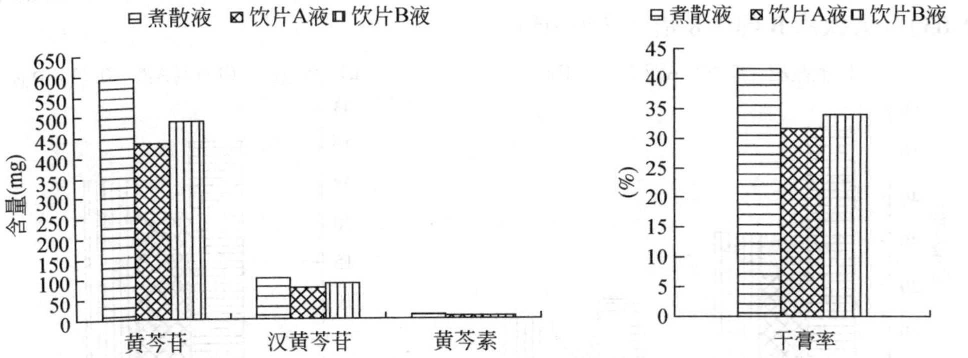

图3-7　黄芩水煎液有效成分含量及干膏率

结果表明，对比分析煎煮液中有效成分的含量，黄芩煮散为饮片A的1.4倍（$P<0.05$），为饮片B的1.2倍（$P<0.05$）；对比分析干膏率，黄芩煮散为饮片A的1.3倍（$P<0.05$），为饮片B的1.2倍（$P<0.05$）。

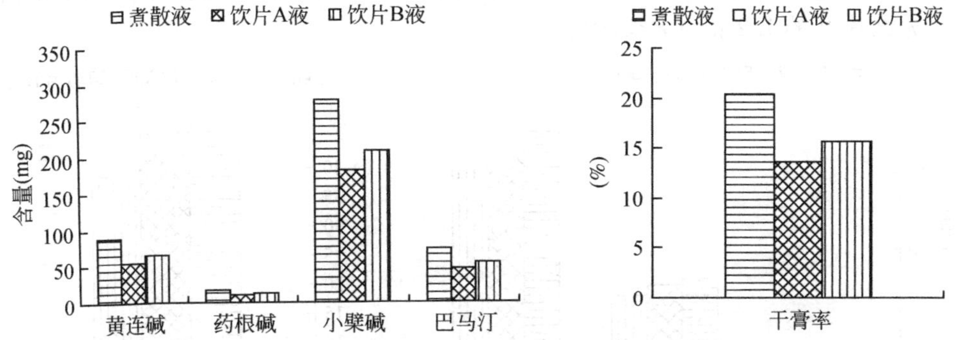

图3-8　黄连水煎液有效成分含量及干膏率

结果表明，对比分析煎煮液中有效成分的含量，黄连煮散为饮片A的1.6倍（$P<0.05$），为饮片B的1.35倍（$P<0.05$）；对比分析干膏率，黄连煮散为饮片A的1.5倍

（$P<0.05$），为饮片 B 的 1.3 倍（$P<0.05$）。

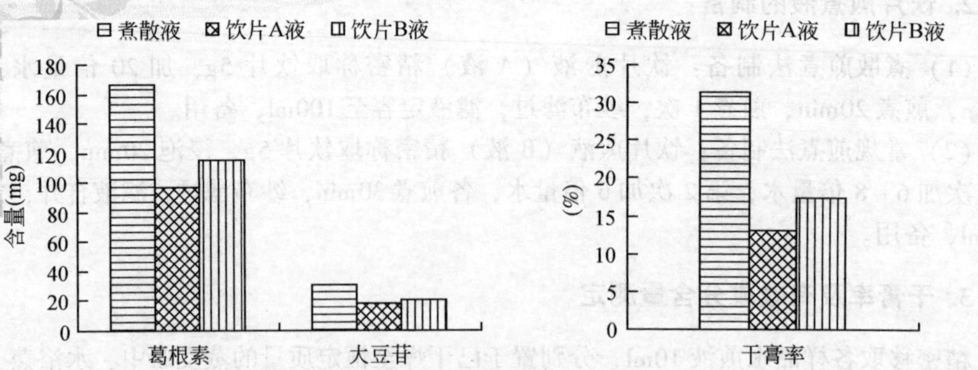

图 3-9　葛根水煎液有效成分含量及干膏率

结果表明，对比分析煎煮液中有效成分的含量，葛根煮散为饮片 A 的 1.7 倍（$P<0.05$），为饮片 B 的 1.4 倍（$P<0.05$）；对比分析干膏率，葛根煮散为饮片 A 的 2.4 倍（$P<0.05$），为饮片 B 的 1.8 倍（$P<0.05$）。

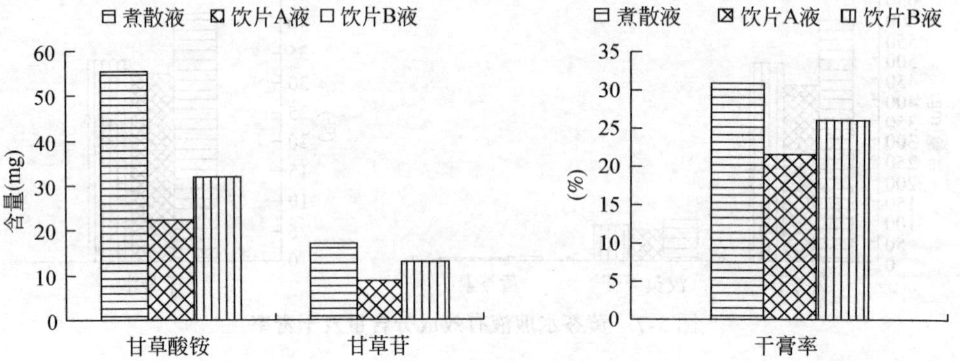

图 3-10　甘草中有效成分含量及干膏率

结果表明，对比分析煎煮液中有效成分的含量，甘草煮散为饮片 A 的 2.5 倍（$P<0.05$），为饮片的 1.5 倍（$P<0.05$）；对比分析干膏率，甘草煮散为饮片 A 的 1.4 倍（$P<0.05$），为饮片 B 的 1.2 倍（$P<0.05$）。

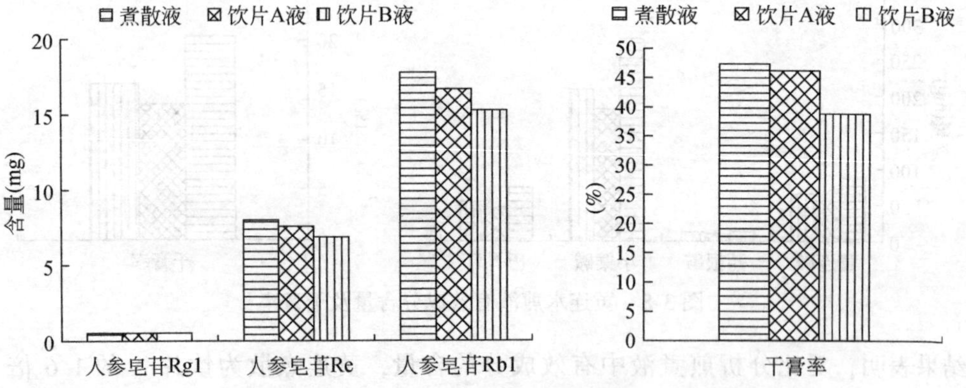

图 3-11　西洋参水煎液有效成分含量及干膏率

结果表明，对比分析煎煮液中有效成分的含量，西洋参煮散为饮片 A 的 1.06 倍（$P>0.05$），为饮片 B 的 1.15 倍（$P>0.05$）；对比分析干膏率，西洋参煮散为饮片 A 的 1.03 倍（$P>0.05$），为饮片 B 的 1.2 倍（$P<0.05$）。

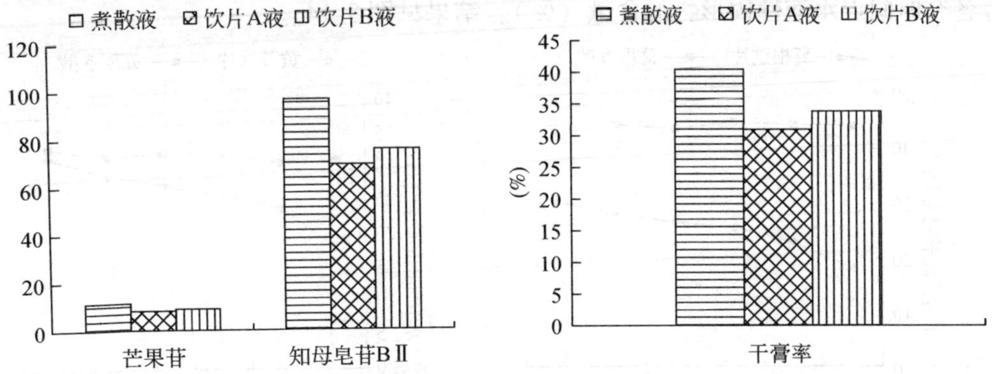

图 3-12　知母水煎液有效成分含量及干膏率

结果表明，对比分析煎煮液中有效成分的含量，知母煮散为饮片 A 的 1.4 倍（$P<0.05$），为饮片 B 的 1.3 倍（$P<0.05$）；对比分析干膏率，知母煮散为饮片 A 的 1.3 倍（$P<0.05$），为饮片 B 的 1.2 倍（$P<0.05$）。

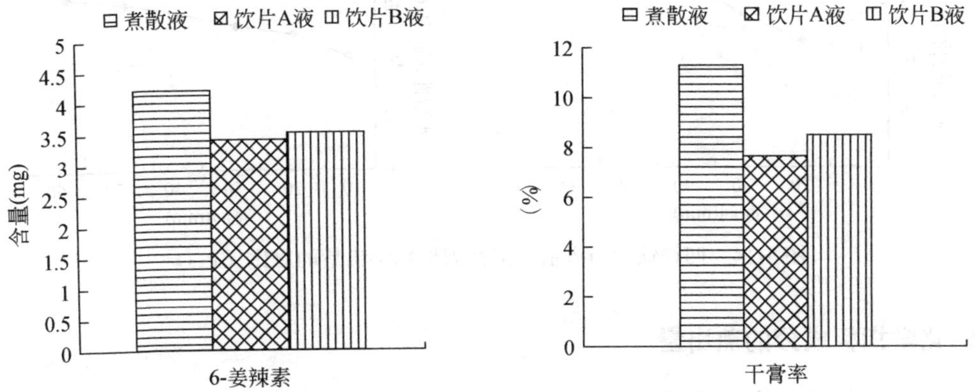

图 3-13　干姜水煎液有效成分含量及干膏率

结果表明，对比分析煎煮液中有效成分的含量，干姜煮散为饮片 A 的 1.23 倍（$P<0.05$），为饮片 B 的 1.2 倍（$P<0.05$）；对比分析干膏率，干姜煮散为饮片 A 的 1.47 倍（$P<0.05$），为饮片 B 的 1.33 倍（$P<0.05$）。

综上试验结果分析，与饮片的两种煎煮方法相比较，煮散水煎液的干膏率及有效成分煎出量均高于传统饮片。

（三）不同煎煮时间煮散与饮片水溶性固形物及化学指标成分煎出量的对比

1. 水溶性固形物的煎出量

将饮片、煮散按相同条件进行煎煮，每种样品称定各 3 份，黄芩、黄连加水 16 倍，甘草加水18倍，葛根加水20倍，浸泡20min，分别煎煮10min、20min、30min、40min、50min、60min，滤过，滤液加水定容至100ml，备用。取水煎液各10ml，置于已恒重的蒸发皿中，在水浴上蒸干后，于105℃干燥3h，置干燥器中冷却30min，迅速精密称定重量，计算各个时间点水溶性固形物的含量（%），结果见图3-14。

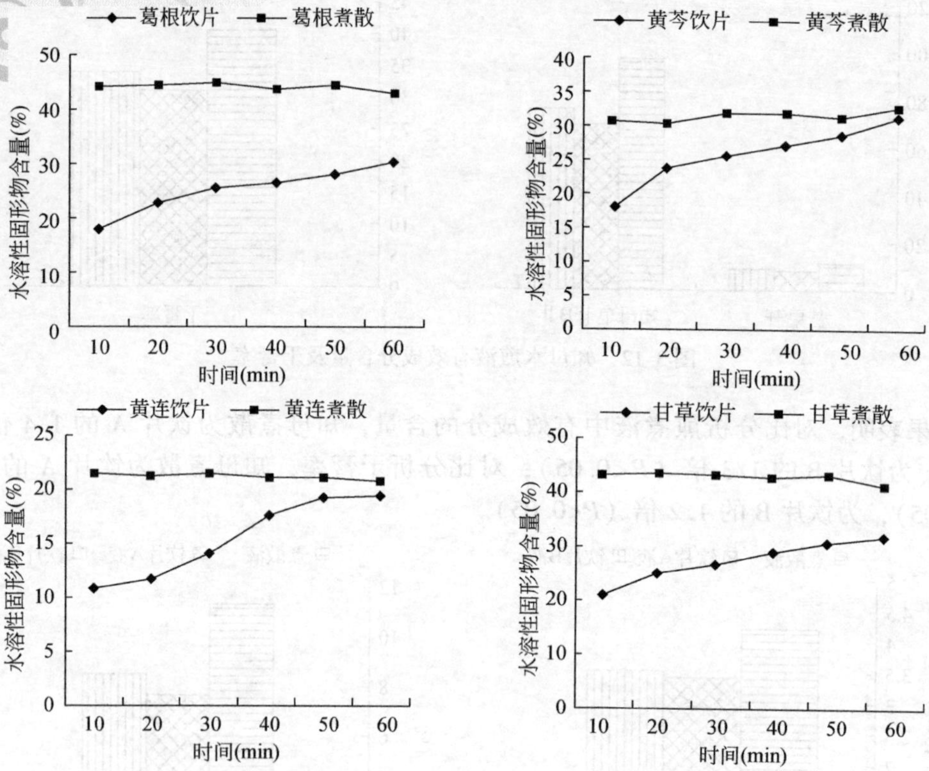

图3-14　四种饮片与煮散水溶性固形物溶出量的对比（$\bar{x}\pm s$）

2. 化学指标成分的煎出量

参考2010年版《中国药典（一部）》中葛根、黄芩、黄连、甘草含量测定的指标成分，取水煎液分别测定葛根中葛根素、黄芩中黄芩苷、黄连中小檗碱、甘草中甘草酸铵的含量，结果见图3-15。

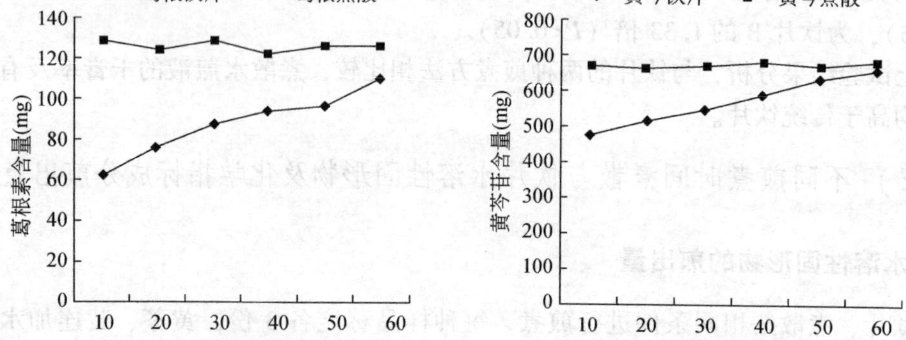

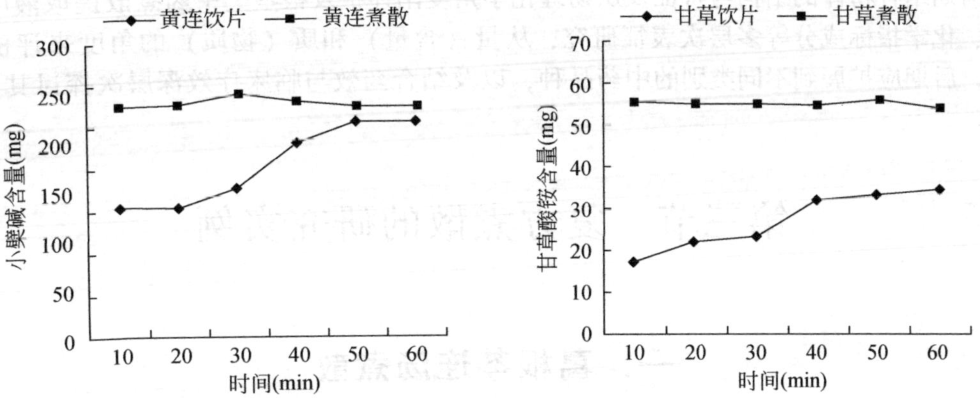

图 3-15　四种饮片与煮散化学指标成分溶出量的对比（$\bar{x}\pm s$）

从图 3-14 及图 3-15 中看出，在相同煎煮条件下，饮片水溶性固形物及指标成分的溶出随着时间的增加逐渐增加，在 50～60min 才能达到平衡，而煮散水溶性固形物及指标成分的溶出在 10～20min 即达到平衡，溶出速度远快于饮片，而且在每个时间点均高于饮片。尤其对于葛根、甘草这种切制成厚块状或厚片的饮片，指标成分溶出速率慢，且溶出量也远低于煮散。综上，煮散较传统饮片的煎煮时间明显缩短、煎出效率明显提高，具有省时、省材的优点。

（四）小结

中药饮片切制后的外观规格仍多参照传统经验。由于多种历史原因，对同一品种的规格，各地经常要求不一致，也是造成了各地的饮片标准难以统一的主要原因之一。只有经过现代科学实验，寻找到一种数据化、标准化、客观化、可量化的科学指标，使其能较为准确地反应饮片有效成分的提取效率，并求出最佳值，才能科学地描述和定义中药饮片的外观规格，而煮散正是规范饮片规格的最佳选择之一。粒度、比表面积等是任何有形物质所具有的属性，且对药材的有效成分提取率影响较大，不失为制定中药煮散外形规格的重要科学依据。系统展开结构特征、理化性质、特征参数体系等研究，构建反映中药煮散特色的粉体研究方法，可为中药煮散的标准化研究提供可靠技术平台。

在中药的水提液中，由于水是一种强的极性溶剂，而中药中的某些成分如无机盐、糖类、分子不太大的多糖类、鞣质、氨基酸、蛋白质、有机酸盐、生物碱盐及苷类等都是强极性或有部分极性的分子，在水提的过程中很容易被溶出，其中的黏液质、蛋白质、果胶、淀粉等大分子物质在水提液中形成了胶体分散体系。周建武等亦发现中药麻杏石甘汤中同样存在着胶体颗粒，颗粒粒径分布从 50～150 nm 不等，同时认为汤剂中的纳米颗粒存在自组装行为。中药煮散形成的此种胶体非均相分散体系是否有利于在胃肠壁的黏附、增加吸收、增强疗效值得研究。饮片由于厚薄、规格的不一致，需长时间煎煮且成分溶出速率不一致，而煮散粉碎成颗粒，具有均一性、较大的比表面积和孔隙，能在较快时间内释放有效成分，亦可以使复方各成分的溶出达到同步性，是否可改变传统中药饮片先煎、后下、另煎的特殊煎煮方法，值得进一步探讨。

前期结合粉体的结构与特征及从物理化学角度阐述根及根茎类中药煮散提取液中微观成分、化学指标成分等多层次表征研究，从量（含量）和质（物质）的角度来评价研究煮散，后期应扩展到不同类别的中药品种，以及结合药效与临床疗效深层次探讨其量-效关系。

第三节　复方煮散的研究实例

一、葛根芩连汤煮散

葛根芩连汤出自张仲景的《伤寒论》，由葛根、黄芩、黄连、炙甘草组成，现代临床多用于治疗急性肠炎、细菌性痢疾、肠伤寒、糖尿病等疾病。方中葛根为君药，黄芩、黄连为臣药，炙甘草为使药，化学成分主要包括黄酮及黄酮苷类、生物碱类成分，葛根主要含葛根素、大豆苷等成分，黄芩主要含黄芩苷、汉黄芩苷等成分，黄连主要含小檗碱、黄连碱、药根碱、巴马汀等成分，炙甘草主要含甘草酸铵、甘草苷等成分。选择葛根芩连汤作为研究对象，将方中各药味分别制成煮散，并采用单因素试验进行全方加水量、煎煮时间、煎煮次数的考察，初步得出煮散的最佳煎煮工艺。同时与饮片汤剂进行煎煮对比，研究复方煮散与饮片的煎煮效率，为临床合理运用煮散提供依据。

（一）仪器与材料

岛津 LC-20 A 高效液相色谱仪，LC solution 工作站；Sartorius BP211D 天平。FZ102 微型植物试样粉碎机（北京中兴伟业仪器有限公司）

对照品均为含量测定用，葛根素（批号 752－200108）、大豆苷（批号 111738－200501）、黄芩苷（批号 0715－9708）、药根碱（批号 110733－200806）、巴马汀（批号 110733-200806）购于中国食品药品鉴定研究院，汉黄芩苷（批号 1119-090820）、黄连碱（批号 1413-091027）、小檗碱（批号 1370-090805）、甘草苷（批号 1105-091121）、甘草酸铵（批号 1234-091020）购于中药固体制剂制造技术国家工程研究中心。乙腈为 Fisher，HPLC 级；水为娃哈哈高纯水；磷酸含量 85%，分析纯；磷酸二氢钾，甲醇为分析纯。

葛根、黄芩、黄连、炙甘草购于北京本草方源药业有限公司，分别为豆科植物野葛 *Pueraria lobata*（Willd.）Ohwi 的干燥根，唇形科植物黄芩 *Scutellaria baicalensis* Georgi 的干燥根，毛茛科植物黄连 *Coptis chinensis* Franch. 的干燥根茎，豆科植物甘草 *Glycyrrhiza uralensis* Fisch. 的干燥根茎经蜜炙加工的炮制品，经检验均符合 2010 年版《中国药典（一部)》的相关项下的要求。

（二）方法与结果

1. 含量测定

（1）色谱条件：色谱柱为 Merck Chromolith，RP－18e 柱（100mm × 4. 6 mm），A

0.05%磷酸（含0.01moL/L磷酸二氢钾）-B乙腈，梯度洗脱，0～15min，8%～14% B；15～25min，14%～16% B；25～45min，16%～38% B，流量2ml/min，柱温35℃；检测波长，葛根素、大豆苷、甘草酸铵为250nm；甘草苷、黄芩苷、汉黄芩苷为275nm；黄连碱、药根碱、小檗碱、巴马汀为345nm；理论塔板数均不低于3000。

（2）对照品溶液的制备：分别精密称取葛根素、大豆苷、甘草酸铵、甘草苷、黄芩苷、汉黄芩苷、黄连碱、药根碱、小檗碱、巴马汀对照品适量，加50%甲醇配制成每1ml分别含37.56μg、42.68μg、45.20μg、42.44μg、82.16μg、61.44μg、36.92μg、34.96μg、74.56μg、47.12 μg的混合对照品溶液。

（3）供试品溶液的制备：取各水煎备用液，摇匀，精密量取2ml，置50ml量瓶中，加甲醇18ml，超声处理20min，放冷，加甲醇至刻度，摇匀，用0.45μm微孔滤膜滤过，取续滤液作为供试品溶液。

（4）样品测定：精密吸取供试品溶液10 μl，对照品溶液10 μl注入液相色谱仪，按“（1）”项色谱条件测定10个成分含量。

（5）干膏率测定：取各水煎备用液，摇匀，精密量取10ml，置已干燥至恒重的蒸发皿中，水浴蒸干，于105℃干燥3h，置干燥器中冷却30min，迅速精密称定重量，计算干膏率。

2. 葛根芩连汤煮散煎煮工艺研究

（1）煮散颗粒制备：处方中葛根、黄连、黄芩、炙甘草4种中药饮片，分别采用粉碎机粉碎，制成颗粒，其粒度范围为小于10目大于80目的颗粒在总颗粒中所占比例不得少于80%。以葛根24g，黄芩9g，黄连9g，炙甘草6g为一个处方量，将所制煮散颗粒混匀。

（2）加水量考察：称取处方量所制煮散，分别加入12倍、14倍、16倍、18倍、20倍水，浸泡20min，煎煮20min，煎煮1次，纱布滤过，滤液浓缩定容至100ml，作为水煎备用液，按“1.”项测定各不同加水量时化学成分的煎出量，按“1.”项测定各个时间点的干膏率。结果见图3-16。

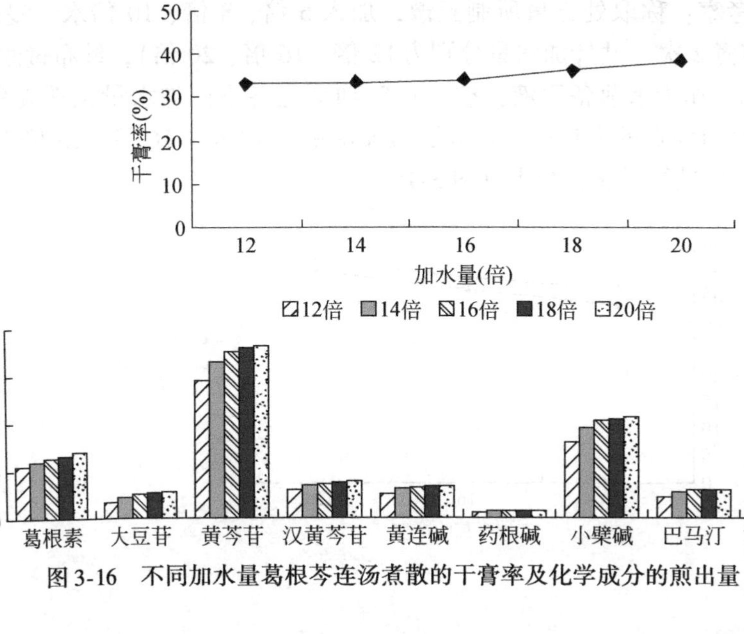

图3-16　不同加水量葛根芩连汤煮散的干膏率及化学成分的煎出量（$n=3$）

从图 3-16 中进行直观分析，随着加水量增多，葛根芩连汤煮散中有效成分的煎出量及干膏率均增多，在 20 倍水时煎出量最高，故确定煎煮一次需要加 20 倍水。

（3）煎煮时间考察：称取处方量所制煮散，分别加入 20 倍水，浸泡 20min，煎煮 10min、20min、30min、40min、50min，煎煮 1 次，纱布滤过，滤液浓缩定容至 100ml，作为水煎备用液，按“1.”项测定各个时间点化学成分的含量，按“1.”项测定各个时间点的干膏率。结果见图 3-17。

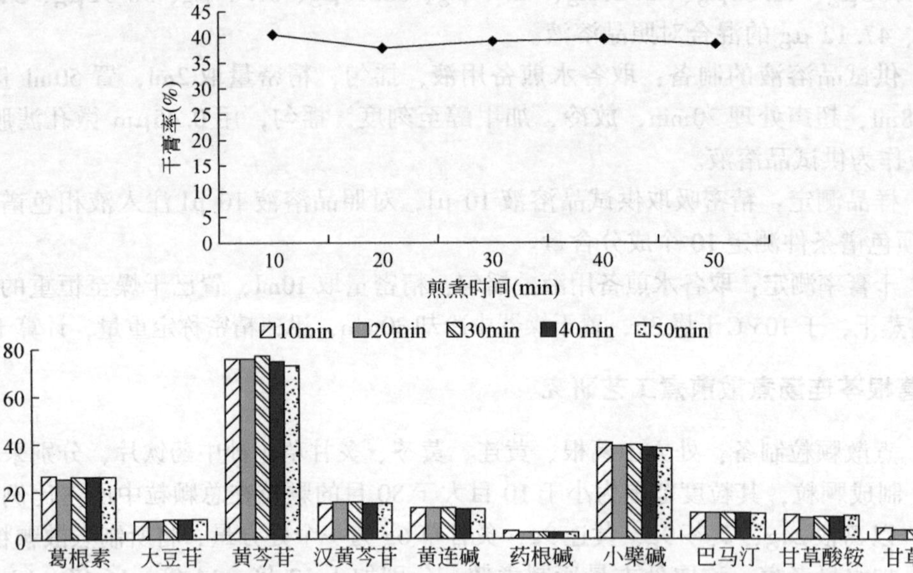

图 3-17　不同煎煮时间葛根芩连汤煮散的干膏率及化学成分的煎出量（$n=3$）

对结果进行直观分析，葛根芩连汤煮散中化学成分的煎出量及干膏率变化不大，综合各成分的结果，10min 时即可达到较高值，故确定煎煮时间为 10min。

（4）煎煮次数考察：称取处方量所制煮散，加入 6 倍、8 倍、10 倍水，浸泡 20min，煎煮 10min，分别煎煮 2 次（共计加水量分别为 12 倍、16 倍、20 倍），纱布过滤，滤液合并浓缩定容至 100ml，作为水煎备用液，按“1.”项测定各不同加水量化学成分的含量，按“1.”项测定各个时间点的干膏率。并分别与加水量为 12 倍、16 倍、20 倍水，煎煮 1 次，煎煮 10min 的结果进行对比，结果见图 3-18。

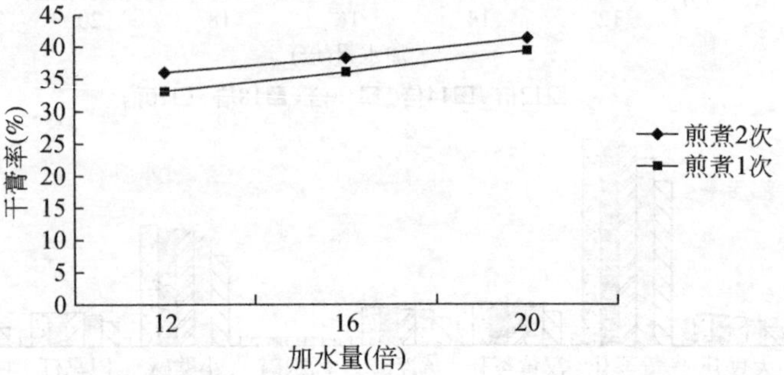

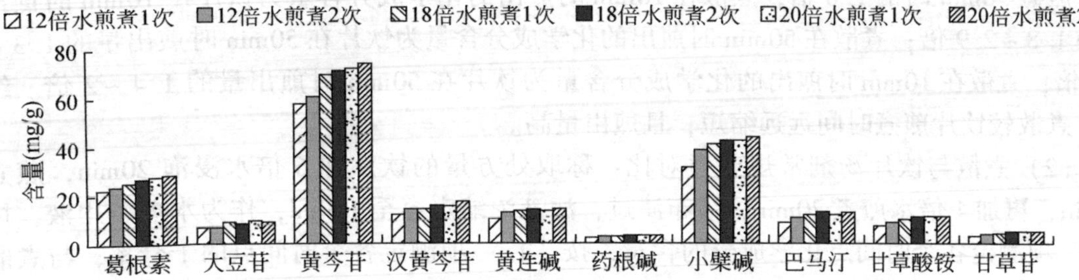

图 3-18　煎煮 2 次与煎煮 1 次葛根芩连汤煮散的干膏率及化学成分的煎出量对比（$n=3$）

结果表明，加入 12 倍、18 倍、20 倍水煎煮 1 次的干膏率已分别达到加水量 6 倍、8 倍、10 倍水煎煮 2 次时的 92%、95%、95%，有效成分的煎出量分别达到 81% ~98%、90% ~98%、90% ~108%，而以 20 倍加水量最佳，考虑到节约时间及能源，发挥煮散简、便、快捷的优势，优选煎煮工艺为浸泡 20min，加 20 倍水，煎煮 1 次，煎煮 10min。

3. 葛根芩连汤煮散与饮片汤剂的对比研究

（1）煮散与饮片在相同煎煮条件下对比：称取处方量的饮片与煮散，分别加入 20 倍水，浸泡 20min，煎煮 10min、20min、30min、40min、50min，煎煮 1 次，纱布滤过，滤液浓缩定容至 100ml，作为水煎备用液，按“1.”项测定各个时间点化学成分的含量，按“1.”项测定各个时间点的干膏率，结果见表 3-10。

表 3-10　葛根芩连汤复方煮散与饮片干膏率及化学成分煎出量对比

煎煮时间（min）		葛根素（mg/g）	大豆苷（mg/g）	甘草酸铵（mg/g）	甘草苷（mg/g）	黄芩苷（mg/g）	汉黄芩苷（mg/g）	黄连碱（mg/g）	药根碱（mg/g）	小檗碱（mg/g）	巴马汀（mg/g）	干膏率（%）
10	煮散	26.94	7.88	10.43	4.75	75.72	15.52	13.24	3.08	40.56	11.30	40.45
	饮片	12.71	3.36	3.63	2.16	34.28	7.71	7.22	1.54	22.18	6.06	18.36
20	煮散	25.61	7.57	9.28	4.14	75.69	15.56	13.11	2.88	39.36	11.25	37.86
	饮片	15.54	4.36	4.32	2.56	41.72	9.01	8.17	1.85	26.37	7.34	21.70
30	煮散	26.20	7.95	9.69	4.33	76.81	15.76	13.10	2.86	39.47	11.28	39.19
	饮片	17.03	4.87	5.28	3.23	48.92	10.77	8.86	2.06	28.19	8.28	23.78
40	煮散	26.32	8.15	9.71	4.35	74.36	15.17	12.77	2.83	38.78	11.08	39.61
	饮片	17.82	5.25	5.06	3.44	49.08	10.21	9.64	1.95	29.65	7.92	25.17
50	煮散	25.97	8.24	9.95	4.50	72.47	15.03	12.55	2.81	38.08	10.78	38.73
	饮片	19.18	5.57	4.97	3.38	51.58	11.35	8.48	1.73	25.96	7.38	25.35

煮散与饮片在相同煎煮条件下，均以最大加水量煎煮，不同时间煎出液中有效成分含量和干膏率的变化从表中结果可以看出：煮散的干膏率随时间的增加变化不明显，饮片的干膏率随煎煮时间增加呈上升趋势；煮散煎煮 10min 的干膏率是饮片煎煮 10min 时的 2.2 倍；煮散煎煮 50min 的干膏率是饮片煎煮 50min 时的 1.5 倍；煮散煎煮 10min 的干膏率是

饮片煎煮50min时的1.6倍；煮散在10min时煎出的化学成分含量为饮片在10min时煎出量的1.8～2.9倍；煮散在50min时煎出的化学成分含量为饮片在50min时煎出量的1.3～1.7倍；煮散在10min时煎出的化学成分含量为饮片在50min时煎出量的1.4～2倍。综上，煮散较饮片煎煮时间远远缩短，且煎出量高。

（2）煮散与饮片汤剂常规煎煮对比：称取处方量的饮片加6倍水浸泡20min，煎煮30min，再加4倍水煎煮20min，纱布滤过，滤液浓缩定容至100ml，作为水煎备用液，按“1.”项测定各个时间点化学成分的含量，按“1.”项测定各个时间点的干膏率，与煮散煎煮10min对比，结果见表3-11。

表3-11　葛根芩连汤复方煮散与饮片常规煎煮对比

	煎煮时间（min）	煎煮次数（次）	葛根素（mg/g）	大豆苷（mg/g）	甘草酸铵（mg/g）	甘草苷（mg/g）	黄芩苷（mg/g）	汉黄芩苷（mg/g）	黄连碱（mg/g）	药根碱（mg/g）	小檗碱（mg/g）	巴马汀（mg/g）	干膏率（%）
煮散	10	1	26.94	7.88	10.43	4.75	75.72	15.08	13.24	3.06	40.56	11.30	40.45
饮片	50	2	19.07	6.23	5.78	3.43	56.90	12.66	9.42	2.02	28.34	7.97	25.25

由表3-11可知：葛根芩连汤煮散在10min时煎出的有效成分含量为饮片的1.3～1.8倍，干膏率为1.6倍。煮散煎煮时间仅10min，煎煮1次，煎煮时间短，有效成分煎出量高。饮片常规煎煮时间为50min，分别煎煮了2次，煎煮时间长，有效成分煎出量亦低于煮散。

徐晓秋等对葛根芩连汤煮散与传统汤剂煎煮效率进行过比较研究，从葛根素煎出量和干膏收率的角度出发，其结果亦表明煮散颗粒煎出效率明显高于其传统汤剂。本节分别从两个角度与传统汤剂作对比，采用多指标成分的含量测定结果，更能体现煮散的优势，从而为煮散代替传统饮片提供了较为全面的化学研究的试验数据。饮片汤剂常规煎煮法用水量以高出药面2～3cm为度，一般药物煮沸后再煎煮20～30min，煎煮两次，本实验中所用药材均为根及根茎类，吸水量少，故在第一次煎煮时加入6倍量水即可观察到高出药面2～3cm，而在第二次煎煮时加入4倍水即可。

中药浸提过程的渗透及扩散阶段受药材粒度影响较大，饮片粉碎后粒径大幅度减小，溶剂更易于渗入颗粒内部，成分扩散速率增大，浸提过程加快，此为煮散颗粒能显著性提高煎出效率的科学内涵。煮散是汤剂的一种衍生用药形式，具有汤剂和散剂的特征，可辨证施治随症加减，制备简便，煎煮简单，因此，更适合中医临床应用。本试验研究亦表明，煮散颗粒煎出效率明显高于饮片，在一定程度上表明了煮散颗粒具有在保留有效成分的前提下显著提高饮片利用率和缩短煎煮时间的优点，亦为中药复方传统汤剂的煎煮节能、节时提供新的思路。

二、四逆汤煮散

四逆汤始载于《伤寒论》，是东汉名医张仲景之名方，全方由附子、干姜、炙甘草3味药组成，具有回阳救逆之功效，主治少阴病如四肢厥逆、下利清谷等症。现代临床观察和药理研究表明，四逆汤能保护心肌、改善心功能、防止缺血-再灌注的损伤，特别是对冠心病、心绞痛患者的对症治疗很有效果。由于四逆汤中主要发挥药效的是附子，而附子中的主要成分是乌头碱类，所以总的乌头碱类生物碱一直被作为四逆汤制剂质量控制的重要指标，且方中甘草对附子的解毒作用有着举足轻重的作用，且目前并未见有对其煎煮工艺的研究，而本实验以浸膏得率和总生物碱、甘草酸铵的量为指标对四逆汤的煎煮工艺进行考察，再与饮片及常规煎煮法进行对比，以说明煮散的煎出率高于饮片，从而具备节省药材、节省时间的优点。

（一）仪器与材料

Agilent 1100 型高效液相色谱仪、Agilent 8453 型紫外分光光度计，美国 Agilent 公司；KQ-50B 型超声波清洗器，昆山市超声仪器有限公司；TL80-2 型医用离心机，中国姜堰市天力医疗器械有限公司；CPA224s 型电子天平，赛多利斯科学仪器（北京）有限公司；98-I-B 型电子恒温电热套，天津市泰斯特有限公司；SF-B 型包封机，上海三联包装机械有限公司；DFY-300 型万能粉碎机，温岭市林大机械有限公司；WGL-2308 型电热鼓风干燥箱，天津市泰斯特有限公司。

淡附片，广州市药材公司中药饮片厂，批号 YPA3H0001；炙甘草（批号 140481891）、干姜（批号 140581141），康美药业有限公司；经南方医科大学中药鉴定教研室马骥教授鉴定，分别为毛茛科植物乌头 *Aconitum carmichaelii* Debx. 的子根的加工品、豆科植物甘草 *Glycyrrhiza uralensis* Fisch. 的干燥根和根茎、姜科植物姜 *Zingiber offcinale* Rosc. 的干燥根茎。对照品乌头碱（批号 110798-200410，质量分数以 98.6% 计）、甘草酸铵（批号 110731-200511，质量分数以 92.6% 计）均购自中国食品药品检定研究院。水为液相水，乙腈、甲醇为色谱纯，其他试剂为分析纯，清洁级昆明种小鼠 260 只，安徽医科大学动物中心，合格证号 SCXK（皖）2011-002；体质量 18 ~ 25 g，雌雄各半，4 ~ 6 周龄。

（二）方法与结果

1. 甘草酸铵的定量测定

（1）对照品溶液的制备：精密吸取甘草酸铵对照品溶液 11.94 mg，用液相用水定容至 25ml，制成质量浓度为 477.6 μg/ml 的对照品溶液。

（2）供试品溶液的制备：称取四逆汤饮片，其中淡附片 9g、甘草 9g、干姜 6g，包封，加入 20 倍量水，浸泡 20min，煎煮 20min，水煎液浓缩至 50ml，用 95% 乙醇溶液进行醇沉，放置冰箱内过夜后离心（3700r/min，20min），上清液浓缩至 25ml，作为供试品溶液。

（3）色谱条件：Aglient Zorbax SB-C18 色谱柱（250mm×4.6mm，5μm），柱温 30℃，检测波长 250nm，体积流量 0.8ml/min，进样量 5 μl，流动相为乙腈-0.05% 磷酸水溶液，梯度洗脱：0 ~ 8min，19% 乙腈；8 ~ 35min，19% ~ 50% 乙腈；35 ~ 36min，50% ~ 100% 乙腈；36 ~ 40min，100% ~ 19% 乙腈；且甘草酸铵与杂质峰可完全分离，阴性对照样品无干扰。理论塔板数按甘草酸铵峰计算，不得低于 5000，各待测组分峰与相邻成分峰的分离度均符合规定。

（4）线性关系考察：取“（1）”项下甘草酸铵对照品溶液0.5ml、1ml、2ml、3ml、4ml、5ml于5ml量瓶中，用80%甲醇定容至刻度，按“（3）”项下色谱条件测定，记录峰面积，以进样量为横坐标（X），色谱峰峰面积为纵坐标（Y），进行线性回归，结果线性回归方程是 $Y=774.19X+153.14$，$r=0.9993$，线性范围为0.9552～9.552μg。

2. 总生物碱定量测定

（1）对照品溶液的制备：精密称取乌头碱对照品适量，用水溶解，水定容至刻度，制成质量浓度为383.2μg/ml的乌头碱对照品溶液。

（2）供试品溶液的制备：参考“1.”项下方法制备供试品溶液，上清液浓缩至25ml。

（3）溴甲酚绿酸性染料制备精密称取13.5855g无水乙酸钠粉末，用450ml的蒸馏水溶解后加入冰醋酸调pH至6.0±0.1，得醋酸-醋酸钠缓冲溶液。称取207.0mg氢氧化钠粉末，加水定容至100ml量瓶中，制成0.05mol/L的氢氧化钠溶液。精密称取201.9 mg溴甲酚绿粉末，加入0.05mol/L的氢氧化钠溶液7ml，搅拌混匀加入450ml的醋酸-醋酸钠缓冲溶液，滤过，得溴甲酚绿酸性染料。

（4）乌头碱对照品溶液的染色：精密吸取1ml对照品溶液于分液漏斗中，加入8ml的氯仿，再加2ml溴甲酚绿酸性染料，摇匀，充分震荡2min，静置1h，取下层溶液，重复萃取，合并2次的萃取液，混匀，定容到20ml，用紫外-可见分光光度计在410nm处测定其吸光度（A）值。

（5）线性关系考察 取“（1）”项下乌头碱对照品1ml、2ml、3ml、4ml、5ml于5ml量瓶中，加水定容至刻度，用“（4）”项下对照品的染色方法进行染色，记录A值，以对照品的质量浓度（X）对A值（Y）进行线性回归，得回归方程 $Y=2.0266X-0.0435$，$r=0.9995$，线性范围76.64～383.2 μg/ml。

3. 四逆汤煎煮工艺的单因素考察

（1）四逆汤中淡附片、炙甘草、干姜的粒径考察：根据项目中对单味药煮散制备工艺和煎煮工艺的研究得出淡附片优选最粗粉，而炙甘草和干姜的最粗粉、粗粉、中粉之间无明显差异，因此从生产、包装、实用全方面考虑，确定炙甘草的粒度范围10～80目占80%，大于10目和小于80目的颗粒不超过20%，干姜粒度范围确定为10～60目占80%，大于10目和小于60目的颗粒不超过20%。

（2）四逆汤浸泡时间的考察：称取15份四逆汤煮散，分为5组，每份淡附片9g、甘草9g、干姜6g，包封，分别加入20倍量水，分别浸泡10min、20min、30min、40min、50min，煎煮20min，定容至500ml。按照2010年版《中国药典》附录ⅩA中水溶性浸出物测定法考察浸膏得率，利用回流提取法，取供试品适量，置已干燥至恒质量的蒸发皿中，在水浴上蒸干后，于105℃干燥3h，置干燥器中冷却30min，迅速精密称定质量，计算浸膏得率。剩余水煎液浓缩至50ml，用95%乙醇溶液进行醇沉，放置冰箱内过夜，上清液离心（3700r/min，20min）后浓缩至25ml，作为供试品溶液。精密吸取1ml的供试品于分液漏斗中，加入8ml氯仿、2ml溴甲酚绿酸性染料，摇匀，充分震荡2min，静置1h，取下层溶液，再重复萃取，合并 2 次的萃取液，混匀，定容到 20ml，用紫外-可见分光光度计测定其 A 值，并计算总生物碱的量。取供试品过 0.45 μm 的微孔滤膜，按“1.”项下方法测定甘草酸铵的量。结果见表 3-12。通过方差分析，浸泡时间对四逆汤中总生物碱、甘草酸铵的煎出量及浸膏得率的影响较小（方差分析结果 $P>0.05$），汤剂主要成分的煎出量随煎煮时间的增多未呈现明显上升趋势，为了节省时间，因此初步确定四逆汤煮散的浸泡时间为 20min。

表 3-12　四逆汤浸泡时间考察结果

浸泡时间（min）	浸膏得率（%）	总生物碱（$mg \cdot g^{-1}$）	甘草酸铵（$mg \cdot g^{-1}$）
10	21.14	7.78	4.86
20	23.21	9.02	6.42
30	23.32	10.03	6.71
40	23.43	10.12	6.87
50	23.49	10.14	6.91

（3）四逆汤加水量的考察：称取 24 份四逆汤煮散，分为 8 组，每份淡附片 9 g、甘草 9 g、干姜 6 g，包封，分别加入 6 倍、8 倍、10 倍、12 倍、14 倍、16 倍、18 倍、20 倍量的水，浸泡 20min，煎煮 20min，定容至 500ml。按照“（2）”项下的浸膏得率、总生物碱、甘草酸铵的测定方法来测定，结果见表 3-13。通过方差分析，加水量对四逆汤中总生物碱、甘草酸铵的煎出量及浸膏得率有显著影响（$P<0.05$），进而用多重比较方法 LSD，进行两两比较，结果表明，综合指标性成分量和浸膏得率初步确定四逆汤的加水量为 14 倍。

表 3-13　四逆汤加水量的考察结果

加水量（倍）	浸膏得率（%）	总生物碱（$mg \cdot g^{-1}$）	甘草酸铵（$mg \cdot g^{-1}$）
6	22.44	8.78	5.86
8	24.18	10.02	6.42
10	25.23	11.13	8.01
12	26.99	11.72	8.98
14	28.25	13.54	9.81
16	27.89	10.43	9.57
18	28.03	11.61	9.78
20	28.26	12.44	10.29

（4）四逆汤煎煮时间的考察及其与饮片的对比：称取四逆汤煮散 18 份，分为 6 组，每份淡附片 9g、甘草 9g、干姜 6g，包封，各加入 14 倍量的水，浸泡 20min，分别煎煮 10min、20min、30min、40min、50min、60min 后，按照“（2）”项下的浸膏得率、总生物碱及甘草酸铵的测定方法来测定。其饮片采用与煮散相同的考察方法来测定，然后对煮散与饮片在每个时间点进行对比，其结果见表 3-14。通过方差分析，煎煮时间对四逆汤中总

生物碱、甘草酸铵的煎出量及浸膏得率有显著影响（$P<0.05$），进而用多重比较方法LSD，进行两两比较，结果表明综合指标性成分和浸膏得率初步确定四逆汤的煎煮时间是30min。

表3-14　四逆汤煎煮时间的考察及其与饮片的对比

煎煮时间（min）	煮散			饮片		
	浸膏得率（%）	总生物碱（$mg \cdot g^{-1}$）	甘草酸铵（$mg \cdot g^{-1}$）	浸膏得率（%）	总生物碱（$mg \cdot g^{-1}$）	甘草酸铵（$mg \cdot g^{-1}$）
10	25.84	12.37	4.39	18.68	8.46	1.52
20	28.39	13.65	4.40	19.98	10.86	1.60
30	29.34	14.14	4.64	21.18	11.21	2.57
40	29.61	14.17	4.66	23.23	11.56	2.72
50	30.07	14.18	5.01	24.89	11.80	1.30
60	30.87	14.29	4.90	25.00	11.67	0.77

（5）四逆汤煎煮次数的考察：称取9份四逆汤煮散，分为3组，每份淡附片9g、甘草9g、干姜6g，包封，浸泡20min，煎煮30min，不同组别间分别加6+6倍量水、8+8倍量水、10+10倍量水（为了考察在相同加水量的时候其指标性成分的变化，在6倍、8倍、10倍时，煎煮2次时加水量总共是12倍、16倍、20倍，跟之前也有相同的加水量，因此选择此加水量），煎煮2次，按“（2）”项下的浸膏得率、总生物碱、甘草酸铵的测定方法来测定。比较煎煮1次及2次的实验数据结果，综合分析，优选最佳煎煮次数，结果见表3-15。实验结果表明，煎煮次数对煮散组分的溶出有一定影响，主要成分的煎出量随煎煮次数的增加而增多，但考虑到节约能源，而1次煎煮在加入足量水后有效成分的转移率已达60%～80%，故初步确定煎煮次数为1次。

表3-15　四逆汤煎煮次数考察结果

煎煮次数	加水量（倍）	浸膏得率（%）	总生物碱（$mg \cdot g^{-1}$）	甘草酸铵（$mg \cdot g^{-1}$）
1	6	22.44	8.78	5.86
	8	24.18	10.02	6.41
	10	25.13	11.13	8.01
2	6	31.04	13.13	8.93
	8	38.83	14.62	10.78
	10	40.41	15.65	10.63

4. 煮散与饮片的化学对比研究

以固形物及主要有效成分煎出率为评价指标，对煮散及饮片进行化学对比性研究。煮散煎煮：浸泡20min，加14倍量水，煎煮30min，煎煮1次。

饮片煎煮：①同煮散煎煮方法；②常规煎煮方法：浸泡20min，加6倍量水，煎煮

30min，煎煮2次。结果见表3-16。可知，无论是从浸膏得率还是指标性成分来看，四逆汤煮散的有效成分煎出率均比饮片高，且煎煮时间也有所缩短。这也证实了四逆汤煮散具有节约药材、缩短煎煮时间的优点。

表3-16　四逆汤煮散和饮片有效成分的对比

煎煮方式	质量分数（$mg \cdot g^{-1}$）		
	固形物	甘草酸铵	总生物碱
煮散煎煮	293.4	4.64	14.14
饮片煎煮（同煮散煎煮方法）	211.8	2.57	11.21
饮片煎煮（常规煎煮）	253.6	2.56	9.75

5. 四逆汤煎煮工艺的正交试验

在单因素试验基础上，考察浸泡时间（A）、加水量（B）、煎煮时间（C）、煎煮次数（D）对各成分煎出率与浸膏质量的影响，每种因素考察3水平。由以上单因素试验结果再进行正交试验，各因素考察水平定为浸泡时间10min、20min、30min，加水量12倍、14倍、16倍，煎煮时间20min、30min、40min，煎煮次数1次、2次、3次。按照$L_9(3^4)$正交表进行试验，探讨最佳煎煮工艺。因素水平及正交试验结果见表3-17，直观分析结果见表3-18，方差分析结果见表3-19。

由表3-18可知，各因素对总生物碱量的影响大小是$B>C>D>A$，且最佳煎煮工艺是$A_2B_2C_3D_2$；各因素对甘草酸铵的影响大小是$C>B>D>A$，且最佳煎煮工艺是$A_3B_2C_2D_2$；各因素对浸膏得率的影响大小是$B>A>C>D$，且最佳煎煮工艺是$A_2B_2C_2D_2$。综合各项指标，通过以上正交试验得到的最佳煎煮工艺为$A_2B_2C_2D_2$；由于D_1和D_2组数据相差不大，但是煎煮1次和煎煮2次能耗相差很大，所以还是选择了D_1，即浸泡时间20min，加水量是14倍，煎煮时间30min，煎煮1次。验证实验结果见表3-20。

表3-17　$L_9(3^4)$正交试验设计及结果

试验号	A（min）	B（倍）	C（min）	D（次）	浸膏得率（%）	总生物碱（$mg \cdot g^{-1}$）	甘草酸铵（$mg \cdot g^{-1}$）
1	10（1）	12（1）	20（1）	1（1）	20.08	8.51	8.05
2	20（2）	14（2）	30（2）	2（2）	27.89	14.75	12.98
3	30（3）	16（3）	40（3）	3（3）	25.57	14.13	11.71
4	10（1）	12（1）	30（2）	3（3）	24.90	9.56	11.69
5	20（2）	14（2）	40（3）	1（1）	29.78	15.09	12.78
6	30（3）	16（3）	20（1）	2（2）	27.89	13.38	8.65
7	10（1）	12（1）	30（2）	2（2）	24.81	10.12	12.07
8	20（2）	14（2）	20（1）	3（3）	26.97	12.74	8.98
9	30（3）	16（3）	40（3）	1（1）	29.96	14.42	12.67

表 3-18 直观分析

水平	总生物碱（mg·g⁻¹）				甘草酸铵（mg·g⁻¹）				浸膏得率（%）			
	A	*B*	*C*	*D*	*A*	*B*	*C*	*D*	*A*	*B*	*C*	*D*
K_1	37.39	28.19	34.63	38.02	32.74	31.81	25.68	33.50	73.54	69.79	74.94	79.82
K_2	38.03	42.58	38.73	38.25	33.12	34.74	37.34	33.70	82.57	84.64	82.75	80.59
K_3	37.28	41.93	39.34	36.43	33.72	33.03	36.56	32.38	81.74	83.42	80.16	77.44
R	0.25	4.80	1.57	0.61	0.33	0.98	3.89	0.44	3.01	4.95	2.60	1.05

表 3-19 方差分析

方差来源	自由度	总生物碱			甘草酸铵			浸膏得率		
		离差平方和	*F* 值	显著性	离差平方和	*F* 值	显著性	离差平方和	*F* 值	显著性
A	2	0.11	0.17		0.16	0.48		16.61	9.24	
B	2	44.03	67.24	$P<0.05$	1.44	4.28		45.31	25.20	$P<0.05$
C	2	4.37	6.68		28.33	83.95	$P<0.05$	10.55	5.87	
D	2	0.65	1.00		0.34	1.00		1.80	1.00	

注：$F_{0.05}$ (1，2)＝19.00；$F_{0.01}$ (1，2)＝99.00

表 3-20 验证试验

批次	浸膏得率（%）	总生物碱（mg·g⁻¹）	甘草酸铵（mg·g⁻¹）
1	28.98	14.88	12.67
2	29.01	15.03	12.98
3	29.32	14.76	13.01

（三）四逆汤煮散与饮片的急性毒性实验

1. 四逆汤煮散与饮片的水煎液的制备

取四逆汤处方中药材煮散最佳颗粒，按处方称取 480g，浸泡 20min，加 14 倍量水，煎煮 30min，煎煮 1 次，制备水煎液，最后浓缩至质量浓度为 4g·ml⁻¹。饮片的水煎液的制备方法与煮散相同。均作为供试品备用。

2. 预试验

取小鼠实验前禁食不禁水 12h，按体质量随机分为 6 组，每组 10 只，给药组按 0.8～4g·ml⁻¹，以 0.85g·ml⁻¹的质量浓度为梯度静脉滴注 1 次，以水为对照组静脉滴注给药，观察动物给药后的反应及死亡情况，分别计算煮散和饮片的半数致死量（LD50），比较两者毒性的大小。预试验结果表明，在以上质量浓度梯度下动物均未出现死亡现象，且 4g·ml⁻¹已是四逆汤可以浓缩的最大质量浓度，因此难以测出 LD50，改为最大耐受量（MTD）或者最大给药量测定。

3. 急性毒性实验

取小鼠120只，按体质量和性别随机分为3组，蒸馏水对照组、煮散剂量组和饮片剂量组，实验前禁食不禁水12h。药物组按0.4ml/10g的最大给药量（$4g\cdot ml^{-1}$）进行静脉滴注给药，空白对照组给予同等剂量的蒸馏水，观察小鼠的死亡、中毒及活动情况，并记录小鼠的体质量、饮食变化，观察时间为14天。从而比较两者毒性大小。观察指标：①行为及反应（包括不正常叫声、烦躁、不安等）；②运动（包括肌肉抽搐、僵硬、强迫运动等）；③瞳孔及分泌物（瞳孔有无缩小或放大、流泪等）。呼吸及心血管：呼吸急促或过缓、鼻分泌、触心前区心率快慢等。胃肠方面：腹部胀气或收缩、大便坚硬或湿等。泌尿生殖系统：阴唇、乳腺肿胀，会阴部肮脏。皮肤和毛：颜色、完整性、有否充血、发疹等。眼：眼睑下垂、眼球突出、震颤等。

4. 实验结果

四逆汤煮散和饮片组给药后，小鼠无死亡现象出现，但除蒸馏水对照组外均不同程度表现出易烦躁激怒、打架现象，部分小鼠尾部被咬出血，以四逆汤饮片组雄性更为明显。部分小鼠在给药后0.5h出现轻度呼吸急促。无明显消化系统异常，只是在给药24h内小鼠粪便为黑色较黏稠软便，形态似药物，后续13天观察则恢复正常。四逆汤饮片和煮散对昆明种小鼠的最大给药量均为$320g\cdot kg^{-1}$。且给药24h内四逆汤饮片组的小鼠出现的不良现象较为明显，说明四逆汤煮散的毒性不大于四逆汤饮片的毒性。

（四）讨论

本实验通过对四逆汤药材粉碎，对其加水量、煎煮时间、煎煮次数、对饮片和煮散的对比进行考察，四逆汤的最佳煎煮工艺是14倍量水，浸泡20min，煎煮30min，煎煮1次，且在煮散最优条件下，煮散的各成分煎出量是饮片的1.26~1.81倍，煮散的各成分煎出量是常规煎煮的1.45~1.81倍。而且煎煮时间大大缩短，工艺简单，而且其煮散的毒性并不比饮片的毒性高。由于粒径会影响煎出率，因为炙甘草、干姜的纤维性强，本实验选择其粉体的时候不仅应该考虑其煎出率，还应该考虑其生产的可能性。本实验在煎煮次数考察时，只选择了煎煮1次与2次的考察，每次只有加水量6+6倍、8+8倍、10+10倍水，是考虑到要和前面对比其加水量要一致，且考虑到加水量过多时，为达到临床汤剂服用量会相应增加浓缩时间，从而增加消耗，在实验结果中煎煮1次各成分的煎出率已经可以达到煎煮2次的85%以上，因此选择了煎煮1次，后面的正交试验也验证了此单因素考察的结果。煮散既可以保持中药共煎过程，实现药物与药物之间相互作用，又能够节省药源，节约煎煮时间且具有调配方便的特点。其颗粒度介于饮片与超微粉之间，对其进行全面完善的研究，可以填补中药在颗粒度方面的空缺。

三、干姜黄芩黄连人参汤加减方煮散

干姜黄芩黄连人参汤出自于《伤寒论》第359条：“伤寒本自寒下，医复吐下之，寒格。更逆吐下，若食入口即吐，干姜黄芩黄连人参汤主之。”厥阴病乃六经病证的最后阶段，阴阳失调，正邪相争，阳胜则热，阴胜则寒，阴阳相互消长，故在症状表现上寒热错杂，方药运用上亦寒温同用。干姜黄芩黄连人参汤中“寒格”即是指下寒与上热相格拒寒热错杂的表现，方药中黄芩、黄连与干姜、人参即是寒温药物配伍的表现。从方中药物分析可知，其中人参甘温益气健脾，黄芩、黄连苦寒清胃热，再佐以干姜温胃散寒以防芩连苦寒伤胃。临证过程中，以此方为基础辨治糖尿病中期“虚”的阶段，收效显著。以君臣佐使而言，在干姜黄芩黄连人参汤中以黄连为君，黄芩、人参为臣，干姜为佐。因胃热乃其发病的根本，故应以苦寒清胃热之黄连为君，臣以黄芩、人参清热补虚，内热盛选用西洋参，气虚重选用党参，佐以干姜护中。

金末淑通过对仝小林教授2009～2011年期间应用干姜黄芩黄连人参汤加减方治疗2型糖尿病368例用药规律分析，得出仝小林教授应用此方的核心脉证为口干口渴、失眠、乏力、视物模糊、大便干、夜尿2次及以上、舌体细颤、舌底瘀、脉沉细。因此方的核心病机为脾虚胃热，胃热炽盛，热盛伤津而致口干口渴、大便干，胃热上扰心神可致失眠，且“壮火食气”可致乏力，脾虚亦可以引起乏力，故口干口渴、大便干、失眠、乏力等乃为此方证的重要表现，糖尿病发展到此阶段多有微血管病变，眼底络瘀表现为视物模糊，“中气不足，溲便为之不利”不能固摄水液表现为夜尿多，舌脉乃脾虚兼瘀的表现。临床过程中若以此核心脉证作为“抓主症”特点，可执简驭繁。在方中药物的剂量上，一般黄连15～30g，黄芩30～45g，红参3～6g，西洋参6～9g，知母15～30g，此剂量高于药典规定的常规剂量，但仝小林教授根据多年临床实践表明药物间存在量效关系，只有达到此剂量才具有很好的降糖疗效。遵循临床观察的原则，回顾自身给药前后对照，证实了干姜黄芩黄连人参汤加减方治疗脾虚胃热型2型糖尿病疗效的确切性和安全性。彭智平在临床方剂有效性的基础上进行了复方煮散工艺研究。

（一）复方煮散煎煮工艺研究

1. 煎煮时间考察

称取处方量所制煮散，分别加入20倍水，浸泡20min，煎煮10min、20min、30min、40min、50min，煎煮1次，纱布滤过，滤液定容至400ml，作为水煎备用液，测定各个时间点的干膏率及黄芩苷、汉黄芩苷、小檗碱、巴马汀含量。结果见图3-19。

对结果进行方差分析，煎煮时间对干姜黄芩黄连汤加味煮散中黄芩苷、汉黄芩苷、小檗碱、巴马汀的煎出量及干膏率无明显影响（$P>0.05$），直观分析，在20min时煎出量最高，故煎煮时间定为20min。

2. 加水量

称取处方量所制煮散，分别加入12倍、14倍、16、18倍、20倍水，浸泡20min，煎煮20min，煎煮1次，纱布滤过，滤液定容至400ml，作为水煎备用液，测定不同加水量的干膏率及黄芩苷、汉黄芩苷、小檗碱、巴马汀含量。结果见图3-20。

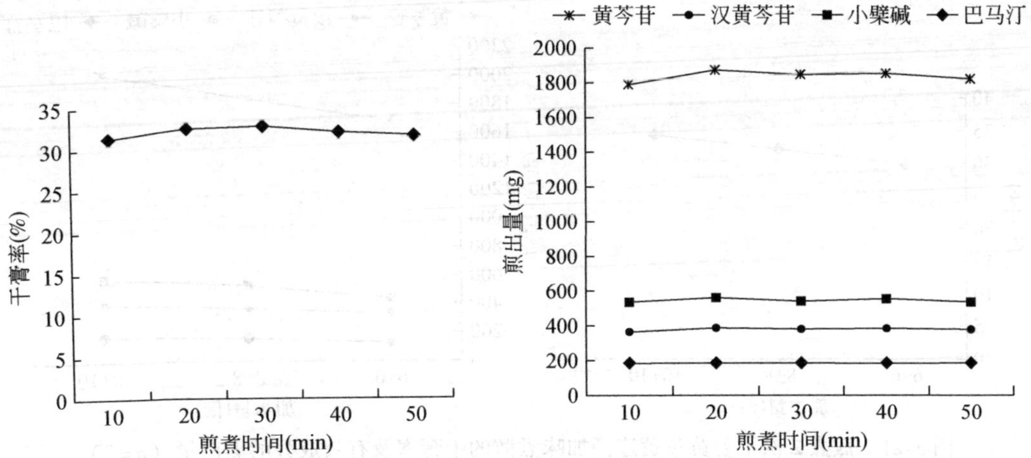

图 3-19　不同煎煮时间干姜黄芩黄连汤加味煮散的干膏率及有效成分的煎出量（$n=3$）

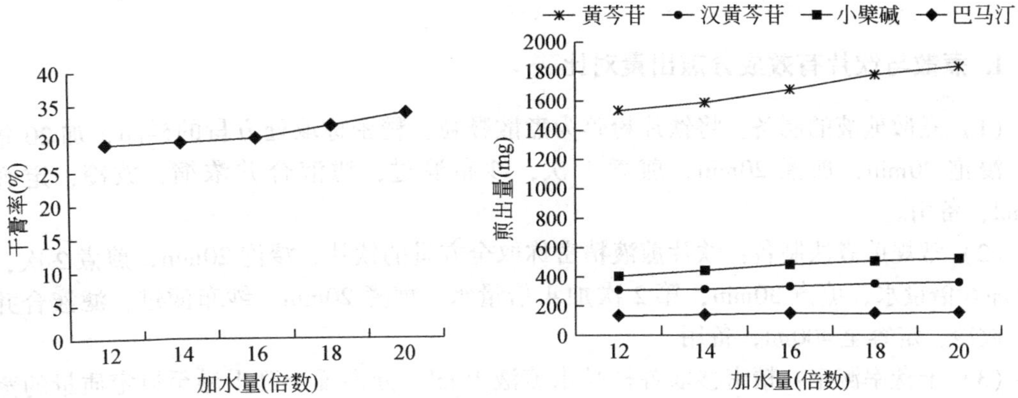

图 3-20　不同加水量干姜黄芩黄连汤加味煮散的干膏率及有效成分的煎出量（$n=3$）

从图 3-20 中进行直观分析，随着加水量增多，干姜黄芩黄连汤加味煮散中黄芩苷、汉黄芩苷、小檗碱、巴马汀的煎出量及干膏率均增多；通过方差分析，加水量对煮散中的有效成分煎出量及干膏率有显著影响（$P<0.05$），直观分析，在 20 倍水时煎出量最高，故干姜黄芩黄连汤加味煮散煎煮一次需要加 20 倍水。

3. 煎煮次数

称取处方量所制煮散，浸泡 20min，煎煮 2 次，加入 6 倍、8 倍、10 倍水，共计加水量分别为 12 倍、16 倍、20 倍，各煎煮 20min，纱布过滤，滤液合并定容至 400ml，作为水煎备用液，测定干膏率及黄芩苷、汉黄芩苷、小檗碱、巴马汀的含量，并分别与加水量为 12 倍、16 倍、20 倍水，煎煮 1 次，煎煮 20min 的结果进行对比，见图 3-21。

结果表明，加水量 6 倍、8 倍、10 倍水分别煎煮 2 次时，有效成分的煎出量及干膏率均高于总加水量相同、煎煮 1 次的量，但无明显差异（$P>0.05$），考虑到节约时间及能源，可优选干姜黄芩黄连汤加味煮散的煎煮工艺为加 20 倍水，煎煮 1 次，煎煮 20min。

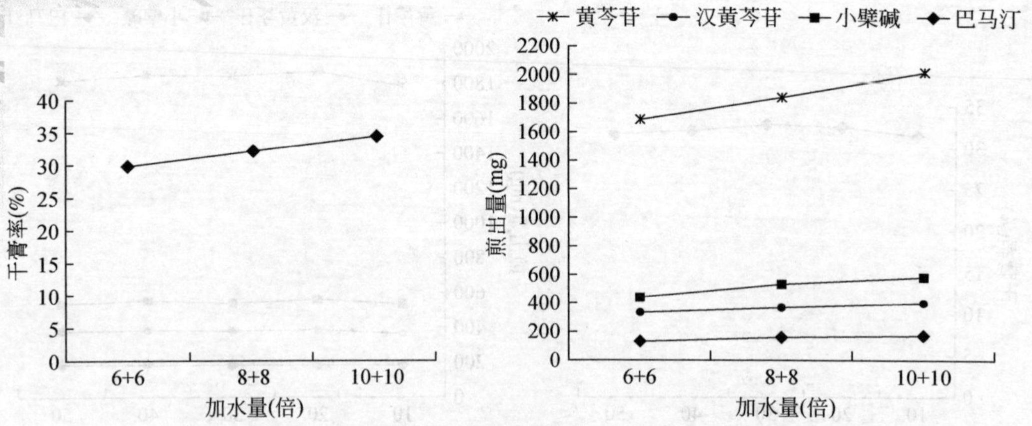

图 3-21　煎煮 2 次干姜黄芩黄连汤加味煮散的干膏率及有效成分的煎出量（$n=3$）

（二）复方煮散与传统饮片有效成分煎出量对比

1. 煮散与饮片有效成分煎出量对比

（1）煮散煎液的制备：将饮片粉碎为煮散颗粒，精密称取处方量的样品，加 20 倍量水，浸泡 20min，煎煮 20min，煎煮 1 次，纱布滤过，滤液合并浓缩，放冷，定容至 400ml，备用。

（2）常规煎煮法制备：饮片煎液精密称取全方量的饮片，浸泡 20min，煎煮 2 次，第 1 次加 6 倍量水，煎煮 30min，第 2 次加 4 倍量水，煎煮 20min，纱布滤过，滤液合并浓缩，放冷，定容至 400ml，备用。

（3）干膏率测定：精密移取各样品水煎液 10ml，分别置于已干燥至恒定质量的蒸发皿中，水浴蒸干，于 105 ℃干燥 3h，置干燥器中冷却 0.5h，迅速称定质量，计算干膏率，结果见表 3-21。

（4）有效成分煎出量测定结果见表 3-22。

表 3-21　干姜黄芩黄连汤加味煮散与饮片干膏率对比（%）

	饮片	煮散	煮散/饮片（倍数）
干膏率	26.39	32.25	1.22

表 3-22　干姜黄芩黄连汤加味煮散与饮片有效成分的煎出量对比

	成分（mg）	饮片	煮散	煮散/饮片（倍数）
黄连	小檗碱	331.50	537.25	1.62
	巴马汀	98.60	157.00	1.59
黄芩	黄芩苷	1140.00	1850.00	1.62
	汉黄芩苷	234.85	366.50	1.56
西洋参	人参皂苷 Rg1	3.12	3.41	1.09

续表

	成分（mg）	饮片	煮散	煮散/饮片（倍数）
西洋参	人参皂苷 Re	31.59	49.14	1.56
	人参皂苷 Rb1	112.28	190.90	1.70
知母	芒果苷	156.70	203.90	1.30
	知母皂苷 B Ⅱ	1551.85	1848.85	1.19

结论：根据水煎液有效成分含量测定结果，全方煮散相比饮片常规煎煮，有效成分煎出量高，能节省约 1/3 量药材。

2. 煮散与饮片常规煎煮法能耗对比

（1）饮片常规煎煮法：全方浸泡 20min，煎煮两次，第一次 6 倍水，沸腾后文火煎煮时间 30min，第二次 4 倍水，沸腾后文火煎煮时间 20min，滤过，滤液合并浓缩至 400ml（一日两次服用剂量）。

（2）煮散煎煮法：全方浸泡 20min，加 20 倍水，煎煮 1 次，沸腾后煎煮 20min，滤过，滤液浓缩至 400ml（一日两次服用剂量）。

（3）结果：根据以上煎煮方法，考察所需用的煎煮及浓缩时间，结果见表 3-23。

表 3-23　饮片与煮散能耗对比

	饮片	煮散	2/3 量煮散
煎煮及浓缩时间	90min	80min	60min

结论：煮散比饮片煎煮、浓缩所需时间少，更节省能源。

综上，煮散较饮片煎煮时间远远缩短，煎出速度快，煎出量高；复方各药成分能保持煎出速率的一致性；煮散中各成分煎出量为饮片常规煎出量的 1.4 ~ 2 倍之间，以化学等剂量推断可节省 1/3 ~ 1/2 的药材；煮散与饮片常规煎煮法能耗对比表明：煮散比饮片更节省能源。

目前，学者对复方煮散均有一定方面的研究，贺颖等对不同粉碎度麻杏石甘汤煮散与传统汤剂中盐酸麻黄碱和苦杏仁苷的量进行比较；田宁等分析了理肺止咳汤煮散剂与标准煎剂的量-效关系；吴晓玲等对宣肺化痰方煮散剂与其传统饮片剂的化学成分进行系统的对比研究，为进一步阐明中药煮散剂的临床应用价值提供科学依据；王力宁等通过临床对照研究的方法观察麻杏二陈汤煮散治疗小儿特禀质咳嗽的临床疗效，证实煮散更能体现中医“简、便、廉、验”的特点。种种研究均表明煮散剂水溶性浸出物、化学指标成分均高于其传统饮片，说明药材经过粉碎后，促进了药材中有效成分的溶出，但全面细致的研究相对还较少，除了煮散的制备工艺外，还应涉及药理、毒理、临床、量效等多方面系统深入的研究，让煮散这一古老传统的剂型能得到进一步推广使用，对节省药材、节约能源、降低成分均具有重大意义。

第四节　煮散共性技术研究与探讨

一、煮散工艺共性技术

中药物料的特点与中药本身的组成及性质有密切关系。中药与一般的无机矿物既有共同性又有其自身的特点，其种类繁多，因此组成成分和结构复杂多样，可以用作药用资源的中药涉及天然植物、动物及矿物原料，以天然植物为多数。从组成植物体部分的基本成分来看，主要是一些普遍存在的初级代谢物，如纤维素、叶绿素、淀粉、蛋白质、树脂、树胶、糖类等，这些成分一般无药用价值，而生物活性成分通常是以初级代谢产物为基体，分布于初级代谢产物的细胞内和细胞间质，由其衍生出来的次级代谢产物，如生物碱、萜类、黄酮、蒽醌、氨基酸等，它们在植物体内的含量很低，多则百分之几，少则百万分之几。因此，中药的粉碎主要是基体成分的破碎，根据基体成分含量的多少将中药大致分为以下几类：①淀粉性药物：薏苡仁、绿豆等；②纤维性药物，如当归、甘草等；③油脂挥发性药物：乳香、五味子、益智等。除了以上植物类中药外，还有动物类中药和矿物类中药，如鲨鱼软骨、蚕蛹、珍珠、滑石等。

大多数中药在通常情况下是固体，一般以块状、粒状、结晶、无定形存在，表现出的物理性质主要有：①硬度：即物料的坚硬程度，反映了物料对磨耗的抵抗性，物料的硬度越高，物料抵抗塑性变形的能力越强，越不容易被磨碎。植物类中药的硬度多为软质，而一些骨甲类药材则比较硬而且韧。②脆性：反映了物料塑变区域的长短。脆性大，塑变区域短，在破坏前吸收的能量小，亦即容易被击碎或撞碎。多数矿物类中药均具有相当的脆性，粉碎时沿晶体的结合面碎裂成微小晶体，故较易于粉碎。非极性晶体药物因缺乏相应的脆性，受外力产生变形而阻碍粉碎，同时这类物质有较强的内聚力来平衡外加机械力。③韧性：韧性与脆性相反，受外力时虽然变形但不易折断，含纤维多的或含角质的中药都具有相当的韧性。另外，韧性与物料的含湿量有关，如深度干燥后多具有坚韧特性，增加了粉碎的难度，故中药在超细粉碎前应适当干燥，控制物料的含湿量。以上特性对中药粉碎有重要影响，表明中药粉碎并非简单地等同于常规粉碎，它决定了粉碎作用力的选择，也决定了粉碎设备的选型。

由于不同的物料往往具有不同的粉碎力学特征，因此，不同的物料通常要用不同的粉碎方法。不同的粉碎方法或设备一般兼具两种以上的粉碎形式。对于特别坚硬的物料不易剪碎，而用冲击性的折断或压碎比较有效；对于韧性物料不易撞碎或击碎，而用剪切研磨较合适。因此，对于特定的物料，可以找到一种较为合适的粉碎方法，使粉碎效率最高。

1. 煮散制备工艺研究

粒径分布范围、休止角、流动性及外观性状是评价煮散粉体学特征的重要指标；以一定粒度范围控制的煮散颗粒，可满足大生产制备、实际应用的要求。以切削方式为粉碎原理的粉碎机，最适合制备煮散。对软、油性大和纤维类药材的粉碎处理亦能达到较理想效果；根及根茎类质地坚硬、致密、挥发性成分少的饮片，适宜制成0.18～2mm粒径范围的颗粒；果实类若含油脂多，适宜制成0.35～2mm粒径范围的颗粒；矿物类适宜制成0.18～0.85mm粒径范围的颗粒；韧性强的动物类适宜制成0.35～2mm粒径范围的颗粒。

2. 煮散煎煮工艺研究

煎煮时间对煮散成分的溶出影响较小，主要成分的煎出量随煎煮时间的增多未呈现明显上升趋势，初步确定时间为10～30min；加水量对煮散成分的溶出影响极为明显，主要成分的煎出量随加水量的增多呈现明显上升趋势，加水量可确定为12～20倍；煎煮次数对煮散成分的溶出有一定影响，主要成分的煎出量随煎煮次数的增加而增多，但1次煎煮在加入足量水后有效成分的转移率基本达到60%～80%，从节约能源等方面综合考虑，可确定煎煮次数为1次。

3. 质量标准研究

煮散即为饮片的一种剂型，需要有其质量控制的标准，可根据《中国药典（一部）》相关饮片项下的规定及研究的实际情况，建立煮散的质量标准。由于煮散必须将中药饮片粉碎成粗颗粒状，但这会使传统的中药饮片失去了原有的性状特征，给中药饮片的鉴别带来了困难，与现行的标准不符。针对这一问题，可以通过改变现行中药饮片质量标准仍仅限于鉴别外观、性状检查的传统方式，加快中药煮散的质量标准研究，对其有效成分及相关成分之间的配比关系等进行研究加以解决，用量化分析的方法既可解决煮散可能存在的“鱼龙混杂”的现象，也可促进中药饮片向现代化、标准化方向发展。煮散性状有了明显的改变，而外观性状是对中药煮散的颜色和外表感官的描述，性状项下一般应写明品种的外观形状、色、气、味等，对颗粒颜色的描述可根据样品的情况规定一定的色度范围，对气、味的描述应在饮片标准的基础上结合生产与样品实际拟定，同时可增加粒度分布范围描述。

二、煮散与饮片剂量对比折算研究探讨

（一）剂量对比折算研究

为了达到处方减量、节约药材的目的，可以参考单味中药浓缩颗粒与中药饮片煎剂的等量性研究方法，以折算煮散在临床的用药量。研究建立“饮片标准煎剂”的制备工艺，通过浸出物、通用和特异的薄层色谱、有效部位或有效成分的含量测定，与煮散进行药物化学上的等量性对比实验，得出饮片剂量与煮散剂量间的稳定的换算比例，以便为临床使用量提供实验依据。具体说来，一般应进行下述研究。

1. “饮片标准煎剂”制备

在制备“饮片标准煎剂”时，必须严格规定：

（1）原料：取经鉴定合格的拟研制成煮散的同批法定药材，依法加工炮制成合格饮片，分别取适量（一般实验研究用量为5～10g）供制备用。

（2）加水量：一般为药材饮片量的10～18倍，分2次加入。根茎类药材一般加10倍量水；全草、花叶类药材吸水量较大，一般加18倍量水。

（3）煎制：一般第一煎加水量6倍（或10倍），浸泡20min，煎沸后改文火慢煎，一般饮片煎煮30min，需先煎煮者煎煮45min，需后下者煎煮15min；第二煎加水量4倍（或8倍），煎制法同第一煎。

（4）过滤：煎液趁热过滤，自然滴尽。

（5）煎液量：一般为药材饮片总量的5～10倍，如总药材饮片量为10g，总煎液量应为50～100ml，不足或超过可添加蒸馏水或适当浓缩，作为供试液备用。

2. 煮散煎剂制备

称取"饮片标准煎剂"同一批次的中药饮片，依法制成煮散，再按煮散最佳煎煮工艺制成煎液即对比供试品备用。

3. 对比试验项目

供试品液的预处理方法、操作步骤与检测方法等均应一致，平行进行。其鉴别和含量测定方法，应以《中国药典》及有关质量标准为主要参考依据，也可依法建立新的方法。对比试验项目一般为：

（1）薄层色谱：按照《中国药典》及有关质量标准鉴别项下方法，进行薄层色谱或薄层扫描，并记录其色谱峰面积（或峰高）值。若药典等质量标准方法获得的色谱，由于采用了专属性强的显色剂，只呈现少数斑点时，为了获得更多的比较信息，可改变预处理、展开剂，采用泛用显色剂等，以选择其斑点多、分离度好等既具"共性"又具"个性"特征的色谱图作为对比用的指纹图谱，以达控制质量之目的。

（2）浸出物测定：按照《中国药典（一部）》附录方法进行水溶性浸出物及醇溶性浸出物测定。

（3）含量测定：按照《中国药典》及有关质量标准或新建立的方法，进行"饮片标准煎剂"及煮散煎剂的含量测定对比分析，现多采用气相色谱或高效液相色谱。

4. 减量后的等量性对比折算

标准煎液及煮散煎剂进行对比，煮散用量相对于原饮片剂量有所减少，再按减量后等量性对比研究，若系有效成分或指标成分不明确，未进行含量测定分析者，但其煎剂与煮散的色谱图基本相同时，则可以其色谱峰值之总和进行等量性对比；若系有效成分或指标成分不明确，未进行含量测定，又未获得指纹色谱图时，可采用其浸出物测定值进行等量性对比；若系有效成分或指标成分明确并进行含量测定分析者，在其煎剂与煮散的色谱图基本相同时，可以按其含量测定值进行等量性对比。借鉴指纹图谱技术，分析煎煮后煮散及饮片在水煎液中指标性成分及化学成分群的变化，除了进行多组分含量测定外，再寻找具有指纹意义的特征峰，得到"量"方面的信息，用以估量待测样品之间总体"量"的差别，从而得出饮片与煮散的剂量换算关系，为临床的实际应用提供指导。

（二）煮散与饮片的对比研究实例

中药饮片剂型改革的最终目的是为了方便和获得更多的用于治病的有效物质，通过研究，基本证明了相同数量的煮散获得的有效物质量较大。徐晓秋等研究黄连煮散颗粒 1g 的煎出效果相当于传统饮片的 1.57g 和 1.87g。李国庆等对 20 种中药生药颗粒剂与其传统饮片溶出物含量进行对比，结果表明根类、茎类、果实种子类等药材宜制成袋泡剂，并能节约 40% 的药材。田宁等研究理肺止咳汤的中药煮散剂，水溶性浸出物是等量的标准煎剂的 1.7 倍；指标成分盐酸麻黄碱含量是标准煎剂的 1.5 倍、苦杏仁苷含量是标准煎剂的 1.5 倍。刘起华等研究葛根煮散中葛根素、大豆苷含量为常规煎剂的 1.4 倍（$P<0.05$），黄芩煮散中黄芩苷、汉黄芩苷、黄芩素为常规煎剂的 1.2 倍（$P<0.05$），黄连煮散中黄连碱、药根碱、小檗碱、巴马汀为常规煎剂的 1.35 倍（$P<0.05$），炙甘草煮散中甘草酸铵、甘草苷为常规煎剂的 1.5 倍（$P<0.05$）。

我们同时选取了具有代表性的 20 种根及根茎类，7 种果实与种子类，4 种皮类，4 种茎木类，2 种菌藻类，4 种动物类，2 种矿物类药制成一定粒度的煮散，并对比饮片传统汤剂与煮散的水煎液中固形物含量，结果见表 3-24。

表 3-24　煮散和饮片的浸出物比较

种类	药名	饮片浸出物（%）	煮散浸出物（%）	煮散/饮片（倍）
根及根茎类	郁金	7.3	16.95	2.3
	板蓝根	19.21	41.98	2.2
	虎杖	8.65	25.74	3.0
	延胡索	9.22	22.84	2.5
	三棱	7.67	19.90	2.6
	太子参	12.94	40.68	3.1
	柴胡	9.23	15.69	1.7
	骨碎补	9.88	14.14	1.4
	川续断	21.91	40.17	1.8
	升麻	13.32	20.76	1.6
	生百部	25.09	41.58	1.7
	独活	28.16	43.97	1.6
	三七块	12.14	38.25	3.2
	丹参	31.18	44.36	1.4
	麦冬	30.93	66.36	2.1
	生地黄	46.66	59.28	1.3
	生白术	39.89	59.80	1.5
	白芍	11.46	19.93	1.7
	人参	34.26	41.33	1.2

续表

种类	药名	饮片浸出物（%）	煮散浸出物（%）	煮散/饮片（倍）
根及根茎类	玄参	42.82	56.08	1.3
	白芷	12.45	35.07	2.8
	巴戟天	38.11	52.77	1.4
果实与种子类	吴茱萸	19.43	30.91	1.6
	生山楂	21.74	37.64	1.7
	枳壳	8.38	25.42	3.0
	决明子	11.48	16.94	1.5
	栀子	25.15	27.51	1.1
	石榴皮	37.11	42.20	1.1
	荜茇	5.62	16.82	3.0
皮类	牡丹皮	20.31	35.05	1.7
	肉桂	3.03	14.61	4.8
	黄柏	9.61	15.41	1.6
	白鲜皮	11.62	19.64	1.7
茎木类	鸡血藤	7.01	10.78	1.5
	青风藤	15.34	16.88	1.1
	首乌藤	11.37	17.99	1.6
	桂枝	2.60	4.82	1.9
菌藻类	猪苓	1.07	2.12	2.0
	茯苓	2.01	3.23	1.6
动物药	瓦楞子	0.91	2.93	3.2
	生石决明	0.39	1.22	3.1
	煅蛤壳	1.33	2.11	1.6
	水蛭	7.95	15.17	1.9
矿物药	煅赭石	0.74	2.02	2.7
	生石膏	1.97	3.84	1.9

以上研究初步表明，煮散的浸出物均高于饮片，为1～3倍，虽然固形物含量并不能完全代表有效成分，可能无效成分煎出量也增多，但对于总体来说，对于目前临床汤剂的煎煮不规范，导致药材的浪费，煮散能最大幅度地增加药材的利用率。

三、探讨适宜制成煮散的中药类别

（一）基于影响有效成分浸出的相关因素

1. 中药成分浸出的动力学影响

中药材提取实质上是使有效成分（即溶质）从固相向液相转移的传质过程，储茂泉等利用 Fick 扩散第二定律建立了一个中药提取过程的动力学方程，它是一个表观的一级动力学方程，其速率常数不仅与温度有关，而且还与药材颗粒半径的平方成反比，与内扩散系数成正比。贺福元等运用中药复方提取动力学模型对补阳还五汤中黄芪甲苷的溶出动力学诸参数进行了验证研究，发现药材内扩散远难于溶液中扩散，两者提取常数相差近百倍，这与中药材成分受细胞膜阻碍，需要煎煮提取相吻合。因此，将中药粉碎成不同粒径的颗粒，增加比表面积，增加溶媒与药材组织的接触面，能提高中药有效成分的溶出率。

2. 中药材质地与结构的影响

中药种类繁多，组成成分和结构复杂多样，主要分为植物药、动物药和矿物药，以植物药为多数。根据何先元等统计，2010 年版《中国药典（一部）》正文所收载的 616 味中药，其中植物类药 540 种，动物类药 51 种，矿物类药 23 种，植物来源占 87.66%，动物来源占 8.28%，矿物来源占 4.06%，中药资源种植物类药物占主要部分，动物类和矿物类药物相对较少。对所收载的药材和饮片植物药入药部分统计分类，按照通常的分类法，菌类药材按全草统计，结果见表 3-25。入药部位最多是根及根茎类，有 237 种植物，占 32.69%；皮类最少，有 26 种植物，占 3.59%。

表 3-25　药用植物药用部位统计分析

入药部位	数量（种）	比率（%）
根及根茎类	237	32.69
茎木类	48	6.62
皮类	26	3.59
叶类	29	4.00
花类	40	5.52
果实及种子类	187	25.79
全草类	130	17.93
油脂及其他	28	3.86

植物类中药，根、根茎、皮、叶、花、果、种子等均可入药，具有细胞壁、细胞膜等结构，但微观组织结构亦存在很大的差异。焦立公等利用 AFM 的力曲线功能，定量表征了麦冬、玉竹、郁金等不同产地中药饮片的质地，如硬度及黏附性等物性，以期增加中医药理论表象描述的定量数据提取。动物药有效成分绝大部分是蛋白质或多肽类，分子质量较大，难以透过细胞膜。矿物药无细胞结构，其药物成分可直接溶解或分散悬浮于溶剂中。中药不同入药部位的质地差异较大，溶出性能各异，根据断面特征、质地，组织结构对目前临床使用的中药饮片适宜于制成煮散的种类进行分析。

（1）植物药：根及根茎类药材在植物药中占据比例最高，多具有表皮、木质部、韧皮部、厚壁组织等结构特征，包括：①质地坚硬，组织致密，不易折断或折断面不平坦，如大黄、莪术、三棱、甘草、虎杖、姜黄、牛膝、土木香、玄参、白芍、常山、川芎、黄精、党参等；②质坚硬，不易折断，断面不平整，有多数裂隙，如白术、苍术、苦参等；③质脆，易折断，断面不平整，有多数裂隙，如羌活、川木香等；④质坚硬，不易折断的鳞茎或块茎，如土贝母、山慈菇、薤白、伊贝母、珠子参等。此种组织结构的根类、茎类等传统药材炮制入药时多成厚片或段、块，但因大部分质地坚硬，致密度高，浸出率低，水分不易迅速浸入药材内部组织细胞，入汤剂煎煮时所需时间长，且不易煎透，而制成煮散后为颗粒状，浸出率大大提高，根及根茎类药材80%以上适宜制成煮散。陈太平等研究根茎类生药颗粒剂有效部位煎出量、有效成分煎出量明显优于药材组。章宇宁研究了甘草、黄芪、丹参三种根类药材的饮片及粉末在不同溶剂环境下的孔隙结构及其分形特征，均含有致密组织及薄壁组织，在水溶胀后的环境下粉末的薄壁组织含量增加，孔容和比表面积增大，则利于传质，有效成分浸出会增多。

种子与果实类中药凡具以下药材组织特征者：①种皮细胞层常呈不同程度的木质化增厚，如瓜蒌仁、决明子、酸枣仁等，有的种皮为木质化石细胞组成，位于种子最外层，不易受水或温度的影响而破坏，如白豆蔻、砂仁、草果仁、杏仁、郁李仁等，或表面覆有较厚角质层的如酸枣仁、决明子、棕榈子等；②果皮细胞呈强烈木质化增厚，形成硬壳状包裹的，使其不易受水和温度的影响而破坏，如使君子、牛蒡子、苏罗子、火麻仁等；③组织细胞排列紧密，富厚脂肪油，地质坚硬的，如瓜蒌仁、酸枣仁、杏仁、郁李仁、火麻仁等，在煎煮时，水分不易迅速浸入药材内部组织细胞，均有破碎成一定粒度的必要性。

皮类药材通常是指以植物茎干（枝）或根形成层以外之“皮部”入药的药材，包括茎皮类及根皮类。茎皮类中药的构造分为周皮、皮层、韧皮部，最外层常为木栓组织层，一般由数层至多层木栓细胞构成，如木栓细胞壁增厚并木化的杜仲、合欢皮，栓内层细胞壁木化加厚而成石细胞环层的厚朴等，在入汤剂煎煮时会阻扰水分的浸入，而桑白皮、白鲜皮、椿皮、肉桂等饮片切成厚薄不均的厚片或长度不等的段，则均应粉碎成颗粒，以增加有效成分的浸出率。

茎木类包括药用木本植物的茎或仅用其木材部分，以及少数是草本植物的茎藤。其中质硬、切制成厚片的饮片适宜制成煮散，如海风藤为不规则厚片；桑寄生质坚硬，为椭圆形的厚片或段；大血藤质硬，为长圆形厚片；鸡血藤质坚硬，为椭圆形、长矩圆形或不规则的斜切片，厚0.3～1cm；功劳木为不规则的块片、质硬。

菌藻类是低等植物，其植物体是单细胞或多细胞的叶状体，没有高等植物根、茎、叶、花、果实的区别，在饮片也观察不到上述特征。但如猪苓体轻，质硬，为类圆形或不规则的厚片；茯苓体重，质坚实，切制成块或厚片，煎煮时不易煎透，适宜制成煮散。

全草及花类、叶类由于质地轻松、组织微薄，溶媒易于浸入，能较快溶出有效成分，大部分可以直接以饮片入汤剂，但如肉苁蓉体重、质硬、不易折断、为不规则形厚片；锁阳质坚实，为不规则或类圆形厚片，则易粉碎制成煮散。

（2）动物药：包括虫类水蛭、蜈蚣等，两栖类乌梢蛇、金钱白花蛇等，脊椎类龟甲、鸡内金、穿山甲等，有效成分大多数是蛋白质或多肽类，分子质量较大，难以透过细胞膜，除部分宜制成服散剂直接吞服或冲服外，其余入汤剂时应破碎成一定粒度。而骨甲类如鳖甲、龟板，贝壳类如牡蛎、瓦楞子、石决明、珍珠母、海螵蛸、蛤壳等含碳酸钙及多种微量元素钠、钡、铬、铜、铁、镁、铝、锰、锌、锶等成分，质地细密、坚硬，其成分难于煎出，为了增加药物的溶解度，入汤剂时易粉碎成细粉，增加药物的表面积，提高药材单位利用度。申建明等认为贝壳类药材，生品质地细密、坚硬，其成分难于煎出，粉碎后的煎出率明显大于原药材的煎出率，尤其是通过20目筛的药材煎出率为最高。

（3）矿物药：包括含碱或碱土金属的石膏、滑石、青礞石、浮石等，含铁元素的代赭石、磁石、禹余粮、自然铜等，一般质坚体重，无细胞结构，有效成分难溶于水或微溶于水，但矿物药中又含有人体所需微量元素，如铁、铜、锌、锰、钼、钴等，因此粉碎成细粉，内服可以包煎，既可缩短煎煮的时间，又可增加溶出物或悬浮物，可以提高利用率。除了芒硝、玄明粉等能直接溶于水的矿物药，其余入汤剂者均应粉碎成一定粒度。张立明将自然铜粉碎成黄豆粒大，10目粉、20目粉及60目粉，水煎后混悬液中含轻颗粒的量与矿物的粉碎度的关系十分明显，粉矿越细，汤剂中轻颗粒含量越多。

3. 粒度的影响

中药材粒度应根据药材质地、所含成分理化性质、提取溶媒的特点等进行选择，粉碎粒度过细的动植物药材粉体，不一定有利于药物成分的浸出完全，过细的粉末吸附作用增强，使扩散速度受到影响。谢瑞芳等研究结果表明三七中粉和细粉中三七皂苷R1和人参皂苷Rg1的含量和溶出速度、累积溶出量最好，而微粉不比普通粉有优势。周灿平等研究发现，根类饮片大黄粒度从3～4cm（市售大块饮片）逐渐减小到超微粉时，煎出的化学成分量呈先增后减再增加的变化趋势，从理论上分析，不同饮片粒度大黄在提取时，化学成分的煎出量受扩散和吸附两个作用的相互影响，当扩散作用大于吸附作用时，各成分煎出量增加，而当吸附作用大于扩散作用时，各成分煎出量减少。刘红宇等研究中药（复方）成分提取动力学数学模型建立及粒径对六味地黄汤中梓醇浓度的影响，结果表明提取六味地黄汤的适宜药材粒度为60目。

4. 加水量的影响

煎煮时加水量对煮散有效成分溶出量影响明显，煮散有别于饮片的煎煮方法，需加入大量水煎煮。笔者所在课题组研究根茎类煮散煎煮工艺时发现，煮散在煎煮时需加入药材量12～20倍量的水，仅煎煮10～20min，煎煮1次即可，这样不仅不会造成煎液糊化、黏底烧焦现象，有效成分还能充分溶出，转移率可达60%以上。我们在研究葛根、黄芩、黄连、甘草煮散加水量对于有效成分煎出量的影响时发现，加水量对葛根中葛根素、黄芩中的黄芩苷、黄连中小檗碱、甘草中甘草酸铵的煎出量均有极显著影响（$P<0.01$），葛根需加水到20倍，黄芩需加水到12倍，黄连需加水到16倍，甘草需加水到18倍。

（二）基于浸出的物质基础

1. 常规煎煮的煮散与饮片干膏及化合物的对比

根茎类煮散其有效成分含量和干膏得率大都比饮片的传统煎煮效果好，也节省了时间与能源。果实和种子类制成煮散，可提高这类药材的干膏率和有效成分的煎出率。茎木类药材纤维丰富，淀粉多糖的组分低，无论煮散还是饮片水煎液较清澈，同样加水量下，煮散水煎液的得膏率及化合物含量均大于饮片。花类、叶类和全草类药材，制成煮散后，其水煎液中，无论是干膏得率还是化学成分含量，与饮片传统煎煮的药液相比，均无明显差异。这可能是该类药物比较轻、薄，传统煎煮（50min）已经将药材充分煎透。该类药材是否制成煮散，尚需将这类药材饮片采用与煮散相同的煎煮方法煎煮比较，尚能确定。但就与传统煎煮比较来说，煮散在煎煮时间上有极显著的优势。结果见图 3-22 ~ 图 3-27。

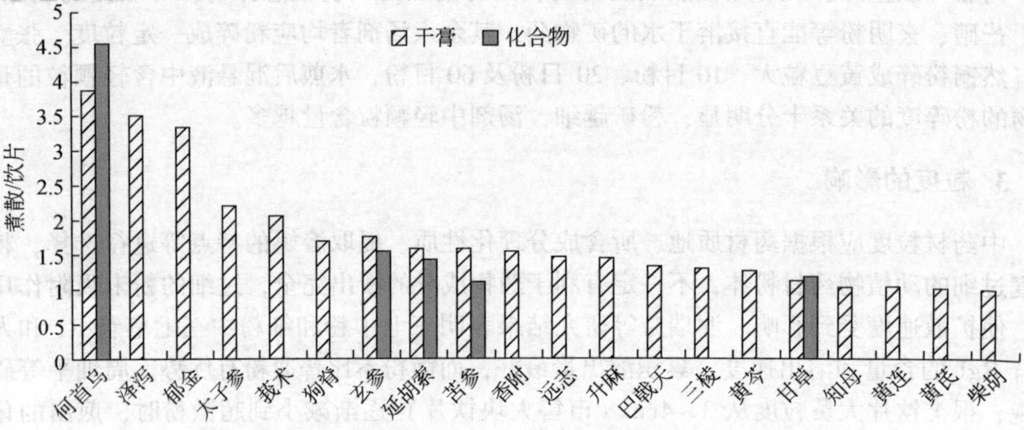

图 3-22　根、根茎类煮散与饮片水煎液干膏及化合物含量的比较

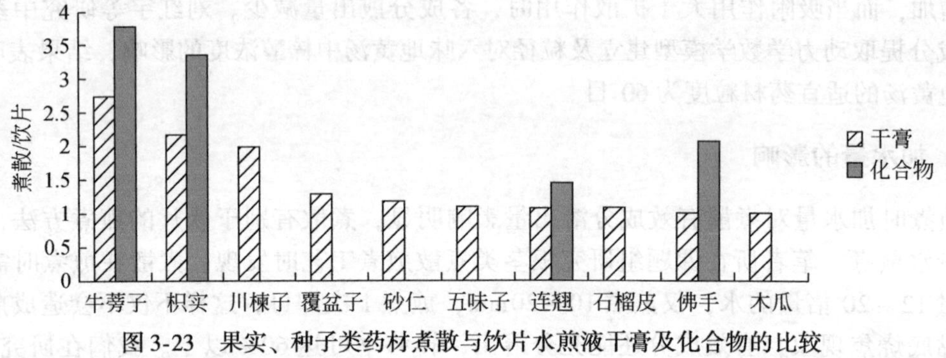

图 3-23　果实、种子类药材煮散与饮片水煎液干膏及化合物的比较

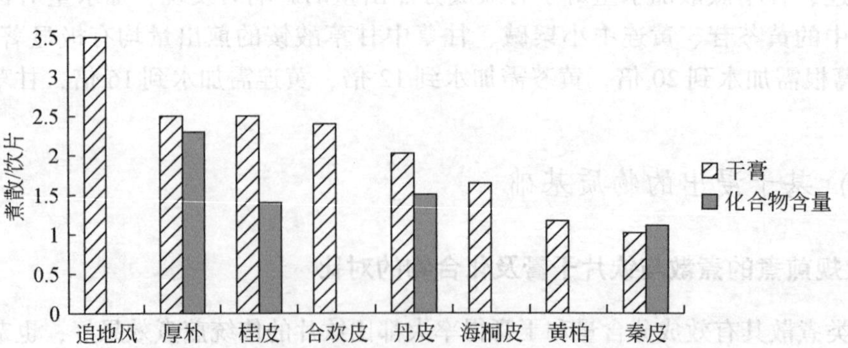

图 3-24　皮类药材煮散与饮片水煎液干膏及化合物的比较

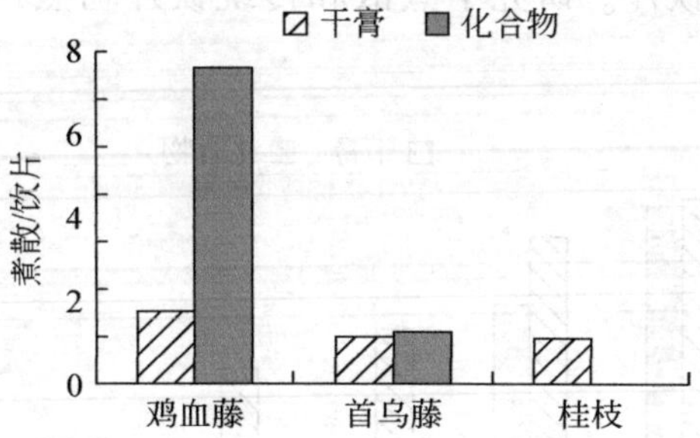

图 3-25　茎木类药材煮散与饮片水煎液干膏及化合物的比较

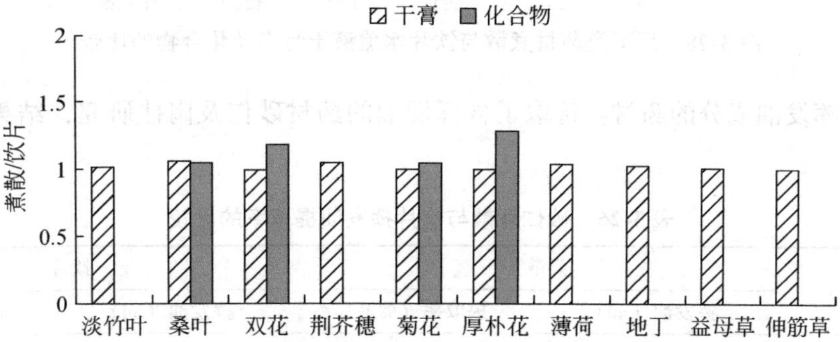

图 3-26　花叶、全草类药材煮散与饮片水煎液干膏及化合物的比较

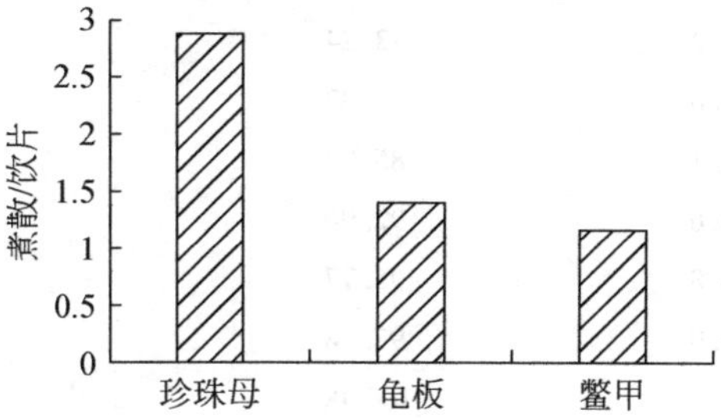

图 3-27　动物甲壳类药材煮散与饮片水煎液干膏的比较

2. 特殊煎煮的中药

（1）先煎药：中药先煎的道理是多方面，概括来说，一是提高有效成分的煎出率，这类中药多是质地坚硬的矿石类、贝壳类、角甲类；二是降低毒性增强疗效。本研究选取了部分贝壳、角甲类，为提高煎出率而先煎的药物，进行了饮片与煮散干膏率的对比研究，结果见图 3-27。

从结果可见，煮散的得膏率均大于传统煎煮，且珍珠母能达到传统的 2 倍以上，而煎煮时间上，传统煎煮用时 80min，煮散仅需 10min，对于目的为提高煎出率的贝壳、角甲类先煎药物，极适宜制成煮散。

（2）后下药：后下的目的主要是减少有效成分的损失，此类药材多是含有挥发性或久煎易破坏其有效成分的饮片。研究中煮散和传统饮片均煎一次，煎煮10min。结果见图3-28。

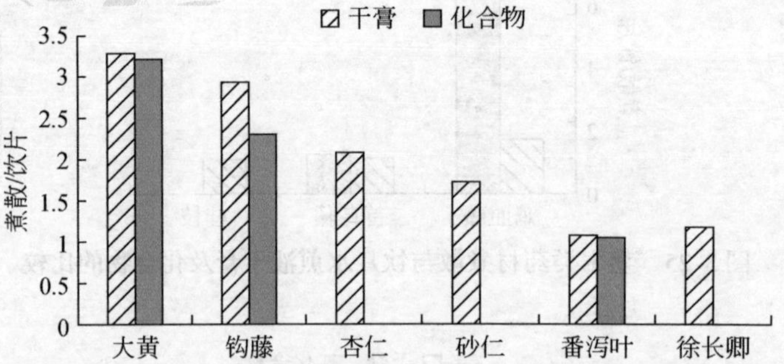

图3-28　后下类药材煮散与饮片水煎液干膏率及化合物的比较

（3）含挥发油成分的药材：选取了含挥发油的药材砂仁及肉桂研究，结果见表3-26，表3-27。

表3-26　砂仁煮散与饮片挥发油提取率的比较

时间（min）	煮散		饮片	
	挥发油（ml）	提取率（%）	挥发油（ml）	提取率（%）
10	2.4	33.80		
20	4.0	56.34		
30	4.7	66.20		
40	5.2	73.24		
60	5.6	78.87	2.2	30.99
90	6.1	85.92	3.2	45.07
120	6.6	92.96	4.2	59.15
150	6.8	95.77	4.6	64.79
180	6.9	97.18	5.1	71.83
210	7.1	100.00	5.7	80.28
240	7.1	100.00	6.2	87.32

注：煮散240min时挥发油量为药材挥发油含量

表3-27　肉桂煮散与饮片挥发油提取率的比较

时间（min）	煮散		饮片	
	挥发油含量（ml）	提取率（%）	挥发油含量（ml）	提取率（%）
30	1.0	47.62		
60	1.4	66.67	0.4	19.05
90	1.7	80.95	0.6	28.57
120	1.9	90.48	0.8	38.10
150	2.0	95.24	1.0	47.62

续表

时间（min）	煮散		饮片	
	挥发油含量（ml）	提取率（%）	挥发油含量（ml）	提取率（%）
180	2.1	100.00	1.1	52.38
240	2.1	100.00	1.2	57.14

注：煮散 240min 时挥发油量为药材挥发油含量

从表 3-26、表 3-27 中可以看出，对于质地坚硬的后下药，制成煮散后，可大大提高其水煎液中有效成分的含量和得膏率，并缩短挥发油的提取时间，即使是肉桂这类质地坚硬的药材，2 个小时挥发油的提取率也已达 90% 以上，而传统饮片在 4 个小时时的提取率也不及 60%。

综上，根据外观特征，煎煮规范中有先煎、临用捣碎等特殊要求的饮片，初步筛选出可制成煮散的中药种类，见表 3-28。对于是否能彻底改变中药先煎、后下、另煎等传统煎煮方法亦有待下一步深入研究。

表 3-28　适宜制成煮散的中药类别

中药分类	特点	适宜性
根及根茎类	多数质地坚硬、组织致密、不易折断，多以切成厚片入药，如郁金、泽泻、太子参等	约 2/3 的品种应制成煮散
种子与果实类	“逢壳必捣，逢籽必破”的煎煮方法。大多数果实种子类药材质地坚硬致密，如枳实、川楝子等	适宜于制成煮散
皮类、藤木类	切制厚薄不均或长度不等	多数宜制成煮散规范其规格
动物贝壳类、骨甲类及矿物类	质地细密、坚硬，其成分难于煎出	适宜制成煮散以增加悬浮颗粒及溶出物
花、叶、全草类	多数轻薄，其成分易煎出	不需制成煮散

煮散可以节约药材资源，能减少浪费，有利于保护生态资源，同时还可以达到量化中药饮片规格的目的。目前中医临床汤剂多以饮片形式经煎煮后服用，历代各种有关中药饮片规格的规定都是简单、粗略地描述为“片”、“薄片”、“厚片”、“段”或“块”等比较模糊的主观术语，对于不同品种如此，对于同一品种也如此，对于这些主观描述尽管有时也有一些具体的尺寸解释，但由于绝大多数中药饮片的形状不规则，不足以明确和量化其饮片的规格大小，导致中药饮片的规格难以量化和标准化，而煮散制成一定粒度，具有规定的粒径分布范围，则可达到饮片规格的标准化和量化。

根据中医临床各类病症的经典方制成方剂煮散分剂量包装，配方时根据临床辨证论治，与单味药煮散配伍合煎，随症加减，符合中医理论及临床用药习惯。在目前中药复方的作用机理及主要活性成分的研究仍面临巨大困难的状况下，为满足临床对传统饮片汤剂剂型尽快进行改进的要求，使得现行的中医治疗保持其特色，开发研制煮散，以基础研究和产业化生产相结合的研究模式，有利于中药现代化和调剂自动化，是饮片改革发展的方向。

参考文献

蔡宝昌.2005. 中药制剂前处理新技术与新设备［M］. 北京：中国医药科技出版社. 322
蔡光先.2008 中药粉体工程学［M］. 北京：人民卫生出版社. 37
陈建南.1985. 种子果实类中药入汤剂的探讨［J］. 中药通报，10（4）：23
陈金月，王力宁，刘倩，等.2013. 麻杏二陈煮散汤剂质量优化影响因素的正交试验研究［J］. 中国药师，16（3）：342
陈立亚，于宝珠，赵慧芳.2006. Zeta电位及其在药学分散体系研究中的应用［J］. 药物分析杂志，26（2）：281
陈太平，张国强，袁靖，等.2011. 根茎类中药生药颗粒剂与传统中药材饮片的效能比较研究［J］. 中国医药指南，9（26）：328
程先宽，韩振蕴，范吉平，等.2007. 中药超大剂量应用历史及现状［J］. 上海中医药杂志，41（12）：69
储茂泉，刘国杰.2002. 中药提取过程的动力学［J］. 药学学报，37（7）：559
崔向微，张贵君，李慧.2008. 葛根芩连汤中7种药效组分分析［J］. 天津中医药，25（5）：417
杜焰，赵立杰，冯怡，等.2012. 中药粉体流动性表征方法研究［J］. 中国中药杂志，37（5）：589
范碧亭.2001. 中药药剂学［M］. 上海：上海科学技术出版社. 60
方静，傅延龄.2013. 汉代、唐代、宋代煮散剂比较［J］. 中医学报，28（4）：523
郭峰.2013. "中药煮散"与饮片、超微粉不同粒度煎出率对比研究［J］. 内蒙古中医药，32（9）：94
国家药典委员会.2010. 中华人民共和国药典（一部）［S］. 北京：中国医药科技出版社，附录：66
韩燕全，左冬，夏伦祝，等.2011. 不同干燥方法和温度对干姜中6，8，10-姜酚含量的影响［J］. 中药材，34（10）：1512
何先元，喻录容，冯婧，等.2013. 2010年版《中国药典》一部收载中药的资源特点［J］. 中国实验方剂学杂志，19（11）：329
贺福元，邓凯文，罗杰英，等.2007. 中药复方成分提取动力学数学模型的初步研究［J］. 中国中药杂志，32（6）：490
贺颖，王志萍，王力宁，等.2013. 不同粉碎度对麻杏石甘汤煮散中盐酸麻黄碱和苦杏仁苷的影响［J］. 中成药，35（3）：631
侯学智，张振秋，尤春雪，等.2012. HPLC测定黄芩中6个成分的含量［J］. 中国现代应用药学，29（11）：1010
胡晋红，王忠壮，黄爱琴.2004. 中药饮片种类及其发展［J］. 药学服务与研究，4（3）：224
黄璐琦，彭华胜，肖培根.2011. 中药资源发展的趋势探讨［J］. 中国中药杂志，36（1）：1
焦立公，刘景，陈浩，等.2012. 原子力显微镜应用于不同产地中药材质地鉴别的定量化研究［J］. 中国中药杂志，37（8）：1140
赖昌生.2009. 中药煮散推广应用初探［J］. 河北中医，31（6）：903
李国庆，梁伟，徐志尧.2005. 20种中药袋泡剂与其传统饮片溶出物含量的对比［J］. 中医药临床杂志，17（5）：504
李晓骄阳，栾永福，孙蓉.2013. 附子不同组分对正常小组的急性毒性实验比较研究［J］. 中国药物警戒，10（10）：583
李有润，郑青.1997. 中草药提取过程的数学模拟与优化［J］. 中草药，28（7）：399
李玉娟，王瑞，车镇涛，等.2001. 中药材指纹图谱质量控制方法研究［J］. 中药新药与临床药理，12（3）：192

林俊芝，傅超美，毛茜，等.2012.黄柏饮片与煮散颗粒在不同煎煮时间点盐酸小檗碱含量和干膏收率的比较［J］.中国实验方剂学杂志，18（12）：41
刘红宇，贺福元，罗杰英.2009.中药（复方）成分提取动力学数学模型建立及粒径对六味地黄汤中梓醇浓度的影响［J］.中国药房，20（36）：2804
刘起华，文谨，章军，等.2014.根及根茎类中药煮散与传统饮片有效成分煎出量对比研究［J］.中国新药杂志，23（5）：95
刘雅茜，王梦月，史海明，等.2008.高效液相色谱法测定甘草及其炮制品中5种活性成分的含量［J］.中国药学杂志，43（16）：1268
马雪玮，傅超美，刘婧，等.2012.干姜煮散颗粒与传统饮片在不同煎煮时间点干膏收率与6-姜辣素含量的对比研究［J］.成都大学学报：自然科学版，31（2）：120
裴莉昕，陈随清，纪宝玉，等.2009.不同产地葛根药材的质量分析［J］.中国实验方剂学杂志，15（10）：24
彭智平.2014.基于干姜黄芩黄连人参汤临床有效的煮散工艺研究及其药效学分析［D］.北京：中国中医科学院
申建明，史建荣.2005.贝壳类药材在汤剂中溶出度的研讨［J］.中医药临床杂志，17（5）：505
石继连，贺福元，谢相贵，等.2010.浅谈以比表面积量化中药饮片传统切制规格的新思路［A］//2010全国知名中医院院长暨道家文化与中医药养生论坛论文集［C］.合肥：中华中医药学会.52
苏辉，王伯初，刘玮琦，等.2011.天然药物提取过程的动力学数学模型［J］.中草药，42（2）：384
田宁，老昌辉，苏文聪，等.2013.理肺止咳汤标准煎剂与煮散剂化学成分对比研究［J］.新中医，45（2）：144
仝小林，吴义春，姬航宇，等.2009.迷失的经方剂量［J］.上海中医药杂志，43（12）：4
仝小林，张家成，穆兰澄，等.2012.恢复煮散，节省药材［J］.中国新药杂志，21（5）：4
王力宁，冯春辉，陈金月，等.2012.麻杏二陈汤煮散治疗小儿特禀质咳嗽的临床研究［J］.中医儿科杂志，8（5）：32
王西芳.2003.皮类药材微观构造研究［J］.中国中药杂志，28（10）：924
文谨，刘起华，孙玉雯，等.2014.葛根煮散工艺研究［J］.世界中医药，9（1）：22
吴伟康，奉建芳，黄小蕊，等.2001.甘草提取工艺的初步研究［J］.中草药，32（3）：210
吴晓玲，老昌辉，苏文聪，等.2013.宣肺化痰方标准煎剂与煮散剂成分对比研究［J］.中药材，36（5）：818
奚新国，张耀金.2013.粉体流动性能的测试研究［J］.盐城工学院学报（自然科学版），16（1）：4
谢瑞芳，周昕，周端，等.2009.三七微粉与普通粉中有效成分的含量和溶出度比较［J］.上海中医药杂志，43（10）：79
徐劲松，徐文冲，霍志毅.2009.加味葛根芩连汤治疗湿热型急性腹泻疗效观察［J］.黑龙江中医药，38（2）：14
徐晓秋，傅超美，季宁平，等.2012.星点设计-效应面法优化黄连煮散颗粒煎煮工艺及其与传统饮片化学计量对比研究［J］.中药与临床，3（6）：20
徐晓秋，傅超美，卢君蓉.2013.葛根芩连汤煮散颗粒与传统汤剂煎煮效率比较研究［J］.成都大学学报：自然科学版，32（1）：24
徐瑛，刘根凡，舒朝辉.2004.中药粉碎设备的研究及应用［J］.中国粉体技术，（2）：25
晏亦林，周莉玲，李锐.2001.四逆汤中乌头类生物碱的研究进展［J］.时珍国医国药，12（8）：732
杨玉琴，梁光义，秦利芬，等.2011.3种剂型四逆汤中总生物碱的含量研究［J］.安徽农业科学，39（30）：18526

袁冰，石东平，宋延青. 2005. 略论宋代的煮散［J］. 中华中医药杂志，20（10）：585
张定堃，秦春凤，韩丽，等. 2013. 粒子设计对口腔溃疡散粉体学性质的影响［J］. 中国中药杂志，38（3）：334
张立明. 2007. 粉碎度对自然铜有效成分析出的影响［J］. 中医药临床杂志，19（5）：497
张启云，徐良辉，李冰涛，等. 2011. HPLC 同时测定葛根芩连汤中 8 种有效成分的含量［J］. 药物分析杂志，31（7）：1425
张兆旺. 2003. 中药药剂学［M］. 北京：中国中医药出版社. 69
章军，刘宇政，王跃生，等. 2011. HPLC 同时测定葛根芩连汤中 12 个有效成分的含量［J］. 中国实验方剂学杂志，17（15）：58.
章宇宁，吕阳成，骆广生. 2009. 章宇宁根类中药材孔隙结构及其分形特征［J］. 高校化学工程学报，23（2）：199
赵林华，连凤梅，姬航宇，等. 2011. 仝小林教授运用不同剂量葛根芩连汤治疗 2 型糖尿病验案［J］. 中国实验方剂学杂志，17（4）：249
钟国跃，黄小平，马开森，等. 2005. 我国黄连（味连）质量评价研究［J］. 中国中药杂志，30（7）：495
周灿平，王伽伯，肖小河，等. 2009. 饮片粒度对大黄药材蒽醌及鞣质类成分煎出量的影响［J］. 中医杂志，50（增刊）：221
周建武，柯李晶，邵彪，等. 2011. 汤的威力：食品科学新知［J］. 中国食品学报，11（8）：9
朱国雪，张超，王淑美. 2015. 麻杏石甘汤煮散工艺研究［J］. 中国现代中药，17（3）：250
朱国雪，张超，肖志伟，等. 2015. 四逆汤煮散工艺研究［J］. 中草药，46（10）：1470

第四章　汤剂的服法

中药汤剂在临床的服法是否得当，直接关系到疾病的治疗效果。只有严格地掌握服药规程，根据患者的体质之不同，切合疾病“旦慧、昼安、夕加、夜甚”之规律，注意服药温度、服药时间、服药禁忌及护理等各个方面，方能达到理想的用药目的。

第一节　汤剂服用方法指导

一、服药注意事项

（一）盛药器皿及服药温度

盛药器皿的要求如煎药器具一样，应性质稳定，不与药液发生反应为宜。可用搪瓷、陶瓷、玻璃等器皿，不宜用铜、铁、铝等金属及塑料制品。

依据药液温度不同，分为冷服、温服、热服，《内经》说：“治热以寒，温而行之；治寒以热，凉而行之；治温以清，冷而行之；治清以温，热而行之。”一般服药的温度，要视病证而论。

1. 冷服

冷服是指待药液放冷或冷藏后服用。

需冷服的汤剂：止血剂、收涩剂、祛暑剂，解毒药、止吐药、清热药。

需冷服汤药的症状：高热病、出血热、中暑、便秘、热淋、呕吐、中毒患者均宜冷服。此外对于服药时易恶心、呕吐的患者，宜先服少许姜汁或嚼少许陈皮，然后再服，或用冷服、频饮少进的方法。有些药物热服易引起呕吐，如香薷，也会选择冷服。

2. 温服

药液煎好后放至不冷不热时服用，温服是汤剂最常用的服法，可和胃健脾、助药力并减少药液对胃的刺激。一般汤剂均宜温服，此外，和补益气、温补滋养药应温服，以利于消化和吸收，助其温通血脉之功；攻下剂温服能够助药力以推滞荡结。

3. 热服

热服，是指在药液较热时服用。

需热服的汤剂：辛温解表剂、理气剂，活血祛瘀剂、祛寒剂。

需热服汤药的症状：急症用药，胃（十二指肠）溃疡，内寒症，脾胃虚寒患者宜热服。

注：有时寒热错杂，相互格拒，可出现服药后呕吐的情况，如系真寒假热则宜热药冷服；如系真热假寒则宜寒药热服。另外，有些药物，需遵医嘱，根据病情的需要而或冷或热服用。

（二）服药时间、方法及服药后护理

1. 服药时间

适时服药是合理用药的重要方面，古代医家对此十分重视，如《神农本草经·序例》云："病在胸膈以上者，先食后服药；病在心腹以下者，先服药而后食；病在四肢血脉者，宜空服而在旦；病在骨髓者，宜饱食而在夜。"说明服药时间和患病部位相关。此外，人体的内在活动也有很强的时间节律性，服药时间还应与人体的时间节律一致。总之，选择适当的服药时间是促进药物吸收、保障药效发挥的基础，通常应根据患者的胃肠的状况、病情、病位及药物特性来确定。

（1）饭前服：服药时间：饭前30～60min。

适宜的药物：服药时间没有特别要求的药物，都宜饭前服用，因胃排空状态下，药液能直接与消化道黏膜接触，较快地通过胃入肠道，有利于药物的消化吸收，能充分、及时地的发挥药效。

治疗的疾病：肝肾虚症、胃肠道疾病、腰以下（肝肾膀胱膝足蹬）疾病。

（2）饭后服：具体详见表4-1。

表4-1　饭后服用药物及时间

时间	饭后15～30min	餐中或进食后立即服药	饭后一两小时服	饭后2h（两餐之间）
药物	对胃肠刺激性较大的药物、毒性较大的药物	消食健脾药	散剂或粉末药物如三七粉、七里散等，因为饱服粉末易吐，饿服又会使药物迅速流走排出体外	治疗脾胃疾病的药物、滋补剂
疾病	心肺胸隔、胃脘以上部位病症（头面肺心胸等）、脾胃病和虚证（久病体弱及病后调和气血）			

（3）空腹服：服药时间：早晨空腹服用。

适宜的药物：驱虫药、泻下药（大小承气汤、枳实导滞汤）、理气剂（胃气上逆的旋覆代赭汤、肺气上逆的苏子降气汤），以及治疗外感疾病的皮肤四肢疾病的方剂，因为旦时阳气初生，气血趋向于外，利于药达病所。

治疗的疾病：肠内寄生虫所引起的疾患、便秘、咳嗽、四肢血脉疾病等。

（4）睡前服：服药时间：睡前30～60min。

适宜的药物：治疗哮喘的药物；镇静安眠的药物；缓下药宜睡前服，以便翌日清晨排便。

治疗的疾病：哮喘；失眠；便秘；关节，腹背等疾病也宜临睡前服用。

（5）隔夜服：服药时间：睡前15～30min服用一次，第二天早晨空腹时再服用一次。

适宜的药物：常用于驱虫药，以便将虫杀死排出体外。

（6）其他：具体详见表4-2。

表4-2　其他药物服用时间

药物类型	截疟药	治急病药	妇女经血病药	涩精止遗药
服药时间	疟疾发作前两小时服	立即服药而不拘时间，昼夜频服（一般4～6h服一次）	月经来潮前5～7天服药	晚间服用1次

2. 服药方法

汤剂的服用量和次数是视病情和药性而定的。一般汤剂每天1剂，一剂中药分2～3次服完，早、晚或早、中、晚各服1次，每次服用100～200ml。如遇特殊情况，如急病、热病、危重患者应酌情每天服2剂或多剂，昏迷患者可采取鼻饲灌注。对年轻体质强壮和初起病者，剂量宜大；若患者体质虚弱或久病者，因为正气已虚，则用药剂量要少；老人、儿童和危重患者服用量也应少些；儿童一岁以内用成人量的1/5，1～3岁用成人量的1/4，4～7岁用成人量的1/3，8～10岁用成人量的1/2，10岁以上可以用成人量。另外，在应用发汗药、泻下药时，如药力较强，也要注意患者个体差异，一般以得汗、泻下为度，不必尽剂，以防汗下太过，损伤人体正气。

服用汤剂时，适当振摇，可使汤剂内各种成分混合均匀，特别是使那些有用的沉淀物混合均匀，更有临床价值。汤剂在煎煮过程中药物的成分发生复杂的物理和化学变化，沉淀反应是中药配伍共煎时常见的变化，对这些沉淀的取舍，必须有科学性，有学者研究泻心汤在煎煮过程中产生的沉淀物在人工胃肠液中的溶解情况，结果发现，分别经人工胃、肠液作用后，沉淀物中黄芩苷和小檗碱的溶出率增加，经人工胃液和肠液共同作用后，其溶出率明显增加。因此为了避免有效成分的损失，建议汤剂服用时连同沉淀一起服用。

通过对《伤寒论》和《金匮要略》中方剂服用次数整理发现，其丰富的服用频率包括：顿服、日一服、日二三服、多服等。

（1）顿服：就是将煎好的药一次快速服完，其原因多为取效快、药效专、药力宏，常用于急症、重症和胃肠道患者及病在身体下部者，如驱虫、泻下、解毒、利水、活血化瘀药、攻逐类方剂宜顿而多。

“顿服”的运用在于其药量大、效力专，如《伤寒论》干姜附子汤治疗因误治导致的阳气暴虚证。这种服法主要用于病情危急、病势严重情况下的急救，可以快速缓解病情。如“疮痈肠痈浸淫病脉证并治”中薏苡附子败酱散治疗肠痈脓成证，顿服可以快速控制病情，减少变证、坏证的发生。注意：对于峻烈或毒性药，服用剂量应从少量开始，逐渐增加，且见效即止，不能过量，以免发生中毒等不良反应。基于顿服发挥作用的特点而被用于危急重症的治疗，如误汗伤损心阳，其用桂枝甘草汤“以水二升煮取一升，顿服”。顿服用于邪实正已虚的重症，这样可以使药力集中，迅速收效。《伤寒论》瓜蒂散治疗痰饮结胸证，通过治法“八法”分析发现，此种服法由于其效力洪、药性专特点，多用于由催吐痰涎、通下腑实导致的危急重症。同时由于顿服时药量大，可以推动药物快速下行到达下焦，如“妇人产后病脉证治”中下瘀血汤治疗妇人瘀血结于胞宫证。快速大量服药可以使药效快速到达下焦，治疗下焦疾病。正是由于采用“顿服”的方药多药性偏向度高、发挥作用迅猛，如果运用不当就难免会产生不良后果。顿服法，量少尚可，大量则有可能帮助病邪，即加重心血管负担。

（2）日一服：就是一次将一天的量服完，如十枣汤，“若下少，病不除者，明日更服”。采用这类服法的方剂多是药力强、作用猛、服后立效，再服易伤人体正气、或过热伤阴。仲景采用“日一服”的方药多为攻邪峻剂，采取这种服法，可以降低药物攻邪之余对人体的伤害。如抵当汤治疗下焦蓄血证，这样的大量少次服用，可以使药物快速地到达病灶，利于驱邪。另外，运用此服法的多是病情重、正气有伤，若一日多次服药，因患者自身的耐受力差会导致蓄积中毒现象。

（3）日二三服：白天将药两三次服完，这是书中记录最多的服用方法，如二服、再服、三服等，也是常规服法，多由于二服药力相对集中，三服作用缓和、作用持久等，用以维持药物浓度。通过持续、稳定的药物浓度，可以加快对于慢病、虚病的治疗，实现对于机体阴阳、脏腑气机的调节。如肾气丸、大建中汤治疗虚损类疾病，采用此类服法药多是病程日久，体质偏于正虚邪实，以应脏腑、气血、阴阳和病症盛衰而达到扶正祛邪、调和脏腑气机之功，多用于久疾、痼疾、虚损等证。如肾气丸、大柴胡汤等，二服主要用于大实大热之证的温补阳气虚衰，集中药力祛除寒实盛邪。而三服则利于药物始终保持一定的药物浓度和持续发挥药效。

（4）日多服（频服）：指分数次频频慢饮或代茶饮，如服用补益、固涩、止咳、化痰、清热类方剂，对于生津止渴药，可代茶频服。对于呕吐不止的患者和小儿可采用少量多次的冷服法，以维持药物在体内的正常剂量；咽喉疾病患者也宜多次频饮，缓缓咽下，使患病部位与药物能充分接触。

一般将一天服用次数大于三次称为多服，包括日夜连服、频频服。这类服法可以降低药物对胃肠道刺激与维持药量、维持到达上焦病位和便于对服药情况的观察。对于一定量的汤剂，增加服用频率就可以降低单次服药量，降低对胃肠道刺激和维持药量。如苦酒汤和半夏汤则需“少少含咽之”，其意皆在使药力直接持续作用于咽部而收利咽之功。由于疾病的特殊性，在治疗时不能一蹴而就，需要药物缓慢发挥药效作用，或者是病位的特殊，需要缓缓服用使其到达病位，如桔梗汤、猪肤汤。在使药物持续作用于上焦病位时，也可以降低由于大量进药导致的胃气上逆而拒药，同时对于水饮类疾病，一次大量服药则会助水饮病邪而加重病情。由于多次服药，药物起效情况就可以及时观察到，便于根据实际情况及时调整药量。桂枝汤“若一服汗出病差，停后服，不必尽剂。若不汗，更服依前法，又不汗，后服小促其间，半日许，令三服尽”，这样的服用方法在上述的基础上，通过缩短给药时间，能利于对服药情况的观察，以便于判断用药情况和及时调整治疗方案。

3. 服药后的护理

患者服药后，除在饮食起居上需要注意外，还必须注意自身的一些变化，如观察自己的排泄物、分泌物等，以利于帮助医生了解临床疗效、考虑是否更换处方，从而加速患者康复。

（1）辛温解表剂（发汗药）：服后需静卧，多喝热开水或食热稀粥，避风寒、增衣被，以助药力让遍体出微汗，但应避免大汗淋漓，尤其是老年、儿童和体弱者，以防汗出过多而导致虚脱。同时禁生冷、油腻之品。

（2）泻下剂或驱虫药：服泻下药或驱虫药后应注意大便次数、质量、颜色、气味及是否有虫体排出，详细记录排便时间、次数及排便时的自我感觉等，为临床提供治疗依据。这类药易伤胃气，宜食糜粥以保养脾胃。

（3）催吐药：服催吐药如出现吐而不止者，可食些姜汁、冷稀粥或饮凉开水。

（4）药性猛烈或有毒药物：服用药性猛烈或有毒药物，在服药后应密切观察脉象、血压、呕吐、腹痛等情况，如发现剧烈腹痛、呕吐不止、大汗淋漓、心慌气短等中毒现象，应立即停药，并请医生抢救。

（5）安神药：服安神药应注意环境安静，避免强烈光线刺激，以免影响休息。

（6）利湿药、逐水药：服用利湿药、逐水药后，患者应留意小便的颜色、气味、次数，以及尿量的多少等。

二、提高汤剂服用的依从性

所谓用药依从性，也称顺从性、顺应性，主要是指患者按医生规定进行治疗、与医嘱一致的行为，习惯称患者“合作”，反之则称为非依从性。患者对于具体用药的依从性，即为该具体药物的依从性，中药汤剂也是如此。研究数据显示，中药汤剂服药依从性较差，原因多种多样。患者对于中药汤剂疗效、费用及不良反应等项依从性较高，为90%～95%，患者服药依从的原因是：认为中药煎剂有独特的疗效，自己的病情适合中药煎剂治疗，中药煎剂毒副作用较小；而对于使用方便度、口感及疗程等项依从性较低，仅20%～50%，尤以口感差依从性最低，患者不依从的原因是：认为中药煎剂煎煮太费事，中药煎剂太难喝。此外，年龄、职业及病情急慢程度等对服用中药煎剂依从性也有一定的影响。究其原因一方面是因医生及药剂人员由于工作繁忙，责任心不强，导致患者不依从；另一方面是由于患者自身药物知识匮乏，对汤剂煎煮和服用方面重视不够，再者也由于中药汤剂本身存在不足。不仅如此，结合临床研究可知，目前中药汤剂使用存在着较多问题，因而需要引起临床工作者的重视。

随着药学监护工作开展及临床药学发展，中药汤剂依从性越来越受到临床工作者重视。提高用药依从性，合理用药，是提高疗效重要举措。为规避中药汤剂体积大、制备繁复、不便携带与保存及口感差等，临床工作者做出巨大努力，针对原因改进工作，提高患者依从性，摸索出一套方法。措施主要包括：

（1）重汤剂抓取、制备简单化。中药汤剂处方用药，多用人们熟知常用药。选取利于煎煮、不易沉底糊锅药物，改善汤剂外观，适当加入一些辅料以改善口感。

（2）注重汤剂服用、吸收方便性。医生在处方时应充分考虑到汤剂的观感、口感，使之利于患者服用。如蜈蚣、䗪虫、九香虫等，煎煮后气味腥臭，难以下咽；苦参、胆草、川楝子等味极苦、口感差；此时在遵循中药配伍原则基础上，适当选取其他药物替代治疗，或者加入某一种药物配伍以改善汤剂的外观和口感。

(3) 注重汤剂费用低廉、效果灵验。医疗费用太高常成为遵从医嘱障碍，降低医疗费用应该是医者时刻注意的问题，某些补益药极为贵重，若用药不甚不但增加了患者的负担，还将造成国家的损失。

(4) 改进中药煎剂服用方法，正确的服药指导能保证。给药前医生和药师要与患者多沟通，做好患者服药温度、服药时间、服药频次和服药禁忌的指导，加强服药后观察，做好患者自我煎药指导等方面工作，医护人员还应做好患者的服药护理，以保证患者服用中药的疗效和安全，如根据患者病情采取温服或凉服，加入适宜矫味剂如姜汁、糖、蜂蜜等，以减少或消除不良药味及服后呕吐或腹胀等。

(5) 做好中医药健康教育与促进工作。中医药作为我国重要传统文化之一，需要大力继承和发掘，要充分利用平面和立体宣传载体宣传中医药传统文化，实事求是地评价中医药疗效和毒副作用，尤其要加强年轻人中医药传统文化的传承教育，努力使中医药不断地为我国人民健康事业服务。

有针对性地开展中药煎剂服用依从性干预可以提高患者依从性，对充分发挥中医药特色，继承和发掘祖国医药学遗产具有重要意义。坚持中药煎剂“简、便、廉、验”，即制备简单、便于服用和吸收、费用低廉、效果灵验的用药指导原则，可以提高中药煎剂服用依从性。

第二节 服药禁忌

一、饮食禁忌

饮食禁忌就是平常老百姓说的“忌口”，是指服药期间与某些食物不能同食。不同药物有不同的食物禁忌，通常分为饮食通忌、因药设忌和因病设忌几个方面。

(一) 饮食通忌

《本草纲目》有“凡服药不可杂食肥猪犬肉，油腻羹，腥臊陈臭诸物；不可多食生蒜，胡荽，生葱，诸果，诸滑滞之物”之说。一般在服中药期间，应忌食生冷、油腻、辛辣燥热、腥臭等不易消化或有特殊刺激性的食物。另外服中药时不要喝浓茶，因为茶叶里含有鞣酸，浓茶里含的更多，与中药同服会影响人体对中药有效成分的吸收，降低疗效。其他饮料如咖啡、可乐、雪碧都不宜喝，应以喝白开水为宜。

(二) 因药设忌

具体见表4-3。

表 4-3 药物与禁忌

药物	禁忌
薄荷	鳖肉
常山	葱地黄
牛膝	牛肉
牡丹	葫荽
鳖甲	苋菜
天门冬	鲤鱼
苍耳子	酒
菟丝子	兔肉
肉桂、蜂蜜	葱、大蒜
生菜、茯苓	醋
地黄、首乌	葱、蒜、萝卜
土茯苓、使君子	茶
人参、鹿茸等温补药	白萝卜，茶
甘草、苍耳、黄连、桔梗、乌梅	猪肉

（三）因病设忌

（1）寒性病患者不宜吃生冷、寒凉、油腻食物。

（2）热性病患者不宜喝酒、吸烟；不宜吃油腻、油炸、羊肉、狗肉、葱、胡椒等辛辣热性食物。

（3）服解表、透疹药患者忌食生冷及酸味食物。因冷物、酸味均有收敛作用，能影响药物解表、透疹作用。

（4）服用温补药者，应少饮茶、少食萝卜。

（5）失眠（服用镇静安神类中药）、头晕、烦躁易怒者，应忌胡椒、辣椒、酒、茶、咖啡等具有辛热助阳、兴奋神经作用之品。

（6）肾炎、水肿病患者忌高盐、芡实、莲米等滞涩物。

（7）胸痹患者应忌食肥肉、脂肪、动物内脏及烟酒。

（8）脾胃虚弱患者平时及服用调理脾胃药期间均应忌食油腻、油炸、冷寒固硬等不易消化的食物。

（9）肝炎、过敏性疾病（哮喘、鼻炎、过敏性皮炎）及疮疡脓肿等皮肤病患者应禁食韭菜、发菜、鸡、鱼、虾、蟹、牛、羊等腥膻或刺激性食物，以及其他检出的过敏物质。

（10）气滞证患者，服用消胀理气药时忌豆类、白薯、牛奶。

（11）腹泻患者忌瓜果、油腻。

（12）消渴病忌糖。

二、中药配伍禁忌

我国古代医药学家，在长期与疾病斗争过程中，逐渐总结出药物性味功效上的配伍禁忌，并概括为“十八反”、“十九畏”，在保证用药安全上功不可没。

1. 十八反

《十八反歌谣》

本草明言十八反
半蒌贝蔹及攻乌
藻戟遂芫具战草
诸参辛芍叛藜芦

歌谣说明：乌头（川乌、草乌、附子、天雄）反瓜蒌（瓜蒌皮、瓜蒌子、天花粉）、半夏、贝母（浙贝母、川贝母）、白蔹、白及；甘草反甘遂、大戟、海藻、芫花；藜芦反人参、党参、太子参、苦参、沙参、丹参、玄参、细辛、芍药（白芍、赤芍）。

2. 十九畏

《十九畏歌谣》

硫黄原是火中精，朴硝一见便相争。
水银莫与砒霜见，狼毒最怕密陀僧。
巴豆性烈最为上，偏与牵牛不顺情。
丁香莫与郁金见，牙硝难合京三棱。
川乌草乌不顺犀，人参最怕五灵脂。
官桂善能调冷气，若逢石脂便相欺。
大凡修合看顺逆，炮爁炙煿莫相依。

歌谣说明：硫磺畏朴硝、芒硝、皮硝、玄明粉；水银畏砒霜、信石、红砒、白砒；狼毒畏密陀僧；巴豆、巴豆霜畏牵牛子（黑丑、白丑）；公丁香、母丁香畏郁金（黑郁金、黄郁金）；牙硝、玄明粉畏三棱；川乌、草乌、附子、天雄畏犀牛角、广角；人参畏五灵脂；肉桂、官桂、桂枝畏赤石脂。

3. 妊娠禁忌

《妊娠禁忌歌》

蚖斑水蛭及虻虫，乌头附子配天雄，
野葛水银并巴豆，牛膝薏苡与蜈蚣，
棱莪赭石芫花麝，大戟蝉蜕黄雌雄，
砒石硝黄牡丹桂，槐花牵牛皂角同，
半夏南星兼通草，瞿麦干姜桃木通，
硇砂干漆鳖爪甲，地胆茅根与䗪虫。

《妊娠禁忌歌》总结的禁忌中药可分为两类：

（1）禁用药物：毒性较强，或药性猛烈的药物，孕妇绝对不能使用。包括芫青（青娘虫）、斑蝥、天雄、乌头、附子、野葛、水银、巴豆、芫花、大戟、硇砂、地胆、红砒、白砒、水蛭、虻虫、蜈蚣、雄黄、雌黄、牵牛子、干漆、鳖爪甲、麝香、商陆、三棱、莪术。

（2）慎用药：包括通经去瘀、行气破滞，以及辛热等药物，则可根据孕妇患病的情况，斟情使用。但没有特殊必要时，应尽量避免，切不可私自用药，以防发生事故。如茅根、木通、瞿麦、通草、薏苡仁、代赭石、芒硝、牙硝、朴硝、桃仁、牡丹皮、牛膝、干姜、肉桂、生半夏、皂角、槐花、蝉蜕、红花、大黄、枳实、干姜、肉桂等。

另外，人们在实践中还发现下列中药也是孕妇应慎用的：瓜蒂、藜芦、胆矾、郁李仁、蜂蜜、甘遂、赤芍、全蝎、五灵脂、没药、雪上一枝蒿、当归、川芎、丹参、益母草、血竭、穿山甲、泽兰、乳香、毛冬草、吴茱萸、砂仁、豆蔻、厚朴、木香、枳壳、金铃子、黄连、栀子、龙胆草、山豆根、大青叶、板蓝根、苦参、丹皮、生地、玄参、紫草、犀角、茅根、槐花、延胡索、细辛、白白芍、白芷、甘草、酸枣仁、海龙、海马、芦苇、洋金花、天南星、太子参、王不留行、硫黄、樟脑、玄明粉、蟾酥、蜣螂、土鳖虫、红娘云、阿魏、猪牙皂、路路通、八月木、柴胡、天仙子、马鞭草、白附子、麻黄、冬葵子、蓖麻油、番泻叶等。

三、中西药的配伍禁忌

随着中西医结合工作的广泛深入开展，中西药配伍应用日趋普遍。合理的联用中西药物能提高疗效，减少药物不良反应，缩短疗程，如蒲公英片与磺胺增效剂同服，其抗菌作用增强，对扁桃体炎、支气管炎等均有良好的疗效；香连化滞丸与呋喃唑酮同服，其治疗痢作用明显优于单用呋喃唑酮；茵陈浸膏与灰黄霉素合用，可显著增强灰黄霉素的效果等。但是，并非所有的中西药都能一起吃，有些中药和西药一起吃可能产生减效、增毒的不利作用，并且这类中西药涉及很多，详见表4-4。

表4-4　中西药的配伍禁忌表

成分	中药	中成药	不宜配伍的西药	机制
鞣质	地榆、石榴皮、五倍子、老鹳草、虎杖、大黄、诃子、仙鹤草、儿茶、茶叶、侧柏叶、拳参、扁蓄	牛黄解毒片、牛黄上清丸、牛黄消炎丸、肠风槐角丸、虎杖浸膏片、枳实导滞丸、分清五淋丸、利胆排石片、祛风舒筋丸、周氏回生丹、陈香露、白露、礞石滚痰丸、四季青糖浆、清宁丸、麻仁丸、虎杖片、紫金锭、紫金粉、七厘散、感冒宁、舒痔丸、解暑片、一捻金、导赤丸、万应锭、珠黄散、利胆片、复方升日红片	①维生素 B_1、抗生素（四环素族、红霉素、灰黄霉素、制霉菌素、林可霉素、利福平等）、苷类（洋地黄、地高辛、可待因等）、生物碱（麻黄碱、阿托品、小檗碱、奎宁、利血平）、亚铁盐制剂、碳酸氢钠制剂；②异烟肼；③酶制剂（多酶片、胃酶、胰酶）；④维生素 B_6	①产生沉淀、影响吸收；②分解失效；③改变性质、降效或失效；④形成络合物，降效或失效

续表

成分	中药	中成药	不宜配伍的西药	机制
钙	石膏、龙骨、龙齿、珍珠、牡蛎、蛤壳、瓦楞子、寒水石、海螵蛸	牛黄上清丸、牛黄解毒丸、清胃黄连丸、羚翘解毒丸、二母宁嗽丸、明目上清丸、止嗽化痰丸、牛黄至宝丸、珍珠牛黄散、珍珠镇惊丸、千金止带丸、乌鸡白凤丸、锁阳固精丹、内消瘰疬丸、橘红丸、追风丹、豚珍珠丸、珠黄散、珠层片、新脉宁、麻杏石甘糖浆、鹭鸶咳丸、珍合灵片、珍珠八宝丹	①四环素族、异烟肼；②洋地黄；③磷酸盐（磷酸氯化喹啉、磷酸可待因等）、硫酸盐（硫酸亚铁、硫酸甲苯磺丁脲等）	①形成络合物，降低溶解度，影响吸收；②增强作用和毒性；③产生沉淀，使疗效降低
铁、镁、铝、铋	自然铜、磁石、赤石脂、代赭石、礞石、石决明、虎骨、龙骨、牡蛎、石膏、瓦楞子、钟乳石、白矾、阳起石、滑石	牛黄解毒丸、舒筋活血片、礞石滚痰丸、陈香露、白露、当归浸膏片、胃舒宁片、复方五味子片、酒花素片、复方罗布麻片、跌打丸、磁朱丸、脑立清	①四环素族（相隔3h以上则影响不大）；②泼尼松龙；③异烟肼、利福平；④维生素C	①、③形成络合物影响吸收；②生成难溶物，显著降低生物利用度；④氧化后失去作用
碱性	硼砂、海螵蛸、瓦楞子、皂角	冰硼散、婴儿素、喉关丸、健胃片、通窍散、红灵散、胃痛粉、健脾散、行军散、陈香露、白露	①四环素、先锋霉素Ⅰ、先锋霉素Ⅱ、乌洛托品、新生霉素、氨苄西林、呋喃坦啶；②阿司匹林、吲哚美辛、保泰松、对氨基水杨酸钠、维生素B_1；③普萘洛尔、氯丙嗪、利眠宁、硫酸亚铁、异烟肼、地高辛、苯巴比妥、苯妥英钠；④奎宁、氯喹、多西环素、新斯的明；⑤奎尼丁	①降低药效；②分解失效；③吸收降低；④从尿排出，促使血药浓度降低；⑤排出减少，血药浓度增加引起中毒
酸性	五味子、女贞子、山楂、山茱萸、乌梅、白芍、缬草、青皮、垂柳、四季青、金银花、马齿苋、枳实、木瓜	五味子冲剂、女贞子糖浆、冰霜梅苏丸、安神补心丸、地黄丸类方、山楂丸、乌梅丸、五味子丸、磨积散、二至丸、保和丸、玉泉丸、脑立宝	①磺胺类药；②氨基糖苷类（链霉素、红霉素、庆大霉素、卡那霉素等）；③氢氧化铝、氨茶碱等碱性药；④呋喃妥因、利福平、阿司匹林、吲哚美辛等	①易析出结晶而致结晶尿、血尿；②减弱药效；③起中和反应，降低或失去药效；④加重对肾脏的毒性

续表

成分	中药	中成药	不宜配伍的西药	机制
槲皮素	柴胡、桑叶、槐角、槐花、旋覆花、山楂、侧柏叶	龙胆泻肝丸、补中益气丸、地榆槐花丸、清瘟解毒丸、逍遥丸、首乌片、槐角丸、脏连丸、桑麻丸、银柴冲剂、桑葡感冒片、感冒清热冲剂、利胆片	含各种金属离子的西药，如氢氧化铝制剂、钙制剂、亚铁制剂等	形成络合物，影响吸收
	茵陈	蛇胆川贝散（液）、藿胆丸、牛胆汁浸膏、利胆片、消炎利胆片、脑立清、万应锭、喉症六神丸、哮喘姜胆片、胆石通胶囊	①奎尼丁；②氯霉素	①形成络合物，影响吸收；②降效
瑞香素	祖师麻		维生素 K	拮抗
乙醇	酒大黄、酒当归	风湿酒、国公酒、冯了性药酒、丁公藤药酒	①水合氯醛；②巴比妥类、苯妥英钠、安乃近、降糖药；③氯丙嗪、奋乃静；④血管扩张药（胍乙啶苄甲胍噻嗪类）；⑤水杨酸制剂；⑥酶制剂；⑦胰岛素、苯乙双胍、格列本脲；⑧新抗凝双香豆素	①、③生成毒性物质；②降低药效；④增加毒性；⑤加重血压下降；⑥变性失效；⑦使血糖更低；⑧降低药效
麻黄碱	麻黄	气管炎糖浆、止嗽定喘丸、通宣理肺丸、止嗽化痰丸、半夏露、解肌宁嗽丸、人参再造丸、宁嗽糖浆、气喘冲剂、气喘膏、大活络丸、鹭鸶咳丸、哮喘冲剂、复方川贝精片、麻杏石甘糖浆、定（平）喘丸	①呋喃唑酮、降压药（苯乙肼）、复降片、降压灵等；②氨茶碱；③催眠镇静剂（苯巴比妥、氯丙嗪等）；④肾上腺素；⑤地高辛、洋地黄；⑥异烟肼	①、③拮抗；②增加毒性 2 ~ 3 倍；④作用累加，血压升高；⑤增加对心脏毒性；⑥兴奋等副作用增强
	牛黄	小儿至宝锭、牛黄上清丸、牛黄抱龙丸、琥珀抱龙丸、牛黄解毒丸、牛黄镇惊丸、牛黄清心丸、安宫牛黄丸	水合氯醛、乌拉坦、吗啡、苯巴比妥	对中枢产生抑制
	丹参	丹参注射液、复方丹参注射液	①复方氢氧化铝片；②细胞色素 C 注射液；③环磷酰胺、5-氟尿嘧啶、喜树碱钠、博莱霉素	①、②形成络合物影响吸收；③促进肿瘤转移

续表

成分	中药	中成药	不宜配伍的西药	机制
生物碱	川乌、槟榔、黄连素、黄柏、马钱子、延胡索、贝母	黄连上清丸、黄连羊肝丸、清胃黄连丸、葛根芩连片、加味香连丸、小活络丹、牛黄千金散、牛黄清心丸、木瓜丸、三妙丸、左金丸、香连丸、小金丸、二妙丸、脏连丸、九分散、木香槟榔丸、千柏鼻炎片、胃痛散、贝母枇杷糖浆	①碘离子制剂；②碳酸氢钠等碱性较强的西药；③重金属药如硫酸亚铁、硫酸镁、氢氧化铝等；④酶制剂；⑤阿托品、氨茶碱、地高辛；⑥咖啡因、苯丙胺	①、③、④产生沉淀；②影响溶解度，妨碍吸收；⑤增加毒性；⑥拮抗
甙类	人参、苦参、大黄、龙胆草；桃仁、苦杏仁、白果、枇杷仁；北五加皮、侧柏、金盏花、福寿草、万年青、葶苈子、罗布麻、羊角拗、蟾酥等；鹿茸	人参养荣丸、人参归脾丸、脑灵素、八珍丸、参脉饮、参茸丸、礞石滚痰丸、龙胆泻肝丸、青宁丸、启脾丸、大黄䗪虫丸、通宣理肺丸、桑菊感冒片、清气化痰丸、解肌宁嗽丸、止咳化痰丸、鹭鸶咳丸、麻仁丸、麻杏止咳糖浆、橘红丸、参茸丸、罗布麻片、速效救心丸、救心丹、蟾麝救心丹、麝香保心丸	①维生素C、烟酸、谷氨酸、胃酶合剂；②可待因、吗啡、哌替啶、苯巴比妥；③强心苷；④降糖药	①分解，药效降低；②加重麻醉，抑制呼吸；③药效累加，增加毒性；④血糖升高
汞	朱砂、轻粉	朱砂安神丸、补心丸、柏子养心丸、磁朱丸、梅花点舌丸、冠心苏合丸、小儿惊风散、牛黄镇惊丸、安宫牛黄丸、牛黄清心丸、七珍丸、七厘散、红灵散、保赤丹、益元散、解暑片、紫雪丹、苏合香丸、蛇胆川贝液（散）、人丹、活络丹（丸）	硫酸亚铁、溴化钾、三溴合剂、碘化钾、碳酸氢钠、巴比妥	产生沉淀，增加对肝肾的毒性
砷	雄黄、雌黄、信石	牛黄解毒丸、牛黄千金散、牛黄抱龙丸、牛黄镇惊丸、牛黄至宝丸、牛黄清炎丸、小儿至宝锭、安宫牛黄丸、小儿惊风散、梅花点舌丹、六神丸、红灵散、七珍丸	①亚铁盐、硫酸盐、硝酸盐、亚硝酸盐；②酶制剂	①产生沉淀，增加毒性；②产生沉淀，降低药效
钾	萹蓄、泽泻、白茅根、夏枯草、金钱草、牛膝、丝瓜络	金钱草冲剂、分清五淋丸、五淋通片、龙胆泻肝丸、六味地黄丸类方、内消瘰疬丸、石淋通片、首乌片、利胆片、五苓散	氨体舒通、氨苯蝶啶	西药系保钾排钠药，合用易致高血钾

续表

成分	中药	中成药	不宜配伍的西药	机制
碘	昆布		异烟肼	发生氧化，失效
抗组胺		抗感片、克感宁片、速效伤风胶囊	利血平、帕吉林、胍乙啶等	拮抗
促放组胺	银杏、青风藤、锡生藤		异丙嗪	竞争受体，降低药效
淀粉酶	神曲、麦芽、豆豉	六和定中丸、香苏正胃丸、大山楂丸、枳实导滞丸、越鞠丸、保和丸、启脾丸、健脾丸	四环素、水杨酸钠、阿司匹林、鞣酸蛋白、烟酸	降低活性（至少间隔2h）
炭制剂	血余炭、地榆炭、蒲黄炭、大黄炭、槐米炭、棕炭	十灰散等	酶制剂、生物碱	降低药效

因此，如果病情确实需要同时服用多种中药和西药，在不确定药物之间是否有配伍禁忌的情况下，必须注意两者的服药间隔时间，建议最好在2小时左右，或咨询医师或药师。

参考文献

曹连民，常矿生.1994. 浅谈中药汤剂的服法［J］. 中药材，17（5）：46

陈焕旭，龙丽，叶颖.2014. 中药汤剂使用依从性现状及提高方法［J］. 实用中医内科杂志，28（2）：179

程京艳.2010. 中药汤剂的服法与疗效［J］. 中国药业，21（14）：95

黄南龙，张碧玉，邱宝玉.2015. 小议中药汤剂的服用方法［J］. 海峡药学，27（5）：197

解放军第157医院药局.1977. 浅谈中草药汤剂的制法与服法［J］. 新医学，8（6）：295

刘统治，王晶，刘庄约，等.2015.《伤寒论》和《金匮要略》方药服用频次、服用量初探［J］. 中医药临床杂志，27（11）：1504

刘玉琴，徐雪荣，徐倩.2008. 浅谈中药汤剂的合理服用［J］. 新疆中医药，26（3）：75

潘金波.2011.《伤寒杂病论》汤剂煎服法探究［J］. 中医杂志，52（12）：1013

任谦，李建荣，张广平.2005. 泻心汤沉淀物在人工胃肠液中溶解情况的研究［J］. 中国实验方剂学杂志，11（2）：21

王利华.2007. 中药汤剂的煎服法对疗效的影响［J］. 中国医药导报，4（25）：166

武谦虎，凌美.2010. 门诊患者服用中药煎剂的依从性调查分析［J］. 医药导报，29（3）：388

赵一琼. 2010. 中西药的配伍禁忌［J］. 内蒙古中医药，14：19.

中西药的配伍禁忌表［J］.2007. 中国实用乡村医生杂志，14（8）：60

第五章　汤剂临床应用

第一节　汤剂临床应用依据

陶弘景在《本草经集注》中所云："疾有宜服丸者，宜服散者，宜服汤者，宜服酒者，宜服膏煎者，亦兼服参用所病之源以为其制耳"。剂型对药方的作用部位、作用力度及起效速度等均有不同程度的影响，古人在临证制方时，常从以下几方面考虑选择汤剂。

一、根据所患疾病来选择

（一）所患疾病的病位来选择

综观历代名方，治疗表证的方剂中多用汤剂而鲜见丸剂、散剂，如《医方集解》所载的18首解表方中汤剂占15首，另外3首虽名为散剂，但却要求散剂煎服（即煮散），究其实质还是汤剂。其他，如《伤寒论》中用于治疗咽喉疾患的含咽剂（苦酒汤和半夏汤），也属于汤剂范畴。正如《苏沈良方》所云："大体欲达五脏、四肢者莫如汤，欲留膈胃中者莫如散"。可见，就内科病证而言，汤丸散三者之中，汤剂可通达机体内外，表里病证皆可使用；而丸、散剂偏走里，多用于里证。

（二）所患疾病的病势来选择

"汤者荡也，去大病用之；散者散也，去急病用之；丸者缓也，舒缓而治之也"，是言汤剂力峻效速，对于危、急重证，古人多用汤剂或散剂，如治疗阳明腑实证的大承气汤等。

（三）所患疾病的病程的长短来选择

《圣济总录》认为："凡病始作，多以汤液，病久日深，多以醪醴。"可见，汤剂多用于病症初期，如病程较长久，则选用酒剂或散剂等。另外，同样是汤剂，用治慢性病时，古人常以汤代茶饮以持久发挥疗效，剂名曰饮。如《医宗金鉴》所言："服有定数者名汤，时时不拘者名饮"，如参苏饮（《太平惠民和剂局方》）、芦根饮子（《备急千金要方》）、地黄饮子（《简易方》）等，均属此类。

二、根据所用药物的药性来选择

性味，古人又称之为药物的气味，是中药效能的高度概括。古人疗疾特别强调根据药物性味选择剂型，如张景岳所说："用药之道无他也，惟在精其气味，识其阴阳，则药味虽多，可得其要矣。"

（1）对于解表方，古人多用汤剂或煮散，以强化其药性，因其大多由芳香轻扬之品所组成，其辛扬发散之性，只有借汤剂之温助才能得以淋漓尽致的发挥。

（2）由麝香、苏合香等芳香开窍之品组成的安宫牛黄丸、苏合香丸等方，因方中多芳香之品，煎煮时其有效成分极易挥发而失效，故用做丸剂，而不适宜用汤剂。

（3）含有毒性药物或刺激性药物的处方，通常将药物细粉用米糊、面糊、曲糊等为赋形剂调制成丸剂，以延缓其吸收，减弱毒药的不良反应和对胃肠道的刺激，如舟车丸、黑锡丹等。如《苏沈良方》所云："无毒者宜汤，小毒者宜散，大毒者宜丸。"但此法并非绝对，也应根据方中具体药物的性质而异。如四逆汤和回阳救急汤，两方均为治疗亡阳证之要方，按照救急的需要应将其制成丸剂备用，但由于方中附子剧毒之性只有通过煎煮才能消除，故均作汤剂而不用丸剂，是从降低全方毒副作用的角度考虑。

第二节　汤剂临床应用策略

一、汤剂临床策略概述

（一）因病施量策略

病指疾病种类及病势，量指药物或方剂剂量。因病施量即根据患者的疾病种类及病势决定所用药物的剂量，亦是说同一方或药，治疗不同疾病，因所取功效不同，则剂量有别，因为一药有多效，其发挥何种功效与所用剂量有关。

1. 因病种施量

（1）病决定药量：单味药在临床中具有多重功效，而功效的体现很多情况下取决于患者的疾病。大量的临床实践已经显示出中药这方面的功效，比如清代温病大家吴鞠通就有半夏一两降逆止呕，二两安神催眠之说，并在其《吴鞠通医案》中得到了大量的体现，如在其卷一中所论及李氏医案，处方中以姜半夏六钱至一两取其降逆止呕之效，后在治疗过程中出现昼夜不寐，给予《灵枢》中半夏秫米汤，其中姜半夏用二两以取其安神催眠之效，而达到治疗不寐的目的；柴胡小剂量升提，大剂量退热，李东垣在创制补中益气汤时，方中的柴胡用小量协助党参、黄芪升举清阳，而小柴胡汤用于治疗少阳病寒热往来或低热时，《伤寒论》中以柴胡为君药，用量最大为八两，今人用小柴胡汤退热虽不至八两亦取柴胡为君且量在方中较它药重；红花小剂量活血，大剂量破血。药物在不同剂量情况下发挥的功用有所不同，取其何种功效主要决定于所针对的疾病种类。如《伤寒论》第12条："太阳中风，阳浮而阴弱，阳浮者，热自发，阴弱者，汗自出。啬啬恶寒，淅淅恶风，翕翕发热，鼻鸣干呕者，桂枝汤主之。"《金匮要略·血痹虚劳病脉证并治》第13

条："虚劳里急，悸，衄，腹中痛，梦失精，四肢酸痛，手足烦热，咽干口燥，小建中汤主之。"《伤寒论》第12条中桂枝汤为解表和营之方，白芍三两，酸苦微寒，具有敛阴和营的功效；《金匮要略》中小建中汤为桂枝汤中倍芍药即芍药六两，加饴糖组成，专治阴阳两虚虚劳里急的证治，此时白芍六两和营止痛。再如《伤寒论》第149条："伤寒五六日，呕而发热者，柴胡汤证具，而以他药下之，柴胡证仍在者，复与柴胡汤。此虽已下之，不为逆，必蒸蒸而振，却发热汗出而解，若心下满而硬痛者，此为结胸也，大陷胸汤主之，但满而不痛者，此为痞，柴胡不中与之，宜半夏泻心汤。"第157条："伤寒汗出解之后，胃中不和，心下痞硬，干噫食臭，胁下有水气，腹中雷鸣，下利者，生姜泻心汤主之。"第158条："伤寒中风，医反下之，其人下利日数十行，谷不化，腹中雷鸣，心下痞硬而满，干呕心烦不得安，医见心下痞，谓病不尽，复下之，其痞益甚，此非结热，但以胃中虚，客气上逆，故使硬也，甘草泻心汤主之。"半夏泻心汤治疗以心下痞、呕逆为主症的脾胃升降失调的疾病，其中干姜与甘草都用三两，并以半夏为君药；生姜泻心汤由半夏泻心汤减干姜二两，加生姜四两所组成，主要治疗胃虚兼有水饮内停，以腹泻、干噫食臭为主症的疾病，甘草亦三两，减干姜并重用生姜四两意在宣散水气；甘草泻心汤由半夏泻心汤加重炙甘草用量即炙甘草四两，治疗脾胃虚弱以心烦不安、痞利俱甚为临床表现的病证。三方虽药物基本组成相同，然方中干姜、生姜、甘草用量却有所不同，以致所治病证不同。

（2）病决定方量：单方在临床中亦具有多重功效，且功效的体现亦在很多情况下取决于患者的疾病。张仲景在《伤寒论》第34条论述葛根芩连汤时言："太阳病，桂枝证，医反下之，利遂不止，脉促者，表未解也，喘而汗出者，葛根黄芩黄连汤主之。"以葛根黄芩黄连汤为治疗协热下利而设，今人用之治疗痢疾或结肠炎方中药量多投以常规剂量，如采用葛根芩连常规剂量治疗细菌性痢疾、慢性溃疡性结肠炎等。而根据仝小林教授多年来的临床经验以葛根黄芩黄连汤治疗肠道湿热型2型糖尿病时，剂量较常规剂量大，通常葛根30～120g，黄芩15～45g，黄连15～45g，甘草15～30g，此时才能起到较好的降糖作用，若投以常规剂量恐杯水车薪，无济于事。仝教授在研究不同剂量葛根黄芩黄连汤治疗2型糖尿病中发现，大剂量葛根芩连汤对血糖偏高的患者疗效明显，小剂量则无效，后改用大剂量血糖迅速得到控制。因此药物和方剂发挥何种功用在一定程度上取决于其所治疾病，而中药或方剂的用量又保证了药物功效的发挥。

仝教授在临证过程中巧妙地运用因病施量，比如运用黄连治疗糖尿病，一般用15～45g，酮症阶段可用至90g，甚者120g，治疗一般病证黄连用1.5～9g，取其或清热泻火，或清热燥湿，或与它药配伍起来辛开苦降，调理气机的作用；再如运用薏苡仁，取常规剂量9～15g渗湿健脾，若用于治疗黄色瘤，则用量为60g，甚则120g；再比如运用制川草乌，取常规剂量温经宣痹，若治疗糖尿病周围神经病变引起的疼痛，则以30～60g，甚则90g。

2. 因病势施量

根据病势缓急、轻重决定用量。一般病势急、病情重，用量宜大；病势缓，病情轻，用量宜小。《伤寒论》第323、324条："少阴病，脉沉者，急温之，宜四逆汤"、"若膈上有寒饮，干呕者，不可吐也，当温之，宜四逆汤”，和第317条：“少阴病，下利清谷，里寒外热，手足厥逆，脉微欲绝，身反不恶寒，其人面色赤，或腹痛，或干呕，或咽痛，或利止脉不出者，通脉四逆汤主之。”两方中药物组成相同即皆是由甘草、附子、干姜三味药组成，不同的是四逆汤中附子用量为一枚，干姜用量是一两半，而通脉四逆汤中附子用量是大者一枚，干姜用量是三两。两方均用治少阴寒化证，其中四逆汤用于肾阳虚衰、阴寒内盛之证，通脉四逆汤用于阴寒内盛、格阳于外的病证，病势较四逆汤证危重，故加大附子和干姜的用量破阴回阳，通达内外。再如《金匮要略·痉湿暍病脉证治》第21条：“病者一身尽疼，发热，日晡所剧者，名风湿。此病伤于汗出当风，或久伤取冷所致也，可与麻黄杏仁薏苡仁甘草汤。”和《伤寒论》第35条：“太阳病，头痛发热，身疼腰痛，骨节疼痛，恶风，无汗而喘者，麻黄汤主之。”及第63条：“发汗后，不可更行桂枝汤，汗出而喘，无大热者，可与麻黄杏仁甘草石膏汤。”麻杏石甘汤主治邪热壅肺，表现为汗出而喘、身热、口渴、脉数等的病证，病势较重，故重用麻黄四两、杏仁五十个以平喘；麻杏苡甘汤用于风湿在表伴有化热的湿病，病势相对较缓，故仅用麻黄半两，杏仁十个以解表化湿。再看《伤寒论》第154条：“心下痞，按之濡，其脉关上浮者，大黄黄连泻心汤主之。”和第303条：“少阴病，得之二三日以上，心中烦，不得卧，黄连阿胶汤主之。”大黄黄连泻心汤治疗胃热气滞，用黄连一两泻心胃之火，且以麻沸汤浸泡去滓服用，其证轻量小可见，而黄连阿胶汤主治阴虚火旺、心肾不交所致的不寐证，病势相对较重，故虽亦是清心火却重用黄连四两。

张锡纯乃近代中医大家，在其《医学衷中参西录》所载医案中，所用药物的剂量有常规剂量也有大剂量，随其病症的发展所决定，特别是在急危重症中积累了大量用重剂的经验，疗效突出，备受现代医家的推崇。张锡纯言：“用药当以胜病为主，不拘分量之多少”，“有所用之药本可除病，而往往服之不效，间有激动其病愈加重者，此无他，药不胜病故也。病足当以其药而绰有余力，药何以能除病乎”。可见有时药证相符，确不能收到预期的疗效，甚或加重疾病，皆因病重药轻所致。张锡纯论述石膏时谓：“以微寒之药，欲用一大撮扑灭寒温燎原之热，又何能有大效。是以愚用生石膏以治外感实热，轻证亦必至量许；若实热炽盛，又恒重用至四五量，或七八量，或单用，或与他药同用，必煎汤三四茶杯，分四五次徐徐温饮下，热退不必尽剂。”论述山萸肉时亦用大剂量救治脱证及一些急危重症，如论述一少年“素患心疼，发时昼夜号呼，医者屡用药开通，致大便滑泻，虚气连连下泄，汗出如洗，目睛上泛，心神惊悸，周身瞬动，须人手按，而心疼如故。延医数人，皆不书方。寿田投以前方，将萸肉倍作二两，连进两剂，诸病皆愈，心疼竟从此除根”。又如重用山药治疗肺痨，重用代赭石治疗顽固性呕吐等可见张锡纯在治疗病势较重的疾病时通过加大药物的用量而收奇功。

仝小林教授在临床中，把因病施量作为其用药法则之一。以单纯糖尿病而言，对于病情较轻病势较缓的患者，仝教授以药物的一般降糖剂量处方，对于糖化血红蛋白（HbA1c）小于7%的患者，甚至将药物做成丸药，缓缓图之。对于血糖较高的患者，则以重剂量迅速降低过高的血糖，以防止患者出现并发症。再如糖尿病严重胃瘫的患者，仝教授根据中医理论处以大剂量迅速控制患者的呕吐，待呕吐病势得到缓解，再调整处方或改成丸剂巩固疗效，同时兼顾控制血糖或防治其他并发症。

因病施量是仝教授临证数年来得出的关于药物如何用好剂量问题的理论之一，明确提出因病施量中病种和病势是解决因病施量的关键，所以在临证中明确病种与病势亦应成为医者掌握的关键之一，如此便可根据疾病运用好药物或方剂的剂量。

验案1：糖尿病周围神经病变1例

柳某，女，55岁，2007年10月初诊。

主诉：间断乏力，发热8年。

现病史：8年前因乏力，下半身发热，至当地医院查空腹血糖（FBG）9mmol/L，予格列吡嗪治疗，血糖控制不佳。1年前血糖升高，难于控制，空腹血糖12～14mmol/L，周身皮肤瘙痒，下肢灼热难忍，右侧大腿根部刺痛，静坐时明显。上肢关节时有疼痛，无明显口干口渴。

刻下症：双下肢内侧烧灼感明显，惧怕穿衣，夜间不能覆被，坐立难安，平素常以冰袋敷于下肢，双侧大腿根部刺痛。舌淡苔白，脉沉细略弦数。

辅助检查：空腹血糖：8.8mmol/L。

个人史：身高163cm，体重47kg，BMI：17.7kg/m²。

西医诊断：糖尿病周围神经病变。

中医诊断：内伤发热。

中医辨证：阳气郁遏体表。

治法：发散郁火。

处方：升阳散火汤加减。

柴胡9g，升麻6g，防风9g，羌活15g，独活30g，葛根30g，生甘草9g，炙甘草9g，白芍30g，党参15g。汤剂，水煎服。

患者服药1个月后复诊，自诉下身热减轻50%，大腿刺痛减轻60%。就诊时餐后血糖已由1周前9.8mmol/L降至6.9mmol/L，疗效明显。故于原方中加鸡血藤30g、首乌藤30g，增强养血活血通络之力，继续守方治疗。以上方加减治疗3个月后，双下肢内侧烧灼感及大腿刺痛已基本消失，未再反复。

验案2：左肝叶切除术后积脓发热1例

孙某，男，63岁。

主诉：左肝叶切除术后低热2个月。

现病史：患者B超发现左肝内结石，遂行左肝叶切除术。术后引流不畅，有较多积脓，经多次排脓，仍有少量脓液无法抽出。患者术后低热2个月余，体温晨起正常，下午升至37.5℃左右，伴轻度畏寒，晚六时左右汗出热退。

刻下症：低热，乏力，小便微黄，大便偏稀，舌淡红，苔白厚腻微黄，脉沉弦略滑数。

既往史：胆石症，于1994年底行胆囊切除术。

西医诊断：发热。

中医辨证：胆腑郁热，少阳枢机不利。

治法：和解少阳。

处方：大柴胡汤加减。

柴胡30g，黄芩18g，清半夏6g，枳实15g，赤芍15g，大叶金钱草30g，蒲公英30g，鲜荷叶30g，生姜3片，大枣5枚。汤剂，水煎服。

患者服上方1剂，体温复常，5剂服完，体温一直未再升高。因舌苔仍厚，上方加佩兰叶9克、淡竹叶6克，减柴胡、黄芩用量，继用5剂，舌苔亦退。复查B超积脓消失。

按：验案1为升阳散火汤治疗糖尿病周围神经病变，患者出现下肢皮肤温度异常，此为阳气郁遏体表不得发散，以致足发热、烧灼难耐，故予李东垣之升阳散火汤，升散郁火，治阳气郁表，肢热肌灼。方中柴胡为君药，发散少阳之火，一般用量不大，常用9～12g。验案2发热，且有往来寒热之象，其病机切合《伤寒论》大柴胡汤证"伤寒十余日，热结在里，复往来寒热者，与大柴胡汤"，仲景在原方中重用柴胡至八两，柴胡为和解少阳之要药，独其能入半表半里之地，清退邪热，若不重用，难以见效。两方重用柴胡为君，用量达30g，意在取其专清郁热，此谓量宏而力专。

现柴胡临床用量多在6～12g。但如遇发热患者，上述剂量难以奏效。应用柴胡和解少阳退热时，一般用量在30g左右，如遇高热不退（39～40℃），则可用至50g，并同用大枣、生姜，以防其疏泄太过。柴胡用量不同，则各有攻专，小剂量长于升提引经，一般剂量用以升散解郁，大剂量则重在清热。

验案3：肝源性糖尿病1例

何某，男，44岁。2009年3月1日初诊。

主诉：发现血糖升高1年。

现病史：患者1年前发现血糖升高，未服用西药治疗，血糖水平控制不佳。

刻下症：头晕，口干，口苦，多饮，时有胸闷气短，肝区时有胀满不适。纳眠可。小便色黄，大便调。舌黯，苔黄厚腐腻，舌底络脉瘀滞，脉滑数。

体格检查：身高175cm，体重95kg。

辅助检查：AST：91U/L，ALT：67U/L，GGT：137IU/L，LDL：4.17mmol/L，空腹血糖：10.3mmol/L，糖化血红蛋白：9.3%。腹部B超：肝实质弥漫性病变，胆囊壁毛糙，脾大。

既往史：酒精性肝硬化病史6年。

个人史：既往饮酒30年，每日饮酒300ml左右。

西医诊断：肝源性糖尿病。

中医辨证：痰热互结，瘀血阻络。

治法：清化痰热，活血化瘀。

处方：小陷胸汤加味。

黄连45g，清半夏30g，瓜蒌仁60g，五味子30g，赤芍30g，地龙30g，藏红花2g（分冲），生姜18g。

二诊：服上方2个月，头晕、口苦减轻，胸闷好转，仍觉乏力、口干，大便偏干。舌黯，苔黄腻，脉略弦滑。谷草转氨酶（AST）：69.7U/L，谷丙转氨酶（ALT）：56.9U/L。糖化血红蛋白：7.9%，空腹血糖：7.1mmol/L。患者肝功能已接近正常，考虑其便干，为津液受损较重之象，原方加入知母45g、天花粉30g，同时嘱定期检测肝功及血糖水平，观察病情变化。

验案4：慢性浅表性胃炎1例

贺某，女，53岁。2009年7月22日初诊。

刻下症：胃胀，进食后加至，反酸，有食管烧灼感，胃怕凉。纳眠可，大便时干时稀，伴腹痛，便后得解，小便调。舌暗、底瘀滞，脉弦略硬。

辅助检查：胃镜：慢性浅表性胃炎。

既往史：高血压4年。现血压控制正常，一般130/70mmHg。

西医诊断：慢性浅表性胃炎。

处方：枳术汤加味。

黄连9g，生姜15g，蒲公英30g，白及15g，枳实30g，炒白术30g，柴胡9g，香附9g。汤剂，水煎服。

患者服上方14剂，诸症大为减轻。原方加减继服。

按：验案3患者为肝源性糖尿病，就诊时血糖控制不良，糖化血红蛋白达9.3%，然患者仍未服用降糖西药，因此，治疗以降糖为首要目地，兼顾保肝、降酶。现代药理学研究表明，黄连有明确的降糖作用，本方重用黄连45g，以降糖为主，兼奏清热泻火解毒之功，患者服药1个月，肝功能及血糖水平均有所下降。验案4为治疗慢性浅表性胃炎之病例，与验案1不同，本方黄连，其旨不在清热解毒，而是与它药配伍，以取辛开苦降之功，调畅中焦气机，因此剂量较小，仅用9g。

黄连调治脾胃病，一般用1.5~9g足矣，其目的不在苦寒清热，而是与它药配伍以收辛开苦降之功，盖脾胃乃中焦枢纽，气机通畅为治疗根本之一。如苏叶黄连汤，治疗湿热呕恶，黄连仅用1g左右。而黄连治疗糖尿病，一般用15~45g，血糖过高时甚至可用至90~120g，专取其清火泄热解毒降糖之功。

（二）因方施量策略探讨

因方施量，我们称之为与方相关的量效关系，简称“方量效”。方，包括制方大小及处方剂型。制方大者，我们称为“围方”，其药味繁多，作用广泛，适合慢性病调理，故用量宜小，以平和见奇；制方小者，我们称为“精方”，其药味精简，作用集中，适合治疗急危重症，故用量宜大，以起效迅捷。倘若制方大者，仍用重剂，则总方药量必然偏大，长期服用恐有毒副作用。相反，倘若制方小者，仍用轻剂，则恐药重病轻。此外，围方多用丸剂，精方多用汤剂。不同剂型，用量亦不同。一般汤剂用量较大，煮散次之，丸散（服散）膏丹，用量较小。煮散，为汤剂用量的1/3~1/2，丸散膏丹，约为汤剂用量的1/10。所谓：汤者，荡也，去病最速，丸者，缓也，缓慢图之。如抵当汤与抵当丸，虽药物相同，但剂量不同。

1. 制方大小定用量

关于制方大小的问题，仝小林教授根据临床实际提出了“精方”与“围方”的概念。仝小林教授认为，以药少而精为特点，可称之为精方；以药多而广为特点，可称之为围方。精方与围方的用量特点总体而言，精方量大，围方平和。精方药味精简，通常在四五味，药少力专故作用目标明确，适用于急危重症，而急危重症非大剂量不足以撼动病邪，故用量宜大，以求短时间内迅速收效。《伤寒杂病论》中的经方多属精方范畴，如《伤寒论》第175条："风湿相抟，骨节烦疼，掣痛不得屈伸，近之则痛剧，汗出短气，小便不利，恶风不欲去衣，或身微肿者，甘草附子汤主之。"方中由炙甘草2两、炮附子2枚、白术2两、桂枝4两组成，药仅4味，所治病症乃风湿并重、表里阳气皆虚的重症，虽药少然每味药量皆偏大，故能专攻一致起到温阳补中、散风除湿之功。《伤寒论》第317条："少阴病，下利清谷，里寒外热，手足厥逆，脉微欲绝，身反不恶寒，其人面色赤，或腹痛，或干呕，或咽痛，或利止脉不出者，通脉四逆汤主之。"方由炙甘草2两、附子大者1枚、干姜3两（强人可4两组成），方中仅3味药且药量皆偏大，重拳出击方能克敌制胜，故能起到破阴回阳、通达内外的功效。再如《伤寒论》中吴茱萸汤证，第243条言："食谷欲呕，属阳明也，吴茱萸汤主之。"第309条"少阴病，吐利，手足逆冷，烦躁欲死者，吴茱萸汤主之。"第378条："干呕，吐涎沫，头痛者，吴茱萸汤主之。"方由吴茱萸1升、人参2两、生姜6两、大枣12枚组成，此4味药皆量大，其中生姜用量大至6两，故能用于中阳不足的呕吐、干呕及头痛吐涎沫。再如《金匮要略·痰饮咳嗽病脉证并治第十二》第25条："心下有支饮，其人苦冒眩，泽泻汤主之。"方由泽泻5两、白术2两组成，用两味药且大剂量治疗支饮上泛、蒙蔽清阳的冒眩。围方药多而广，药味数通常在20余至30余味，靶点众多，适于慢性病调理，故用量平和，主要以常规剂量为主，全面兼顾，以期长期调理，缓慢见功。《伤寒杂病论》中亦能见少许的围方，如《金匮要略·疟病脉证并治第四》第2条："病疟，以月一日发，当以十五日愈；设不差，当月尽解；如其不差，当如何？师曰：此结为癥瘕，名曰虐母，急治之下，宜鳖甲煎丸。"方有鳖甲12分，乌扇3分，黄芩3分，柴胡6分，鼠妇3分，干姜3分，大黄3分，芍药5分，桂枝3分，葶苈子1分，石韦3分，厚朴3分，牡丹5分，瞿麦2分，紫葳3分，半夏1分，人参1分，虻虫5分，阿胶3分，蜂巢4分，赤消12分，蜣螂6分，桃仁2分，全方达23味药，皆药量甚少，因"癥瘕"乃痰瘀互结长期所致，《素问》所谓"急则治其标，缓则治其本"故需缓慢图之，且寒热并用，攻补兼施，理气活血，化痰消癥全方位调理以治其本。现代医家对围方的认识和运用也有进一步的发展，并且也出现了许多流派及学术争鸣的现象。北京四大名医之一的施今墨及蒲辅周等著名医家皆擅于运用围方。薛振声亦对围方的经典运用有独到的认识，其撰写的《十年一剑全息汤》论述了如何以全息汤为基础方的整体辨证论治和系统治疗，其方药组成如下：柴胡12g，桂枝10g，白芍10g，瓜蒌10g，薤白10g，枳实10g，苍术10g，陈皮10g，厚朴10g，白术10g，茯苓10g，猪苓10g，泽泻12g，生地黄10g，牡丹皮10g，甘草10g，生姜10g，大枣10g，全方共18味药，且皆处以常规剂量，谓："系统疗法以和解少阳为轴线，取小柴胡汤基础药：柴胡、甘草"，"表证最基本的病理特征是风寒，治疗表证首选桂枝汤"；"上焦证最基本的病理特征是痰凝气滞，治疗上焦证首选枳实薤白桂枝汤"；"中焦证最基本的病理特征是湿困，治疗中焦证首选平胃散"；"下焦证最基本的病理特征是水停，治疗下焦证首选五苓散"，"血分证最基本的病理特征是血热、血瘀，治疗血分证首选生地、丹皮"。全方具有升阳理气、疏风散寒、调和营卫、开胸化痰、化湿运脾、利水清血等多种功能，以全息汤方为基础加减治疗传染病、呼吸系统、循环系统、消化系统、代谢及内分泌系统等各种病证，可谓将围方的特色运用展现地淋漓尽致。仝小林教授认为，精方与围方之间没有绝对的界限，全凭医者。或医家擅用精方，或擅用围方，或兼而有之。近代名医张锡纯可谓精方与围方的大家，如在《医学衷中参西录》中论述“十全育真汤”时，原方以野台参四钱，黄芪四钱，山药四钱，知母四钱，玄参四钱，龙骨四钱，牡蛎四钱，丹参二钱，三棱钱半，莪术钱半皆小剂量治疗长期的五脏虚损病症。张锡纯在其方后注又言：“若其汗过多，服药仍不止者，可但用龙骨、牡蛎、萸肉各一两煎服，不过两剂其汗即止。”可见张锡纯擅于以小剂量的围方治疗诸如“虚劳”类的慢性病，又擅于用大剂量的精方治疗急危重症。仝小林教授在临床过程中既运用精方也运用围方，但以运用精方为主。如以大剂量山茱萸配伍红参抢救元气欲脱证，大剂量葛根汤治疗斜颈，大剂量黄芪桂枝五物汤、猪苓汤及乌头汤等治疗不同类型糖尿病周围神经病变，以常规剂量或小剂量自拟“参芪丹鸡地黄汤”治疗糖尿病肾病终末期。仝小林教授认为，《伤寒杂病论》中的“经方”大、中、小剂量分别为15g、9g、3g，且指出围方亦需分清君臣佐使而施以不同的剂量，并按照《素问·至真要大论》“主病之为君，佐君之为臣，应臣之谓使”及大方以“君一臣三佐九”中方“君一臣三佐五”的原则而施量。

2. 处方剂型定用量

中药的剂型主要有汤剂、散剂、颗粒剂、袋泡剂、丸剂、膏剂、丹剂，临床过程中根据患者的不同情况而处以不同的剂型。仝小林教授在临床过程中总结出处方剂型决定用量的三大特点：第一，汤剂用量最大；第二，煮散用量次之；第三，丸、散（服散）、膏、丹用量最小。首先，所谓“汤者，荡也”以其去病最速；“丸者缓也”乃是缓慢图之。如《伤寒论》之抵当汤与抵当丸，两方药物组成完全相同，但剂量不同。抵当丸中虽增加了5个桃仁，却把破血逐瘀的虫类药水蛭和虻虫较抵当汤各减少10个，且抵当汤的煎服方法为“以水五升，煮取三升，去滓，温服一升”，抵当丸的煎服方法乃“捣为四丸，以水一升，煮一丸”。即服用方法变成了煮丸，即使在两方剂量完全不变的情况下，抵当丸服用量约为抵当汤的1/4，故抵当丸攻逐瘀血的作用较抵当汤缓和，变成了逐瘀泻热的平和之剂。《伤寒论》中麻子仁丸、乌梅丸亦属此类丸药用量极小的类型。仝小林教授在临床中亦经常运用丸剂，如糖尿病患者经过一段时间调理，糖化血红蛋白<7%后，每次丸药服用量9g，每日3次，以此稳定血糖，或进一步缓慢调理以控制血糖。

精方验案：半夏泻心汤治疗糖尿病1例

陈某，男，59岁。2009年11月18日初诊。

现病史：患者于1999年因“口渴多饮、消瘦”入院，查血糖升高，诊断为“2型糖尿病”，患者1999年发病前体型偏胖，70kg左右，现仅51kg。患者自行饮食控制加运动疗法，同时不规律服用“格列本脲”治疗，血糖控制不佳求诊。

刻下症：口干多饮，消瘦，近1个月体重减轻4kg，纳食可，无多食易饥，胃脘痞满，时有肌肉掣动，睡眠安，二便正常。舌淡红，苔薄黄，脉偏数。

辅助检查：空腹血糖：10.29mmol/L，餐后2h血糖（2hPG）：20.05mmol/L，糖化血红蛋白：8.9%。血压（BP）：130/70mmHg。血脂正常，尿肾功能正常，眼底查无异常。身高：165cm，体重：51kg，BMI：18.73kg/cm^2。

西医诊断：糖尿病。

中医诊断：脾瘅。

中医辨证：湿热伤脾。

处方：半夏泻心汤。

清半夏15g，黄连30g，黄芩30g，党参30g，炙甘草15g，生姜5大片。水煎服。

二诊：患者服上方56剂后，查HbA1c：6.6%，体重2个月增加7斤。

按：患者虽以“口渴、消瘦”为主诉，但发病前最初表现为肥胖，而非消瘦，究其病因，由于过食肥甘，饮食自倍，则脾胃乃伤，肥甘厚味郁久化热，消烁肌肉，从而导致继发性消瘦。针对病机，以辛开苦降为法，全方由6味药组成，黄芩、黄连两味苦寒药与半夏、生姜两味辛温药的配伍是辛苦相配，寒温并用。又合人参、甘草益气养阴以补虚，虚实兼顾，纵观全方药味少而剂量大，可谓力专效宏。

围方验案：糖尿病合并多种并发症1例

王某，男，74岁。2007年10月25日初诊。

主诉：血糖升高5年，伴心悸4年余。

现病史：2002年体检发现空腹血糖（FBG）8.0mmol/L，诊断为2型糖尿病，口服二甲双胍、瑞格列奈，血糖控制不佳。4年前发现风湿性心脏病（简称风心病）、二尖瓣狭窄、间断心房颤动，未予系统治疗。

刻下症：胸闷心悸，易汗。行走无力，自觉如踩棉花，双腿偶抽搐，双下肢水肿。左足前掌麻木疼痛。皮肤瘙痒。眠差，梦呓或梦游。大便干，1～2天1行，夜尿2～3次。舌红少苔，脉结代。

既往史：高血压史4年，血压波动在120～140/90～100mmHg。

辅助检查：FBG：8.0mmol/L，2hPG：10.4mmol/L，尿酸（UA）：578mmol/L。

西医诊断：糖尿病；糖尿病周围神经病变；风湿性心脏病；心房颤动；高尿酸血症；失眠。

处方：生地黄45g，火麻仁30g，黄连30g，肉桂15g，天花粉30g，生牡蛎30g（先煎），女贞子30g，猪苓30g，泽泻30g，金樱子30g，首乌藤30g，鸡血藤30g，土茯苓30g，川萆薢15g，威灵仙30g，秦皮15g。水煎服。

二诊：2007年11月22日。患者服上方后足麻、下肢水肿好转，双下肢胫外侧偶有刺痛。视物不清。上午偶有心悸，服速效救心丸得缓解。眠可，大便质偏干，1～2天1行，小便调，夜尿2次。舌红少苔、中有裂纹、舌下青筋增粗色暗，脉结代。

处方：玄参30g，生地黄30g，山萸肉30g，制首乌30g，猪苓30g，泽泻30g，天花粉30g，生牡蛎30g。水煎服14剂。

三诊：2007年12月25日。患者服方后双下肢浮肿明显改善，足部发麻、疼痛均减轻。头晕。大便质仍偏干。舌嫩红、少苔，脉结代。BP：130/90mmHg。

处方：生地黄45g，山萸肉30g，火麻仁30g，郁李仁30g，猪苓60g，泽泻30g，葛根30g，怀牛膝30g，地龙30g，天花粉30g。水煎服14剂。

泡足方：生麻黄30g，川桂枝30g，透骨草30g，生艾叶30g，川芎30g，生姜50g，大葱2根。用水煮沸，凉至30℃，熏、蒸、泡洗双下肢。

四诊：2008年1月17日。用药后头晕减轻，双下肢麻木改善，纳眠可。大便调，夜尿2~3次。舌红、少苔，脉结代。现口服卡博平、诺和龙。辅助检查：FBG：6.1mmol/L，2hPG：9.6mmol/L，UA：556.5mmol/L。

处方：炙甘草45g，生地黄60g，火麻仁45g，阿胶珠9g，太子参30g，桂枝15g，秦皮30g，威灵仙30g，生姜3片。

泡足方：白鲜皮30g，地肤子30g，生麻黄30g，川桂枝30g，透骨草30g，艾叶30g，川芎30g，制草乌30g，制川乌30g。用水煮沸，凉至30℃，熏、蒸、泡洗双下肢。

五诊：2008年2月21日。用药后双足麻感减轻50%，双腿抽搐未见明显缓解。眠差。夜尿2~3次，大便日行1次。舌红苔薄，脉结代。

处方：①2008年1月17日口服方去秦皮，加白芍药45g、琥珀粉2g（分冲）、朱砂粉1g（冲）、炙甘草改为15g。14剂，水煎服。备用蜡矾丸。②外洗方：2008年1月17日方加白矾15g、樟脑15g。

六诊：2008年5月8日。服药后头晕、双足麻减轻80%；舌红、舌底暗红、舌下络脉怒张、苔薄，脉结代。辅助检查：FBG：7.8mmol/L，2hPG：9mmol/L，BP：125/80mmHg。

处方：2008年1月17日口服方去秦皮、威灵仙，加天花粉30g、生牡蛎30g（先煎）、鸡血藤30g、首乌藤30g，改为丸药调理。

后患者多次复诊，血糖控制平稳，胸闷心悸症状基本消失，仅偶有发作，查心电图较前有改善。

按：该案患者病情十分复杂，故以围方抽丝剥茧，逐个击破。眠差、大便干结、血尿酸增高，均是导致血糖难以控制的重要因素，故为首诊调治要点。治疗怔忡不宁或烦躁不眠，常用交泰丸以交通心肾。方中黄连大苦大寒，主入心经，生用且用量重，意在清心降火除烦；肉桂辛甘大热，主入肾经，性主下行，引火归元，化气生津，既制黄连之苦，又无助火之弊。药理研究表明黄连、肉桂不仅降血糖，还可以治疗心律失常，于病情甚合。笔者常选用黄连降糖，因其"苦能制甜"。方中加生地黄、麻仁滋阴通便；瓜蒌、牡蛎对药出自《金匮要略》瓜蒌牡蛎散，原治"百合病，渴不差者"，牡蛎咸寒入肝、肾，既能重镇安神，还可收敛止汗、潜阳补阴。针对下肢水肿，血尿酸高，用猪苓、泽泻、萆薢、土茯苓、威灵仙、秦皮，清化下焦湿热。二诊时，舌红少苔中有裂纹，提示患者已从气阴不足转为肝肾亏虚。故选用生地黄、玄参滋补肝肾，增液行舟，生地黄、山萸肉相配，不仅可滋补肝肾，亦能降低血糖。三诊时，头晕、血压偏高，用葛根、牛膝、地龙等调治。临床观察发现，高血压者多伴有颈项僵硬等症状，据《伤寒论》用葛根治疗"项背强几几"，同时结合现代药理研究，葛根能直接扩张血管，有明显的降压作用，同时还能降低血糖。故此处加用葛根，实为一举两得。为加强降压效果，配以怀牛膝、地龙引火（血）下行。四诊时，重点治疗胸闷心悸，脉结代等风心病症状。按仲景所论，选用炙甘草汤加减。其中生地黄、阿胶、麻仁，有润经益血、复脉通心之功，生姜、桂枝辛温走散，温心阳，通血脉，使气血流畅以助脉气接续，阴阳相合，共奏复脉之功。重用甘草（45g）、生地黄（60g）能迅速养阴复脉。泡足处方皆为辛香温通之品，可使局部发汗，能较好地改善下肢麻木不仁的症状。后期若出现脚挛急，则用芍药甘草汤，酸甘化阴，收敛肝风。五诊用琥珀甘平，重镇安神；朱砂甘寒，泻心经邪热，镇心定惊。白矾，《金匮要略》用治脚气冲心，内服化痰，外用止痒。蜡矾丸中黄蜡甘温，白矾酸涩，并能固膜护心，解毒定痛，托里排脓，使毒气不致内攻。

二、临床灵活应用煎服法经验总结

（一）分多次服用

验案1：乌头汤合黄芪桂枝五物汤治疗糖尿病重症周围神经病变1例

冯某，男，47岁，2007年3月26日初诊。

主诉：患2型糖尿病10年，近觉双下肢持续剧烈疼痛难忍。

现病史：患者于1997年1月因感冒至医院诊治，检查发现血糖升高，空腹血糖12mmol/L，诊断为2型糖尿病。口服二甲双胍治疗，血糖控制尚可，空腹血糖7～8mmol/L。现饮食控制，间断口服二甲双胍。近觉双下肢剧烈疼痛，夜间常因下肢持续剧烈疼痛无法入睡，不堪忍受，几欲轻生。曾用水杨酸、布洛芬、卡马西平等多种止痛西药治疗，效果不佳。亦曾用中药蜈蚣、全蝎等治疗，止痛时间较短，不久即失效。

刻下症：双下肢疼痛麻木，手足及双下肢冰冷，夜间明显，覆盖2～3层棉被仍无法缓解，如浸寒冷冰水之中，周身乏力，视物模糊，大便干，口干口渴，胃脘痞闷不舒，舌暗红、苔薄黄，脉沉细略弦。

辅助检查：空腹血糖10.1mmol/L，餐后2小时血糖19.1mmol/L。

既往史：高脂血症1年，未服药治疗。

西医诊断：糖尿病周围神经病变。

中医诊断：痹证。

中医辨证：寒凝经络，中焦热结。

治法：温经通络止痛，泻热消痞。

处方：乌头汤合黄芪桂枝五物汤、大黄黄连泻心汤加减。

制川乌、制草乌各15g（均先煎4h），黄芪、桂枝、白芍、鸡血藤、夜交藤、黄连、黄芩、肉苁蓉各30g，水蛭、生大黄各6g，干姜9g。每天1剂，水煎服。

二诊：2007年4月26日。服上方30剂，近1周加服降糖西药诺和龙，每次2mg，每天3次；格列本脲，每次2.5mg，每天3次。口干渴及胃脘痞闷不适消失，但双下肢疼痛、麻木发凉及手足冰冷改善不明显，大便干好转，每天1次。当日空腹血糖7.9mmol/L，餐后2h血糖6.8mmol/L。调整处方：制川乌、制草乌各30g（均先煎8h），黄芪、桂枝、白芍、鸡血藤、夜交藤、肉苁蓉各30g，生大黄6g。每天1剂，水煎服。嘱查下肢血管超声波及肌电图。

三诊：2007年5月10日。服上方14剂，四肢疼痛、麻木发凉仍改善不明显，仅左足背凉感减轻，大便干较前明显好转。近期血糖控制良好。查下肢血管超声波未见异常，肌电图提示糖尿病周围神经病变。守上方制川乌、制草乌各增至45g，加干姜9g、炙甘草15g，煎服法同前。患者连服上方近2个月，自觉效果始终不显。

四诊：2007年8月23日。仍觉下肢疼痛剧烈，无法忍耐，痛不欲生，下肢麻木发凉如浸冰水改善不明显。近期血糖控制较差，8月22日查空腹血糖7.8mmol/L，餐后2h血糖12.2mmol/L。7月26日查生化全项，肝肾功能均正常：ALT：20U/L，AST：17U/L，尿素氮（BUN）：5.27mmol/L，肌肝（Cr）：86μmol/L。细辨全身仍见一派寒象，辨证确系无误。但上方制川乌、制草乌已增量至各45g仍未显效，思病久寒入骨髓，根深蒂固，因寒而瘀，此时唯重用温经散寒止痛之品或可取效。故易方为九分散合乌头汤、黄芪桂枝五物汤加减。

处方：生麻黄、白芍、鸡血藤各30g，制乳香、制没药各9g，制马钱子粉1.5g（分冲），制川乌、制草乌各60g（均先煎8h），黄芪、桂枝各60g。每天1剂，水煎，嘱分5次少量口服，随时观察服药后反应，一旦出现口麻、胃部不适、恶心或多言某一项反应时，可停药并及时与医生联系。

五诊：2007年8月30日。患者服药7剂，自诉严格按医嘱煎服中药，服至第3剂时，下肢疼痛即减轻大半，肢体凉、麻缓解60%左右，手足已有温暖感。7剂尽，疼痛、凉、麻等顽固之症竟全然消失，且服药期间未出现任何不良反应。疼痛明显缓解后，血糖亦随之下降，8月29日查空腹血糖5.9mmol/L，餐后2小时血糖7.5mmol/L。复查肝肾功能：ALT：21U/L，AST：16U/L，BUN：4.9mmol/L，Cr：83μmol/L。

后患者多次复诊，疼痛、凉、麻等顽固之症未再复发。

按：此案是典型的“寒入骨髓”，因寒而瘀，肢体疼痛、麻木、发凉等均是寒凝血结所致。沉寒积冷痼结络中，血凝为瘀，非大温大热不能拔除痼结，非散瘀破结不能化其凝瘀。前几诊虽亦着力于温经散寒止痛，然相对病之深重而言，用量不免偏小，犹若杯水车薪。细察其几诊情况，制川乌、制草乌用量虽不断增加，病情却进步不显，但亦未出现任何毒副反应，故考虑继续增大制川乌、制草乌用量，或可见顿挫之效。患者下肢疼痛顽固剧烈，恐一般止痛方药已无法胜任，故以外科止痛良方九分散破积散瘀，通络止痛。因生麻黄、制马钱子、制乳香、制没药等其性峻烈，有耗伤正气之弊，加之患病日久，正气恐已亏伤，故以大剂量黄芪益气扶正，合桂枝、白芍、鸡血藤养血活血通络。此方制川乌、制草乌各用至60g，制马钱子用至1.5g，生麻黄用量达30g，其毒峻之性可见一斑，然患者服药7剂，非但未出现任何毒副反应，反获奇效，除配伍技巧外，关键在于药物的煎服方法得当。制川乌、制草乌均煎煮8h，其毒性成分乌头碱已被破坏，而每剂药分5次频服，则实际每次服用量仅为原方的1/5，分多次服用还可使体内血药浓度始终保持高峰状态，从而最大程度发挥药效。此案的启示主要有二：一是立法处方确系无误却收效惘然，似山穷水尽之时，可考虑增大主药剂量，或可收佳效；二则毒峻药使用得当，反可成为治病利器，无需畏之如虎。制马钱子属剧毒之品，其剂量范围较窄，不宜重用，且用量应谨慎，此方马钱子仅用1.5g，仍嘱患者分5次服用，相当于每次仅服用0.3g。

验案2：真武汤治疗心力衰竭（简称心衰）1例

蔡某，女，44岁。2008年3月3日初诊。

现病史：胸闷、气短数日。曾进行强心、利尿、扩血管等西医常规治疗，诸症无缓解。

刻下症：胸闷喘憋，心慌气短，不能平卧。双下肢浮肿、疼痛。腹部振水声明显，双目失明。眠差，不易入睡，大便干，排便困难，小便量少。舌淡有齿痕，苔水滑，舌下络脉瘀滞。脉结代、沉略滑。BP：135/80mmHg。

既往史：糖尿病，糖尿病肾病，脑血栓，高血压病，痛风20年。

辅助检查：FBG：5.3mmol/L，2hPG：6.7mmol/L，三酰甘油（TG）：2.51mmol/L，总胆固醇（CHO）：6.86mmol/L。尿常规：PRO（+++）。B超示：左心室松弛功能降低，二尖瓣轻度反流。

西医诊断：心力衰竭。

处方：真武汤加减。

茯苓150g，附片30g（先煎4h），干姜30g，炒白术60g，川桂枝30g，肉苁蓉60g，酒军15g（单包），丹参30g。急煎1剂，嘱分四次服用。

二诊：2008年3月4日。胸闷、气短明显好转，遂予原方继服，日1剂分2次服。

按：验案2患者呈现心肾阳衰，水湿泛滥之象，病情危急，须于一、两剂间扭转病势，方中重用茯苓150g，急以治标，力挽狂澜，以求迅速利水之效。然患者心力衰竭，需注意入水量，故药汤分四次服用，一者减少入水量，二者，方中药物剂量较大，分服之较为妥善。

验案3：麻黄附子细辛汤合桂枝汤治疗皮肤紫斑1例

患者，男，77岁。

主诉：四肢臀部散发紫斑半年。

现病史：半年前双臂无诱因出现散在紫斑，按之不褪色，范围逐渐扩大。

刻下症：四肢臀部散发紫斑，压之不褪色，手臂较重。无脱屑，无痒痛。

既往史：风湿性关节炎10年，银屑病3年。

中医辨证：阳虚表寒。

治法：温阳解表。

处方：麻黄附子细辛汤合桂枝汤加减。

生麻黄15g，黑附片30g（先煎8h），细辛3g，桂枝30g，白芍30g，炙甘草15g，三七6g，生姜3片，大枣3枚。水煎服，一剂药分早中晚睡前四次服用。

服药1个月，皮肤紫斑减轻约50%，服药过程未见不适反应。

按：此患者年势已高，单次用量不宜过大，然其疾顽杂，常规用量恐不宜获效。故一剂处方用量虽大，而分4次服用，令平均单次用量不致过大，同时一天内能保证一定的血药浓度。

（二）频频服用

验案1：重剂清营汤治疗晚期尿毒症合并全身性药疹及高热症1例

张某，男，44岁。1991年4月28日入院。

现病史：患者因慢性肾炎、慢性肾功能不全（尿毒症晚期）、尿毒症性心包积液、肾性贫血、肾性高血压入院治疗。给予血液透析及药物治疗，病情改善，准备接受肾移植。症见：发热、寒战，体温38℃，咽部充血扁桃体Ⅱ°肿大，尿中白蛋白满视野，给予静脉滴注头孢哌酮钠。5月1日，胸部开始出现红色稀疏丘疹，渐及上肢及背部，考虑为药疹，先后换用头孢他啶及万古霉素，皮疹愈增。予氢化可的松、维生素C及葡萄糖酸钙治疗，药疹及体温均未能控制。5月8日，体温升至40℃，血常规示：白细胞$15\times10^9/L$，中性粒细胞0.8，未见中毒颗粒，尿检发现大量霉菌。遂停用所有西药，改用中药治疗。

刻下症：除头面部外，周身分布鲜红及深红交杂的大片丘疹，全身发热，无伴汗出。烦躁，时有谵语。口干不欲饮。小便量少色黄，大便干。舌质淡红、苔厚腻微黄，脉滑小数。

西医诊断：慢性肾功能不全（尿毒症晚期）。

中医辨证：气营两燔，以营分为重，兼夹下焦湿热。

治法：凉血清气、淡渗利湿、解毒止痒。

处方：清营汤加减。

羚羊角粉6g（冲服），丹皮30g，玄参30g，细生地120g，赤芍60g，紫草24g，茜草根30g，重楼30g，金银花60g，连翘60g，生石膏120g（先煎），白茅根60g，芦根60g，淡竹叶12g，白鲜皮60g，地肤子30g。1剂，水煎3次，浓缩取汁300ml，频频饮服。

二诊：患者自下午1点开始服药，至夜10点左右，自诉两耳至面颊胀痛，张口困难。检查发现，两耳根部明显肿胀，耳周及外耳道有较多黄色黏液流出。急请耳鼻喉科会诊，查中耳及内耳完好，黄色黏液系从外耳道渗出。从中医学角度考虑，此为外感的温毒之邪与下焦湿热秽浊之邪上泛，乃向愈之佳兆。遂嘱患者将所余中药继服，至夜里2点服完。服药后周身汗出，热稍退，皮疹明显消退，颜色由深红转暗，无伴发痒，双耳有黄色黏液大量渗出。翌日晨，颜面高度肿胀，形如狮面，睁眼困难，触之颜面皮肤，如面具样板硬。体温38.6℃。上方又进1剂，体温恢复正常，皮疹逐渐消退，颜面肿胀减轻，黏液渗出停止。1周后，全身大量脱屑，药疹告愈。

按：此案患者晚期尿毒症合并全身性药疹及高热，病情极为复杂，中医辨证为气营两燔，以营分为重，兼夹下焦湿热，急需清气营之火毒，故大剂量运用清热凉血养阴制药，又恐大剂药物苦寒败胃加之患者尿毒症晚期，故嘱频频饮用，既能清解热毒，又不致苦寒伤胃，还可使药效持久，绵绵不断。

验案2：糖尿病自主神经病变1例

卫某，女，53岁。2007年9月15日初诊。

主诉：发现血糖升高11年，近1年加重伴呕吐。

现病史：1999年因消瘦、乏力于某院就诊查FBG：19mmol/L，确诊为“2型糖尿病”，口服降糖药控制血糖，2003年开始使用胰岛素治疗。近1年时恶心呕吐。

刻下症：消瘦，视物模糊，恶心呕吐，呕吐为胃内容物、胆汁，呕吐严重时呕吐物呈咖啡色。

既往史：高血压，高脂血。

家族史：父亲母亲患糖尿病。

辅助检查：FBG：5.9mmol/L，2hPG：9mmol/L。

西医诊断：糖尿病自主神经病变。

处方：附子30g（先煎8h），干姜15g，茯苓120g，炒白术30g，红参15g（单煎兑入），清半夏30g，旋覆花15g（包煎），代赭石15g（先煎），黄连30g，炙甘草15g，生大黄15g（单包），肉苁蓉30g。4剂，水煎频服。

二诊：2007年9月17日。服上方后诸症状明显减轻。药后2日行便、先干后稀，今日行便、质偏稀。药后2日进食，至今未出现呕吐，纳可，时伴有烧心感。舌舌暗红、苔薄黄腻、舌下静脉曲张，脉沉细弦、重按无力。

处方：2007年9月15日方，加锁阳30g、蜂蜜30g，生大黄减为9g。

按：此患为糖尿病自主神经病变，属寒热互结、上热下寒之急危重症，症见饮水食入即吐，故嘱患者少量频服，旨在试药的同时，保证血药浓度，蜂蜜调补脾胃，缓急止痛，方中施量30g以助药消化吸收，补中悦脾。附子配人参，将相相和，刚柔互济，走守相辅，不可或缺。附子配大黄，药性尤为刚猛强悍，虽一热一寒，却同走不守，寒热并用，有攻补兼施之效。《景岳全书》中谓："夫人参、熟地、附子、大黄，实乃药中四维——人参、熟地，治世之良相也；附子、大黄者，乱世之良将也。"另有代赭石配旋覆花降逆止呕，干姜配黄连，共达辛开苦降、寒热互调之功。

验案3：小半夏汤合附子理中汤治疗糖尿病自主神经病变（重度）1例

患者，男，33岁。

主诉：呕吐4年，加重1年。

现病史：4年前诊断为1型糖尿病，同年，出现呕吐。近一年来，呕吐反复发作。

刻下症：持续呕吐已3个月，食入则吐，伴呃逆频频，不能进食任何水谷，仅靠静脉高营养维持。平素仅能进食少量流食，喜热食，腹痛腹泻，近半年内体重下降15kg左右，由原65kg降至48kg。舌淡苔白舌底淤滞，脉细弦涩。

西医诊断：糖尿病自主神经病变（胃肠病变）。

中医辨证：中阳虚衰；胃虚气逆。

治法：温中降逆止呕。

处方：小半夏汤合附子理中汤加减。

附子30g（先煎8h），干姜30g，红参15g（单煎兑入），白芍30g，炙甘草15g，清半夏15g，茯苓60g，旋覆花15g（包），代赭石30g（先煎）。水煎服，每日1剂，分多次饮用。

患者服至第2剂呕吐即止，连服14剂，期间仅发生1次呕吐，发作时症状较前明显减轻，体力恢复快。上方去旋覆花、代赭石，加炒白术30g、黄芪30g，治疗2个月，未再发生呕吐，食欲较前明显增加，体重已增至58kg，体力大胜从前，已无不适症状，故停用中药，仅以胰岛素泵控制血糖。

按：验案3为重症胃轻瘫，病势急重，治疗当务是迅速止呕，以减轻患者痛苦，故用重剂以短时内速转病势，缓解危急。

自主神经病变（胃肠病变）等危重症，方药宜少量多次频服，能够保证入药后较高的血药浓度，以达药效；病程短暂、病势轻浅者，尽予一方往往多效；而病程长久，病机复杂者，则须与他方相合而取效。合方之时必先抓主症，主症不显时宜综合所见诸症分析，以断病机所在，务求病机相合，主症兼症相适。本案用附子理中汤、半夏泻心汤、旋覆代赭汤合方加减，以收全效。

（三）顿服

验案1：大柴胡汤合茵陈蒿汤加减治疗胆石症合并慢性胆囊炎急性发作1例

狄某，男，56岁。

主诉：右上腹疼痛反复发作 11 年，伴高热、呕吐、黄疸 1 天。

现病史：因右上腹疼痛反复发作 11 年，发作并伴高热、呕吐、黄疸 1 天，由门诊以"胆石症合并慢性胆囊炎急性发作"收入院。入院前一天，进食油腻后出现右上腹剧烈疼痛，向右肩背部放射，往来寒热，体温 39.5℃。

刻下症：往来寒热，体温 39.7℃，恶心呕吐，口干口苦不欲饮，巩膜及全身皮肤黄染，小便黄赤，大便两日未行，唇红干裂，舌红苔黄，脉滑数。

辅助检查：B 超示：胆囊多发结石，慢性胆囊炎。

西医诊断：胆石症合并慢性胆囊炎急性发作。

中医辨证：发热。

中医辨证：胆腑郁热，结石盘踞。

治法：清热排石。

处方：大柴胡汤合茵陈蒿汤加减。

柴胡 50g，黄芩 24g，姜半夏 15g，白芍 30g，枳实 18g，生大黄 6g（后下），大叶金钱草 30g，海金沙 30g，鸡内金 12g，广郁金 12g，茵陈 60g，滑石 30g（包煎），生甘草 6g，生姜 20g，大枣 5 枚。汤剂，水煎服。急煎一剂顿服，次晨体温 37.8℃，大便两次，腹痛大减，继进一剂，体温复常，后以原方加减调理两周，黄疸退净后，行胆囊切除术。

按：此案患者胆石症合并慢性胆囊炎急性发作，伴高热、黄疸。中医辨证属胆腑郁热，结石盘踞，迫及营血，病势急迫，急需重剂以清热排石。方中柴胡用至 50g、茵陈 60g、大叶金钱草 30g 、海金沙 30g 且急煎顿服，意在使药力浑厚，驱邪速出。

验案 2：重剂治疗重型流行性出血热 1 例

患者，男，32 岁，农民，1986 年 12 月 3 日入院。

主诉：发热、头痛、眼眶痛、腹痛、腰痛 6 天，少尿 2 天。

现病史：患者因发热、头痛、眼眶痛、腹痛、腰痛 6 天，少尿 2 天，于 1986 年 12 月 3 日入院。入院查体：体温 37℃，脉搏 100 次/分，呼吸 20 次/分，血压 110/92mmHg，精神委靡，醉酒貌，球结膜充血、水肿Ⅲ°，两腋下皮肤及软腭黏膜可见出血点，心音低钝，肾区叩痛阳性。实验室检查：血红蛋白 100g/L，白细胞 13.6×10^9/L，中性粒细胞 0.5，淋巴粒细胞 0.5，血小板 70×10^9/L，尿蛋白（+++）。镜检：尿红细胞少许，颗粒管型（+）。西医诊断：流行性出血热（重度）。入院第二天，体温 39.2℃，全身中毒症状加重，球结膜下出血，皮肤注射部位出现小片瘀斑。24h 尿量 640ml。此后，尿量继续减少（24h 390ml），多言谵语，躁动不安。经西药利尿、导泻，病情有所缓解，体温复常。入院第 4 天，病情急剧恶化，体温陡升至 40℃，狂躁欲起，目直骂詈，不识亲疏，多人按压不住。满面通红，口鼻气热，腹胀，二便失禁。当即针刺人中、二间、合谷、劳宫行强刺激，三阴交透绝骨，内关透外关，留针 40min，躁动减轻，患者安静。但 1h 后又复躁动，大喊大叫，一夜未宁。次日早晨，体温 39.6℃，仍神昏谵语，全身紫绀，尤以面、唇及肘、膝以下皮肤为著，爪甲青紫，四肢不温，双侧手背、左上臂大片瘀斑，球结膜下出血严重。呼吸喘憋，痰多而黏，颈静脉怒张，双肺满布湿啰音，心率 150 次/分。尿闭，膀胱区叩诊浊音。口鼻气热，鼻尖如烟熏，口干大渴，口臭口苦，胸腹灼热。舌有裂纹，红绛无津，尖边芒刺，前部无苔，中后薄黄，脉细滑数无力。此时已发展至多系统脏器衰竭。肾衰竭、心力衰竭、脑衰、呼吸衰竭、DIC 等同时存在，刻下尿闭告急，故先予导尿（导出尿液 600ml）。

西医诊断：流行性出血热（重型）。

中医诊断：疫疹。

中医辨证：水毒凌心犯肺。盖由热毒深入下焦营血，肝肾大伤，疏泄、开阖失司，水蓄膀胱，毒浊滞留，上凌心肺兼有气分实热。

处方：

1 号方：生地 200g，丹皮 20g，生石膏粉 300g（先煎），知母 30g，龙胆草 20g，生龙牡各 100g（先煎），灵磁石 50g（先煎）。1 剂浓煎成半碗顿服。

2 号方：黄芩 30g，黄连 3g，全瓜蒌 30g，淡竹茹 20g，葶苈子 10g，桑白皮 20g，杏仁 10g，白芥子 15g，姜半夏 10g。2 剂浓煎成半碗顿服。

另配鲜竹沥水（每支 30ml）7 支，兑生姜汁合为大半碗频频饮服，一日内服完。十枣汤：甘遂、大戟、芫花各 1g，共研细末。用大枣十枚煎汤，入上药，煮沸 1min，温顿服。紫雪散 9 支，1 日分 3 次服完。

嘱中午服 1 号方 1 剂，下午服 2 号方 2 剂，十枣汤 2 剂。

二诊：患者每次服十枣汤后 1h 左右，均有稀水样便排出，2 次共约 700ml，全天服紫雪散 9 支，鲜竹沥生姜汁大半碗，服药后，遍身汗出。次日上午体温降至 38.3℃，心率 114 次/分，血压 112/90mHg，喘憋明显减轻，面部紫绀转红，神清语明，双肺湿啰音减少，心音低钝。24h 尿量猛增达 3100ml，大便 1700g，舌象同前，但脉较前有力，病见转机，守前法不变。

鉴于患者热毒、阴伤、血瘀明显，1 号方加广角粉 3g（冲服）、赤芍 30g、红花 10g、北沙参 100g、生鳖甲 50g（先煎），生地加至 400g，减生石膏粉至 200g。2 号方加桔梗 3g 以调理肺气，黄芩加至 50g，瓜蒌加至 100g 以加强清肺化痰之力。服加减后的 1 方 2 剂和 2 方 1 剂，至 23 点，面、唇变红，四肢转暖，心率 86 次/分，湿啰音减少，呼吸平稳，安静入睡。

三诊：1986 年 12 月 10 日。入院第 7 天。右肺啰音消失，仅左中、下肺可闻及少量细湿啰音，体温 37.0℃，舌质由绛转红。热毒之势已退。原方均减量继进，病趋向愈。

按：流行性出血热属于急、重、危证，病情传变迅速，若治疗不及时，常有危候出现。此案患者入院 5 天后体温高达 40℃，狂躁不安，不识亲疏，二便失禁，继而神昏谵语，全身紫绀，直至多系统脏器衰竭：肾衰竭、心力衰竭、脑衰、呼吸衰竭、DIC 等同时存在，可见此病传变之迅速，治疗须重剂起沉疴，若轻剂则杯水车薪难以奏效，方中多种药物均重剂使用，其中生地甚至用到 400g 、生石膏用至 300g，且浓煎顿服，共奏清热解毒之功。

（四）睡前服用

验案 1： 黄连温胆合酸枣仁汤治疗焦虑伴失眠 1 例

刘某，女，57 岁。2010 年 5 月 28 日初诊。

主诉：焦虑伴失眠 28 年，加重 10 个月。

现病史：患者28年前因事出现焦虑、失眠，于当地医院服用中药及间断服用艾司唑仑治疗。10年前患者焦虑失眠症状加重，终日忧心忡忡，惶恐而不能自已，伴有易汗出，易怒，遂每日睡前服用艾司唑仑治疗，效果一般。4年前因焦虑失眠症状加重，遂于某院精神科就诊，诊断为“焦虑症”，口服奥沙西泮片25mg，每日1次，多塞平片25mg，每日1次，服用后出现恶心呕吐，头晕症状，遂停用多塞平片，改奥沙西泮片为12.5mg，每日1次，服药期间焦虑失眠症状未见明显改善。3年前出现下肢深部刺痛、烧灼感，夜间卧床时症加重，患者踢腿、活动关节或者按摩腿部后减轻，于某院诊断为“不安腿综合征”。去年8月份以来焦虑失眠症状加重，烦躁、出汗，伴有自杀倾向，开始于某院服用中药加氨溴酸西酞普兰片20mg，每日1次，仍终日焦虑不安，夜难成眠。

刻下症：焦虑，急躁易怒，心烦不寐，甚则彻夜难眠，咽中有异物感，心慌，易汗出，头晕，头痛发紧，如戴帽状，双手指麻木疼痛，双下肢遇冷抽筋，有灼热感，大便次数多，食后即泻，小便调，夜尿1次，舌质暗红，苔白厚，舌底瘀，脉弦涩。

西医诊断：焦虑症；失眠。

中医诊断：郁病；不寐。

中医辨证：心肝血虚，痰热内蕴。

治法：养心安神，清化痰热。

处方：黄连温胆合酸枣仁汤加减。炒枣仁180g，黄连12g，枳实30g，竹茹30g，清半夏30g，白芍45g，炙甘草15g，桃仁12g，生姜5大片。汤剂，水煎服。晚饭后及睡前半小时各服1次。

服药2个月后，患者抑郁症状有所缓解，遂将氨溴酸西酞普兰片改为每日10mg，配合中药治疗。1个月后电话随访，患者失眠情况基本消失，睡眠踏实，晚上能连续睡5个小时左右，精神较前大有好转，其他症状亦好转。

验案2：酸枣仁汤治疗失眠1例

患者，男，47岁。

主诉：失眠3年，加重1年。

现病史：因工作压力大，经常熬夜致睡眠不佳，近1年来失眠加重。

刻下症：入睡难，易醒，每晚仅睡2～3h。双目干涩，大便偏干，易心悸。

西医诊断：失眠。

中医诊断：不寐。

中医辨证：心肝血虚。

治法：养血柔肝。

处方：酸枣仁汤。

炒酸枣仁90g，川芎30g，知母30g，茯神30g，五味子30g，炙甘草15g。水煎服，晚饭后及睡前服用。

服药7剂，睡眠明显改善，入睡较前容易，每晚可睡4～5h。继服药14剂，不适症状消失，基本痊愈。

验案3：酸枣仁汤合当归六黄汤加减治疗失眠1例

娄某，女，58岁。

主诉：失眠20余年。

现病史：患者20多年前出现失眠，逐渐加重，曾服枣仁安神口服液、温胆宁心颗粒等效果不佳，多方求诊无效。

刻下症：入睡困难，易醒，多梦，梦中紧张，醒后不得复睡，需服半片安定方得入睡。白日困倦，头昏沉，疲乏困倦。精神紧张，易怒，情绪不稳定。烘热汗出，口干口渴，盗汗心烦。舌瘦小，少苔，脉弦细。

西医诊断：失眠。

中医诊断：不寐。

处方：酸枣仁汤合当归六黄汤加减。

炒枣仁120g，知母30g，当归15g，黄芪30g，黄连30g，煅龙骨30g，煅牡蛎30g，石斛30g。汤剂，水煎服。晚饭后及睡前服。

二诊：服上方1个月，失眠改善约40%，入睡较前容易，睡眠质量提高，疲乏困倦减轻，口渴、烘热汗出、心烦盗汗、精神紧张等症均有改善。

处方：炒枣仁180g，知母30g，当归15g，黄连30g，黄柏15g，五味子9g，煅龙骨60g，煅牡蛎60g，生姜3片。汤剂，水煎服。晚饭后及睡前服。

服上方1个月，睡眠改善约80%，入睡较易，睡眠时间可达6h左右，偶有多梦。烘热盗汗、口干口渴消失，急躁易怒、心烦等症状减轻。服药2个月未见任何不适。

按：验案1患者常年失眠、焦虑，故以大剂量酸枣仁迅速养血安神，现代研究证明，酸枣仁有明显的镇静、催眠作用。方中用半夏30g（约二两），清热化痰，半夏又为调和阴阳之圣品，旨在交通阴阳，使阳入于阴而寐，古有云“半夏一两止呕、二两安神”。验案2患者病情较为单纯，故重用酸枣仁90g为君以治疗失眠。验案3患者失眠多年，心神势必耗伤，当务之急应安神宁心，稳定情绪，故以大剂量酸枣仁为主，功专养血安神，兼顾清火滋阴，是标本同治之意。炒枣仁方用120g，即已得疗效，非但不减量、而乘胜使力加至180g，以求兵贵神速，疗效更佳，完收全效。三则验案的服药方法均是晚饭后及睡前服用，安神之药均宜如此服用，意在使药效适时发挥，若晨起服用，患者白日昏沉、夜间也不宜入睡。晚饭后及睡前服用可帮助患者调整生物钟，夜间若能安眠，人体自身之大药也。

（五）由汤剂改丸剂

验案1：小陷胸汤合自拟痛风方治疗代谢综合征1例

闫某，男，52岁。2007年9月3日初诊。

主诉：血糖升高4个月。

现病史：4个月前无明显诱因出现乏力，体检发现血糖16mmol/L，口服阿卡波糖血糖控制尚可。

刻下症：双足背肿痛，双指尖时有麻木。面红赤。眠差。大便略干，夜尿3次。舌质红，苔厚微腐，舌下脉络增粗发黑，脉沉略滑数。

既往史：高脂血症，痛风20年反复发作。

个人史：身高174cm，体重86.5kg，6年前为100kg。

西医诊断：代谢综合征（肥胖、糖尿病、高脂血症）；痛风。

中医辨证：痰热互结。

处方：小陷胸汤合自拟痛风方加减。

瓜蒌仁30g，半夏30g，黄连30g，干姜6g，黄柏30g，苦参15g，威灵仙30g，秦皮30g，生大黄6g，水蛭面6g，五谷虫30g，红曲9g，生山楂30g，土茯苓30g，萆薢30g，金樱子30g，怀山药30g。40剂，水煎服。

二诊：2007年10月15日。患者服上方40剂，双足背肿痛消失。纳眠可，二便调。舌苔厚腻，舌底红。为巩固疗效，改用丸剂。

处方：瓜蒌仁45g，半夏15g，黄连45g，干姜9g，茯苓45g，五谷虫30g，红曲9g，生山楂30g。配水丸，口服，1次9g，每日3次。

随访半年病情无反复（表5-1）。

表5-1　验案1患者就诊前后化验结果比较表

	HbA1c（%）	CHO（mmol/L）	TG（mmol/L）	HDL（mmol/L）	LDL（mmol/L）	UA（μmol/L）
初诊	8.2	6.23	8.49	1.92	4.82	671
二诊	5.5	3.14	2.18	2.20	3.82	487

按："饮食自倍，肠胃乃伤"。过食伤脾，生湿生痰生浊，蕴而生热。痰（湿）热互结，痰热阻遏气机致腑气不通而便秘，湿热下注则双足肿痛。患者体胖、颜面红赤，舌质红苔厚微腐，舌下脉络增粗发黑，脉沉略滑数，考虑为痰热体质，加之20年反反复复发作的痛风现正为急性发作期，故给予小陷胸汤合自拟痛风方加减。黄连苦以制甜，清半夏清化痰热，瓜蒌仁清热化痰散结，水蛭活血通络，大黄推陈出新，生山楂消膏解脂，红曲、五谷虫化浊降脂，秦皮、威灵仙二药现代药理学证实能降低血尿酸，黄柏、苦参、土茯苓、萆薢清热利湿功效强，伍用干姜，辛开苦降，制约诸苦寒药伤胃，金樱子、怀山药用之实为补肾以增驱邪之动力。二诊时各项化验检查较初诊时均有下降明显，双足背肿痛消失，故减治疗痛风药物，针对患者痰热体质主用小陷胸汤，配成丸剂，丸药缓图，以收改善体质之长效。

验案2：*治疗尿频、尿急1例*

刘某，男，62岁。

主诉：尿急、尿频2年余，间断口干、乏力半年。

现病史：2年前自觉尿急、尿频，经前列腺B超诊断为前列腺增生。半年前查出餐后2h血糖11.1mmol/L，血糖有所升高。

刻下症：尿急、夜尿频，尿不尽，尿中断，5～6次/夜，色黄。口干、口渴、乏力。纳眠可，大便调。舌暗苔、少有齿痕、舌底瘀滞，脉略数。

辅助检查：糖化血红蛋白：6.3%，空腹血糖：5.3mmol/L，餐后2h血糖：7.9mmol/L，前列腺B超：前列腺大小49mm×50mm×56mm。

西医诊断：前列腺增生。

中医辨证：本虚标实，肾阴亏虚伴瘀血阻滞为本，下焦痰瘀阻塞为标。

治法：健脾益肾，化痰散结。

处方：枯矾 9g，五倍子 9g，山楂核 15g，橘核 15g，丹参 30g，荔枝核 15g，生蒲黄 15g，三七 15g，炒杜仲 30g。汤剂，水煎服。

二诊：服上方 1 月后，尿急、尿频明显改善，尿不净、尿等待症状缓解，口渴、乏力好转。辅助检查：HbA1c：6.2%。

处方：五倍子 15g，枯矾 12g（包煎），乌梅 15g，丹参 30g，生蒲黄 15g，三七 9g，黄芪 45g，山萸肉 30g，琥珀粉 3g（分冲）。服上方 3 个月余。

三诊：口干乏力明显好转，排尿困难减轻，尿频、尿急症状基本消失，夜尿次数较之前减少为 1 次。辅助检查：HbA1c：6.1%，空腹血糖：5.0mmol/L，餐后 2h 血糖：6.4mmol/L。前列腺大小 40mm×48mm×45mm。

处方：生地 30g，山萸肉 30g，五味子 15g，枯矾 9g，淫羊藿 15g，枸杞子 15g，丹参 30g，五倍子 9g，生蒲黄 15g，三七 6g，黄芪 30g，金樱子 30g，白果 15g。制水丸，口服，1 次 9g，1 日 2 次。

服上方一个月余，诸症减轻，继服水丸。

按：《内经》："急则治其标，缓则治其本。"《素问·标本病传论》："先热而后生中满者治其标"，"先病而后生中满者治其标"，"小大不利治其标"。患者小便不利是为标，急则治其标是为上策。患者初诊，主诉为尿急、尿频，故用枯倍散收敛散结。方中枯矾、五倍子消痰散结；山楂核、橘核、荔枝核行气散结；生蒲黄、三七活血散瘀；炒杜仲补肝肾，强筋骨，兼顾老年患者的肝肾亏虚患者年老体弱，脾肾虚损日久，致气虚无力运化而兼夹气滞血瘀，有热结下焦，壅塞胞内，故见尿急、夜尿频，尿不净，尿中断。患者二诊，尿急、尿频明显改善；尿不净、尿等待症状缓解；口渴、乏力缓解。在上方加入琥珀粉（分冲），此方加强了活血祛瘀之效，兼顾滋补肝肾。服上方 3 个月余，复查：口干乏力明显好转；排尿困难减轻；尿频、尿急症状基本消失。鉴于下焦痰瘀已祛，膀胱气化的功能有所恢复，缓则治其本，故重点放在健脾益肾。前列腺增生症的病位虽在膀胱，但与肺、脾、肾关系密切。因虚致痰，因虚致瘀，因痰致瘀，因瘀致痰，因虚痰瘀留，因痰瘀再致虚，从而产生恶性循环。病属本虚标实，肺、脾、肾虚为本，痰瘀阻结为标，痰瘀常贯穿前列腺增生症始终。患者老年男性，肾阳不足，命门火衰，所谓"无阳则阴无以生"，致膀胱气化无权，而溺不得生故小便不利；肾为先天之本，主藏精而寓元阴元阳，肾阴亏虚则虚火内生，上燔心肺则烦渴多饮等故在标本兼顾的同时，先应侧重"小便不利"之标，下焦痰瘀阻结解除，即应治其肝肾亏虚之本。"治下消者，宜滋其肾，兼补其肺"，故治以滋阴固肾，活血祛瘀。遣以围方，药广力和，加之配以丸药，力缓效长，稳中得效。

验案 3：缩泉益肾煎治疗小便失禁 1 例

房某，女，45 岁。2008 年 4 月 21 日初诊。

主诉：小便失禁 4 年余。

现病史：患者 4 年前，无明显诱因时出现小便失禁的症状。

刻下症：小便自出，不得控制，听水声即欲如厕，未及已遗。无伴尿频。尿急，自觉小腹胀满。伴有手足不温，畏冷喜暖，腰腹冷痛，月经量少。纳眠可，大便调。舌淡暗红，脉沉弱。

西医诊断：小便失禁。

中医辨证：脾肾阳虚，肾气不固。

治法：温补肾阳，益气缩泉。

处方：缩泉益肾煎加减。

熟地30g，山萸肉30g，黄芪30g，炒杜仲30g，川续断30g，芡实30g，制首乌30g。每日1剂，水煎服。

二诊：服用上方16剂后，小便失禁症状明显改善。上方加入附子15g，紫河车30g。

三诊：服用上方16剂，已能自控排尿，腰腹冷痛等症亦减，手足回温，月经不调亦明显改善。

处方：黄芪30g，山萸肉30g，当归30g，制首乌30g，炒杜仲30g，怀牛膝30g，金樱子30g，芡实30g。制水丸，口服，每次9g，每日2次。

按："小便失禁"是指在意识清楚的情况下小便失去控制而自出的症状。小便失禁，古有论述，《内经》称之为"遗溺"，并认为是"膀胱不约"所致。本例小便失禁为脾肾阳虚，肾气不固，膀胱约束无力，开阖失司，以致小便不能自控所致，如《诸病源候论》曰："小便不禁者，肾气虚，下焦受冷也。肾主水，肾虚下焦冷不能温制其水液，故小便不禁也。"治当温补脾肾阳气，固摄缩尿为主，使肾气复、脾气健，肾阳温脾阳，水道通利，气化如常，膀胱约束有权，开阖有度，小便失禁自除。本案方用熟地、山萸肉、炒杜仲、川续断、制首乌以益肾；黄芪一味以补脾；芡实缩泉止遗，诸药合用，共奏温振下元、固涩止遗之功，进而温肾化气，缩泉强关。16剂后尿失禁明显改善，加附子、紫河车增温肾益气之力，再服药16剂后，已能自控排尿，腰腹冷痛等症亦减，故改用丸药巩固疗效。

验案4：龙胆泻肝汤治疗流行性腮腺炎发热1例

周某，女，34岁。2008年6月2日初诊。

主诉：发热1天。

现病史：2008年6月1日晚左侧头痛难以入眠，晨起发热体温38.5℃，继而双侧腮腺肿大。

刻下症：双侧腮腺肿大。头痛如裂，不能转侧，仅能平躺，纳眠差，二便调。舌淡、少苔，脉浮。

西医诊断：流行性腮腺炎；发热。

中医辨证：邪气炽盛。

处方：龙胆泻肝汤加减。

龙胆草15g，炒栀子15g，柴胡9g，黄芩30g，土茯苓30g，板蓝根30g，紫花地丁30g，野菊花30g，车前草30g，干姜9g。3剂，水煎频服，每日4～6次。

外用如意金黄丹，每日8～10次。

二诊：服上方1剂药后体温正常，3剂药后偶有头顶痛，渐次出现牙痛、耳内痛、左侧听力受限，鼻塞，鼻音极重，去耳鼻喉科就诊，诊断为鼻炎、中耳炎。患者平素怕冷甚，气虚懒言。行经前易腹泻，腰膝酸软。刻下面色萎黄、神情倦怠、少气懒言。舌淡红、舌体胖大、边有齿痕。

处方：封髓丹加黄柏 15g，砂仁 30g，炙甘草 15g，川桂枝 15g，附子 15g，6 剂水煎服，每日早晚服用。

三诊：服用上方 1 剂药后鼻音明显减轻，六剂药后上述诸症消失。为改善虚寒体质特嘱其在同仁堂配半年丸药每日晨服。

处方：附子 100g，干姜 30g，炙甘草 20g，生晒参 30g，白术 30g，茯苓 30g，肉桂 15g，枸杞子 30g，菟丝子 30g，杜仲 15g。制水丸，每次 9g，每日晨起服用。

按：流行腮腺炎归属中医痄腮范畴，是由风热时邪引起的急性疾病，且邪气炽盛，故患者头痛剧烈，因痛在头侧部，为少阳胆经循行部位，证当属肝胆湿热，因此治疗以龙胆泻肝汤化裁，以龙胆草、炒栀子、柴胡、黄芩清肝胆湿热，土茯苓祛湿毒，同时加入板蓝根、紫花地丁、野菊花加强清热解毒。车前草淡渗利湿使湿邪从下焦而出，配以干姜之意为固护胃气以防苦寒伤胃。三剂后邪去热退，但出现牙痛、耳内痛，听力减退，患者平素畏寒肢冷，少气懒言、经行前易腹泻、腰膝酸软、面色萎黄、神情倦怠、少气懒言，舌淡红舌体胖大有齿痕为脾肾阳虚。脾土太弱，不能伏火，火不潜藏，真阳之气外越。则知牙痛、耳内痛，听力减退为虚火所致，故以封髓丹（黄柏、砂仁、炙草）补土伏火，加入桂枝附子湿补脾肾之阳。六剂后诸症消失。后以附子理中汤加减制作成水丸以善其后，调理其体质。

验案 5：治疗甲亢 1 例

杨某，女，37 岁。2010 年 12 月 13 日初诊。

主诉：甲亢 1 周。

现病史：患者两周前，因生气情志不畅，继而出现胸闷、汗出，后就诊于当地医院，查 TT3：1.16ng/ml，TT4：14.3μg/dL，TSH：0.007μIU/ml，诊断为甲亢，未予治疗。

刻下症：胸闷心慌，易汗出，双眼发胀，急躁易怒。右上肢不自主震颤伴活动欠利。纳可，眠差。大便次数增多，日行 2～3 次。舌质偏红、苔黄厚，脉数细弦。BP：110/80mmHg。

西医诊断：甲亢。

处方：消瘰丸加味。

玄参 30g，浙贝 15g，生牡蛎 120g（先煎），夏枯草 45g，苦参 15g，郁金 30g，枳壳 30g，生姜 30g。28 剂，水煎服，每日 1 剂，分两次服。

二诊：2011 年 1 月 10 日。服用上方 28 剂，觉前述诸症好转。现偶有休息不好时眼睛不适。眠差，多梦，纳可，大便偏干。于 2010 年 12 月 20 日查甲状腺功能（简称甲功），TSH：0.025μIU/ml 异常，其余指标均正常；另查乳腺 B 超提示乳腺增生。舌红、苔薄黄，脉略数。上方去苦参、枳壳，加莪术 30g、王不留行 30g（包煎）。

三诊：2011 年 2 月 14 日。服上方 20 余剂，曾出现服药后胃脘不适、纳食减少，现眠可，二便调，余无明显不适；2 月 8 日复查甲功各项指标均正常。2010 年 12 月 13 日方去苦参、枳壳，水煎服，3 日 1 剂。

四诊：2011 年 6 月 27 日。患者服上方 7 剂后觉无不适症状，故自行停药至今。现偶有心慌汗多，阵发烘热，心烦易怒，纳眠可，大便偏干；6月13日复查甲功能各项指标均正常。舌淡红、苔薄黄，脉弦数。2010年12月13日方去生姜，生牡蛎减为30g，制水丸，每次服用9g，每日3次，服3个月。

按：患者病情逐渐稳定，首先减量，每剂药分3天服用，继而四诊时改丸药，作用缓和，以此巩固疗效。

验案6：治疗糖尿病合并期前收缩（简称早搏）1例

刁某，男，47岁。2007年12月13日初诊。

主诉：发现血糖升高7年余，伴心悸5年余。

现病史：2000年体检发现FBG 12.5mmol/L，诊断为“糖尿病”，予以二甲双胍、格列美脲治疗，血糖仍高于正常水平。

刻下症：心慌、心悸，足大趾麻木。视物模糊，伴右耳鸣。口干口渴，伴多饮，汗出。阴雨天腰腿痛。易饥。小便频数，淋漓不尽。舌暗，苔花剥，脉弦滑略数。

既往史：前列腺肥大。

个人史：烟酒史。

辅助检查：心电图：频发室性早搏。FBG：9.2mmol/L，2h PG：14mmol/L. HbA1c：9.4%。

西医诊断：糖尿病；频发室性早搏。

处方：当归15g，贝母15g，苦参9g，五味子9g，知母30g，黄连30g，葛根30g，天花粉30g。14剂，水煎服，每日1剂，分2次服。

二诊：2008年3月6日。服药后饮次数、小便次数减少，视物模糊、易饥等症明显好转。手脚关节疼痛减轻。刻下咽干，夜间身热，时有心慌心悸。大便质稀，小便不畅。舌暗少苔，脉微滑数，尺肤润。辅助检查：HbA1c：7.3%。

处方：黄连30g，苦参15g，知母45g，黄柏30g，天花粉30g，生牡蛎30g（先煎），葛根30g，车前子30g（包）。14剂，水煎服。每日1剂，分2次服。

三诊：2008年4月10日。服药后咽干好转，饮水量减少，关节痛消失，心慌心悸缓解，大便转调，小便通畅。舌下裂纹，脉弦。辅助检查：HbA1c：6.8%。2008年3月6日方去车前子，苦参改为30g，加生姜5片、琥珀粉3g（分冲），14剂，水煎服。

四诊：2008年7月21日。5月开始服上方后偶有腹泻，胃脘不适，胃胀，恶心欲吐。舌胖大色暗，苔腻，脉弦滑数。

处方：黄连30g，苦参15g，干姜9g，黄芩45g，太子参30g，车前子30g（包）。水煎服7剂。

五诊：2008年8月25日。服上方后腹泻止，胃脘不适消失，心慌心悸明显得解。自觉偶有早搏，夜间1~2次。舌暗、苔薄，脉弦。辅助检查：心电图：偶发室性早搏。

处方：2008年7月21日方去苦参、车前子，加制川乌、草乌各15g，川芎30g，麝香0.2g。制水丸，口服，每次9g，每日3次。

后多次复诊，早搏未再发生，血糖控制理想。

按：黄连、苦参相配是治疗早搏的常用药对，牡蛎、天花粉治疗糖尿病阴分不足；知母、黄柏配伍治疗更年期烘热（包括男性）；黄连、葛根为常用降糖药对。初诊中当归贝母苦参丸出自《金匮要略》，用以治疗妇人"妊娠小便难"，用此方治疗前列腺肥大，可化痰散结、清热燥湿、活血化瘀。患者夜间有潮热感，故在二诊时选用知母、黄柏坚阴泻火；车前子通小便以实大便。在四诊时以干姜黄芩黄连人参汤为主方加减。该方用于治疗脾胃升降失常，脾寒胃热格拒，出自《伤寒论》第359条："伤寒本自寒下，医复吐下之，寒格更逆吐下，若食入即吐，干姜黄芩黄连人参汤主之。"用此方治疗瘦型糖尿病，即患者的体型多偏瘦。方中黄连、黄芩苦寒燥湿和胃，佐干姜以防其寒伤及脾胃之患。五诊用川乌、草乌补火助阳，因其早搏发生在夜间，为阴盛阳不足以抗邪之故，改为服用水丸，以求巩固其疗效，宜患者长期服用。

验案7：小陷胸汤治疗代谢综合征1例

韩某，男，41岁。2007年7月23日初诊。

主诉：血糖升高2年。

现病史：2年前体检时发现血糖升高，空腹血糖9.07mmol/L，诊断为"2型糖尿病"，无明显异常症状，曾口服消渴丸、六味地黄丸，未服用过西药，未经系统治疗。平素嗜食肥甘。

刻下症：现乏力、出汗多、舌质红苔黄，脉沉滑略数。

既往史：高血压3年，未服药控制血压。

个人史：身高167cm，体重91kg。每日饮酒5两，吸烟20支。

家族史：母亲患2型糖尿病。

西医诊断：代谢综合征。

中医辨证：痰热互结。

处方：小陷胸汤加减。

瓜蒌仁30g，清半夏9g，黄连30g，干姜6g，黄芩30g，红参6g（另煎），知母30g，炒枣仁45g，生山楂45g，红曲9g。水煎服，每日1剂，分2次服。

二诊：2007年8月24日。服上方30剂后，乏力明显好转，减轻90%。刻下眠差，足心热，二便调。上方减红参，加钩藤（后下）30g、夏枯草30g、地龙30g、怀牛膝30g，水煎服，每日1剂，分2次服。

三诊：患者服上方15剂后，血压、血糖皆降至正常，嘱患者将二诊用药研成粉末，每次9g，每日3次，冲服。

随访半年病情无反复。二次就诊前后检查结果见表5-2。

表5-2　二次就诊前后检查结果列表

	HbA1c（%）	CHO（mmol/L）	TG（mmol/L）	HDL（mmol/L）	LDL（mmol/L）	BP（mmHg）
初诊	9.7	8.77	11.86	1.09	3.25	150/90
二诊	5.8	4.75	1.35	1.15	2.98	130/70

按：患者有肥胖、糖尿病、脂肪肝、高脂血症、高血压等之疾实为不良生活方式所致，其平素喜好饮酒吸烟，喜吃肥肉，长期膏粱厚味使中焦气机壅滞，膏脂痰浊堆积充溢则生肥胖，膏浊入血则见血脂增高，蓄积肝脏则成脂肪肝，痰浊郁则化热而成痰热互结之证。初诊药用黄连苦寒泻热，瓜蒌仁清化痰热；清半夏、干姜、黄芩、黄连辛开苦降，恢

复中焦大气运转，红参、知母生津益阴，炒枣仁安神，生山楂、红曲消膏降脂化浊；二诊诸症未见明显变化，守方守法继续调治加怀牛膝、地龙平肝降压；三诊时嘱咐患者将二诊用药研成粉末，每次9g，每日3次冲服，除病祛邪，亦节约药源，提高药物使用率。

总按：汤剂改服丸、散剂在治疗慢性疾病中十分适宜，如此运用，其一：患者病势向愈，病情稳定，此时可停用汤剂改用丸剂，汤剂药力较强，有涤荡之力，丸剂，缓也，可巩固疗效，防止病情反复。其二，急则治标，缓则治本，汤剂控制病情后，可予丸、散药以调整体质，以疗根本。

（六）丸剂

验案1：治疗甲亢1例

齐某，女，55岁。2007年6月28日初诊。

主诉：甲亢3个月。

现病史：3个月前查B超：双侧甲状腺弥漫性病变并发实性小结节，后于某院确诊为“甲亢”。

刻下症：口干、口渴、口苦。乏力、头晕，时伴有胸闷、心悸。足底疼痛，双拇指麻木，怕热。纳眠可，二便调。舌暗红、苔薄黄，脉沉细。

既往史：糖尿病前期半年，颈椎病，多发性腔隙性脑梗死，脂肪肝，慢性结肠炎，心律失常。

家族史：家族糖尿病史。

西医诊断：甲状腺功能亢进。

处方：生山楂300g，红曲150g，柴胡150g，香附150g，当归150g，黄连300g，知母300g，干姜60g，黄柏300g，白芍150g，炒枣仁300g，夜交藤300g，炮甲珠90g，漏芦90g。制水丸，口服，1次9g，每日3次，服用3个月。

二诊：2007年12月3日。诉头晕、胸闷、心悸较前好转。大便调，日行1～2次，舌淡红、苔白腻。

处方：干姜6g，黄芩30g，黄连30g，知母30g，当归12g，乌梅9g，生山楂30g，红曲6g，香附9g，制首乌15g，广郁金9g，漏芦9g，炮甲珠6g，黄药子6g，王不留行15g。制水丸，口服，1次9g，每日3次。

三诊：2008年11月3日。诉夜间口苦，口黏，喜饮。双下肢劳累后浮肿，双足趾疼痛，活动后明显。近日乳房胀痛，左腋下至胸前放射性疼痛。纳眠可。小便频数，小便有泡沫，夜尿2～3次。脉沉细。辅助检查：甲功：游离甲状腺素：14.6pmol/，FT3：4.84pmol/L，甲状腺素：6.53mg/dl，TSH：3.24uIU/ml，抗甲状腺球蛋白抗体：152.3IU/ml，三碘甲状腺原氨酸：150.18IU/mol，抗甲状腺过氧化物酶抗体：35.6IU/mol。生化：GLU：6.59mmol/L，ALT：14U/L，AST：17U/L，BUN：4.23mmol/L，LDL：2.78mmol/L，HDL：1.47mmol/L，Cr：68μmol / L，CHO：4.73mmol/L，TG：1.16mmol/L。

处方：12月3日方减黄药子，加鸡血藤30g、络石藤30g，柴胡减为9g。制水丸，口服，1次9g，每日3次，服用3个月。

四诊：2009年3月30日。服水丸3个月，停药1个月。食后自觉舌灼热，偶有下肢浮肿。双足趾、足底偶有疼痛。口干欲饮，偶有头晕。眠差，醒后不易入睡。尿频，停药后大便不成形。舌底瘀、舌根苔黄厚腻，脉沉弱。

处方：柴胡 9g，香附 15g，广郁金 15g，漏芦 15g，王不留行 30g，炮甲珠 9g，玄参 30g，浙贝母 30g，黄连 30g，知母 30g，莪术 30g，雷公藤 30g，葛根 30g，鸡血藤 30g。制水丸，口服，1 次 9g，每日 3 次，服用 3 个月。

五诊：2009 年 8 月 24 日。服药后便稀，日行 1 次。醒后阵发烘热汗出。夜间、晨起口苦。时有头晕，伴耳鸣。易惊，听音心悸。易外感。眠差，易醒，醒后不易入睡。舌淡、底瘀，脉弦细弱。辅助检查：FBG：6. 59mmol/L，2hPG：13mmol/L。甲功：T3：(–)，T4：(–)，FT3：(–)，FT4：(–)，TSH：(–)，抗甲状腺球蛋白抗体：163. 4 IU/ml，抗甲状腺过氧化物酶抗体：63. 4 IU/mol。

处方：3 月 30 日方，减黄连、葛根、知母，加三七 30g、川贝母 30g，制水丸口服，1 次 9g，每日 3 次，继服。

按：甲亢为慢性病，非一日之功可收效，且患者就诊时病情尚稳定，遣以围方丸药调之。围方药味数多，药广力和，加之配以丸药，嘱长期服用，可谓力缓效长，求以稳中得效。

验案 2：桂枝茯苓丸治疗多囊卵巢综合证 1 例

高某，女，19 岁。2009 年 2 月 18 日初诊。

主诉：间断月经不调 3 年

现病史：3 年前因闭经、伴体重增加 10kg，至医院检查，诊断为“多囊卵巢综合征”及“高胰岛素血症”，予以吡格列酮、二甲双胍等治疗，3 年来月经周期 30 ~50 天。

刻下症：无明显不适，纳眠可，二便调。舌苔微腻，脉细略弦滑。BP：100/70 mmHg。

月经史：第一天经色暗红发黑，无血块、质可，经量正常。

辅助检查：催乳素（PRL）：8. 09ng/ml，促卵泡性腺激素（FSH）：4. 52miu/mol，促芨体生成素（LH）：4. 46miu/mol，雌二醇（E2）：155pmol/L，T：1. 92nmol/L，PRG：1. 01nmol/L。尿常规：尿胆原 3. 2μmol/L。

西医诊断：多囊卵巢综合征。

中医辨证：瘀血阻络。

治法：活血化瘀。

处方：桂枝茯苓丸加减。

川桂枝 15g，茯苓 30g，桃仁 9g，酒大黄 3g，当归 15g，炙甘草 9g，黄连 30g，干姜 3g。口服，制水丸，每次 9g，每日 3 次，服用 3 个月。

二诊：2009 年 8 月 19 日。服方近半年，月经周期 31 天，质、色、量可，无伴痛经。纳眠可，二便调。舌边有齿痕、苔腻。

处方：2 月 18 日方加莪术 30g、苍术 15g、生麻黄 9g、黑附片 15g、细辛 15g、鹅不食草 15g。口服，制水丸，每次 9g，每日 3 次，服用 3 个月。

按：本案遣用丸药，药效缓和，长期服用，以收稳效。丸药适用于慢性疾病且病情稳定者，长期服用，以缓消疾病。

（七）散剂

验案：干姜黄芩黄连人参汤治疗糖尿病（胰岛素抵抗）1例

曹某，女，69岁。2010年8月2日初诊。

主诉：血糖升高8个月。

现病史：患者8个月前体检时发现血糖升高，诊断为“糖尿病”，至今未服降糖西药治疗，现至我处就诊。

刻下症：无明显不适，夜尿2～3次，纳眠可，小便可，大便日2～3次，舌苔根部厚腻，舌底瘀，脉略弦。

体格检查：身高153cm，体重58kg，BMI：24.78kg/m^2。

辅助检查：2010年6月18日查总胆固醇：6.11mmol/L，三酰甘油：2.88mmol/L；糖化血红蛋白：7.1%；2010年7月13日查空腹血糖：5.82mmol/L，餐后2h血糖：8.66mmol/L。

既往史：高脂血症，轻度脂肪肝，肝血管瘤。

西医诊断：糖尿病。

中医辨证：脾虚胃热。

处方：干姜黄芩黄连人参汤。

干姜12g，黄连30g，黄芩30g，西洋参9g，三七9g。煮散，早晚各一次，每次27g。

二诊：2010年10月25日。服3个月煮散后，无明显不适，纳眠可，二便调，舌苔根部厚腻，舌底瘀，脉略弦。实验室检查：2010年10月14日：糖化血红蛋白：6.9%；空腹血糖：5.88mmol/L，餐后2h血糖：8.66mmol/L；空腹胰岛素：122.15pmol/L。胰岛素抵抗指数：2.3%，胰岛素敏感指数：42.9%。

处方：上方加苍术30g，滑石粉30g，生甘草15g。煮散，早晚各一次，每次27g。

三诊：2011年1月24日。服3个月煮散后，无明显不适，纳眠可，二便调，舌苔根部稍腻，舌底瘀，脉略弦。实验室检查：2011年1月13日：糖化血红蛋白：6.2%；空腹血糖：5.7mmol/L，餐后2小时血糖：9.27mmol/L；空腹胰岛素：66.89pmol/L。胰岛素抵抗指数：1.3%，胰岛素敏感指数：77.6%。

处方：初诊方加肉桂15g、山萸肉30g。煮散，早晚各一次，每次27g。

按：此案患者就诊时血糖控制良好，无特殊不适，病情较轻，且病机单一，为脾虚胃热证，用干姜黄芩黄连人参汤加三七治疗。全方仅5味药，配伍精当，黄连、黄芩苦寒，清泄壅盛之胃热，干姜、人参温热补虚，同时制约芩、连之苦寒。药物搭配寒热并用、升降相因、切合病机，加三七以增强活血化瘀之作用。值得注意的是本案剂型是煮散，煮散完全保留了汤剂的所有特点，只是将汤剂的饮片粉碎成颗粒。煮散既遵循了中医药的基本理论，又保持了汤剂的固有特点，疗效肯定，并具有节省药材、节省经费等优点。

参考文献

车慧，姬航宇，刘文科，等.2011.中药改善理化指标在临床中的应用［J］.中医杂志，52（12）：1010

陈弘东，郭敬，周强.2015.浅谈仝小林运用葛根经验［J］.上海中医药杂志，46（6）：12

陈弘东，赵林华，沈剑刚，等.2014.方药量效关系表现形式的研究现状与思考［J］.中国新药杂志，23（20）：2424
陈欣燕，刘文科，姬航宇，等.2011.论对症选药治疗思路［J］.中医杂志，52（2）：162
姬航宇.2009.仝小林教授应用经方本源剂量治疗糖尿病的经验总结［C］.//会议四届国际中医糖尿病大会论文汇编.126
刘起华，文谨，孙玉雯，等.2014.中药煮散的研究应用及开发前景［J］.世界中医药，9（1）：8
逄冰，刘文科，周强，等.2013.芳香药物效用探析［J］.中医杂志，54（18）：1616
彭智平，刘文科，郭允，等.2012.仝小林教授因病施量策略刍议［J］.世界中西医结合杂志，7（5）：377
彭智平.2012.仝小林因方施量策略探讨［J］.中医杂志，53（23）：2002
朴春丽，于淼，仝小林.2012.仝小林教授治疗糖尿病的中药量效关系研究［J］.世界中西医结合杂志，7（4）：283
仝小林，姬航宇，宋军，等.2009.大剂量中药治疗糖尿病疑难重症的思路［J］.环球中医药，2（6）：404
仝小林，刘文科.2011.论方药用量策略［J］.中医杂志，52（6）：469
仝小林，王跃生，傅延龄，等.2010.方药量效关系研究思路探讨［J］.中医杂志，51（11）：965
仝小林，吴义春，穆兰澄，等.2010.经方大剂量探索［J］.上海中医药杂志，44（1）：18
仝小林，张昆，段军.2002.经方在糖尿病治疗中的运用［J］.中医杂志，43（8）：868
仝小林，周强，刘文科.2011.经方新用的思索［J］.中医杂志，52（11）：901
仝小林.2008.试论现代中药药理研究成果的临床回归［J］.江苏中医药，40（3）：16
仝小林.2014.方药量效学.第2版［M］.北京：科学出版社.12
赵林华.2009.经方葛根芩连汤治疗糖尿病及其并发症初探［C］：//四届国际中医糖尿病大会论文汇编.352
周丽波，李宝珍，张晶倩，等.2010.仝小林教授运用附子理中汤治疗糖尿病胃瘫验案举隅［C］.//第十二局全国中医糖尿病大会论文汇编.320
周强，赵锡艳，逄冰，等.2013.仝小林教授运用大黄黄连泻心汤验案解析［J］.天津中医药，30（5）：259
周源，夏乐，仝小林.2010.仝小林运用黄连治糖经验［C］.//第十二局全国中医糖尿病大会论文汇编.77
朱文锋.2000.论症-证-病结合辨治模式在临床中的应用［J］.辽宁中医杂志，5（1）：6

第六章　汤剂的继承与发展

第一节　传统汤剂饮片的弊端

中药汤剂，是中医临床辨证论治、立法配方的主要治疗手段。具有组方灵活、随证加减、起效快、易吸收的特点，在漫长的历史长河中，中医中药对中华民族的发展发挥了不可磨灭的作用。当下，随着人类疾病谱和健康观念的变化、人口老龄化加剧及一些化学药物的毒副作用逐渐被人们认识，中药独特的疗效、较高的安全性及其兼具保健调理作用的特点，为越来越多的国内外消费者认可和接受。然而，传统中药汤剂繁琐的煎煮、服用方法已跟不上现代人快节奏的生活方式和临床应用的需求，对于西方患者和一些年轻患者来说更是难以接受和掌握。此外，目前国际市场对药品的共识是要求安全，有效和质量可控，而中药饮片质量、卫生的可控性问题一直制约其发展的瓶颈。中药饮片是组成汤剂的物质基础，能体现中医整体观，疗效独特。但传统饮片存在工艺落后、质量不稳定、煎煮麻烦、服用不便等缺点，以致在医院的用量逐渐下降，中医药的特色与优势可能会逐渐丧失。

一、饮片生产短板问题

1. 不具“溯源性”

由于药材在全国范围内大流通，换手率大，产地、产地加工日期越来越模糊，大多药材不具“ 溯源性”，致使中药饮片的药效物质含量忽高忽低，剂量“不均一性”，如随证加减的把握性越来越低，无形中给医生和患者带来的风险越来越大。

2. “小规模”

因中药及其饮片泡大的体积，包装及储藏困难、储运成本高占用空间大；饮片面对的终端客户用量较小，限制了物流及其使用的半径，同时也制约了其规模化生产。药饮片为泡货，按服药量粗略估算饮片每人每次服用量为10g（实际远远大于这个数），化药每人每次服用饮片量为10mg，两者相差100倍，也就是说，化药的最小批量“千克”单位相当于中药饮片“吨”单位，加上中药饮片品种多，批次多，很难做到“吨”单位批次；含量测定耗时、难度大；如果为了提高饮片的质量，再增加原药材多指标含量测定指标，势必增加生产成本，要靠增加单位批次的量来抵消这部分成本，实际操作性较差，如果真的“较真”，检验的工作量将不堪重负。

3. 饮片的“不保真性”

因中药饮片品种多、体积大、外观形态的多样性、不规整、质地差异性大、大多附加值不高，饮片包装成本上升，所以中药饮片包装一直不为人们关注，化纤编织袋、麻袋、纸袋包装随处可见，由于中药饮片从产地加工到经营单位，再到存放，最后到患者手中，已经过较长时间的流通，包装不良不仅造成损耗，还会使饮片受到不同程度的污染，特别是贮存过程中，受到虫害及螨虫等微生物的侵害，粘连、霉变、走油、变色、风化、香味散失、融化等现象直接导致饮片保真性及质量下降，进一步讲，中药材及其饮片的包装面对的现实是，严重丢失了作为药物的商品属性，没有条形码、没有商标、没有标示含量、无生产日期、无有效期、无生产商，甚至缺失批号、规格、等级产地、检验合格证等，直接影响用药的安全和监管。

二、饮片使用短板问题

1. “不方便性”

随着科技的进步和用药水平的提高，传统中药“饮片入药、临用煎汤”的方法，已日益表现出使用的“不方便性”，如服用前需临时煎煮，费工费时，使用和携带不方便，很难适应现代人的生活需求，使许多愿意接受中医药治疗的患者望而却步，已成为限制中医水平发挥，影响中医学术发展的中药因素之一。中药饮片的煎煮看似简单，其实是一项技术性较强的工作，如果根据药性真正掌握加水量、煎药的火候、煎煮时间、药液量的多少，以及先煎、后下、包煎、烊化等特殊煎药方法等要求，往往需要一段时间的实践才行，而一旦掌握不好，或多或少的会影响药效的发挥，这也是一些患者不愿意选择传统中药的原因，另外，一付中药从泡药到煎好服下，最少也要1个小时的时间，如果处方中再有先煎的或需煎汤代水的药，煎煮时间无疑会更长，再加上尚需准备煎煮器皿的麻烦，让很多想尝试中药汤剂的患者打消了念头。

2. 传统调剂的弊端

传统中草药配方调剂的方法是用戥称准确称量每种药乘以剂数的总和，然后按等量递减到每剂药里，如遇大剂量的草药，则应单剂量分别称取，这种传统的中草药调配方法至今延续了数千载。但随着社会的发展，传统调剂的方法已经彰显出很多弊端，主要表现为工作效率低，采用原散装饮片并严格实行等量递减调剂，每人每天最多能调剂200剂，经常出现患者不能及时取药的局面；工作环境恶劣，尘土飞扬，配方调制质量难以保证，严重影响了临床疗效；散装中药饮片调剂后，所有的饮片混装在一个袋子里，患者取药后也无法核对，个别人怀疑漏配药或剂量不准但也无从考究，影响患者对中医中药的信任度。

传统饮片除了调剂时剂量欠准确，且用量大需煎煮，还包括饮片厚大，有效成分煎出率低，包装简陋，容易串味，质量影响因素多，药物本身及环境卫生差，配方工作强度大、速度慢、差错率高及难以自动化调剂等。

3. 饮片市场占有率下降

现代社会崇尚简便、快捷，饮片与成药用量之比已从建国初期的7：3下降到现在的3：7。国内医院饮片用药总额的10%，不及中成药的一半，严重影响了中药饮片的行业经济效益和社会效益，因而中药饮片的创新与发展迫在眉睫。

第二节　汤剂饮片的发展

中药饮片是我国医药产品中的瑰宝，为我国人民防病治病发挥了重要的作用。就中医药体系而言，中药饮片是体现临床治疗效果的根本手段，中药饮片的质量优劣、炮制是否规范和调剂是否精确对中医的发展至关重要，中药饮片用量不统一、包装不规范的问题已成为制约中医临床疗效和中医药事业发展的瓶颈之一。要打破这个瓶颈，除建立质量可控的中药饮片标准、规范加工炮制外，规范中药饮片的包装及改变饮片的性状，也是中医药发展的重要内容。在发展中继承，在继承中发展，应是中药饮片变革的思路之一。

一、小包装饮片

1. 小包装饮片的推广

随着社会的发展与科技的进步，为确保中药处方的配方质量，并促进中药朝着规范化、标准化、现代化的方向发展，对中药饮片处方的调剂方法进行技术改造势在必然，小包装中药饮片应运而生。小包装中药饮片一般是指中药饮片厂按医院中药房配方所需规格，以全透明聚乙烯塑料或无纺布等包装材料进行包装的小规格中药饮片，是按设定的剂量包装，能直接“数包”配方，正是这个小改革，在改变着中国自古以来“手抓秤量”的中药用药传统。

使用小包装中药饮片，能有效解决传统散装饮片存在的弊端：中药饮片配方人员可以根据临床医生的处方进行简便而又快速的配方操作，工作效率高；小包装中药饮片具有药名清晰、剂量准确、易于复核等优势，可确保配方质量及临床疗效；粉尘少，可改善工作环境；同时还可减少对药材资源的浪费，颇受部分医院欢迎。目前，北京、天津、深圳、广东、浙江、江苏等地都陆陆续续有不少医院的中药房采用小包装中药饮片进行配方。尤其是在南方，由于常年气候潮湿，除去药房工作人员称药、药房卫生等繁琐问题之外，饮片更易发生霉变，因此小包装饮片在南方医院更受欢迎。同时小包装饮片的推广，也有利于促进中药饮片生产的规范化、标准化和品牌化，进而推动中药饮片生产向产业化趋势发展。但也有专家认为：使用小包装饮片仅是包装方式上的改变，不但没有提高饮片的技术含量和质量，反而加大了企业的生产成本。“除了包材费用，人力成本也是一方面。现在生产小包装主要依靠半人工半机械的方式，小包装意味着人力成本的成倍数增加”，“同时大量使用塑料膜包装袋，不仅会造成资源浪费，还会产生大量塑料垃圾，对环保不利等”。

如何解决这些问题已迫在眉睫。

2. 实现小包装饮片进一步改革的重要途径——煮散

"煮散"是古老中药汤剂的变革，是将传统饮片由过去的切制规格用机器粉碎加工成具有一定粒度的粗颗粒或粗末，经干燥、灭菌、单剂量多规格密闭包装供临床配方、煎服的一种用药形式，完全保留了传统汤剂的特点，单味加工、据方调剂，既按中医理论辨证施治、随证加减，又保持了汤剂处方和群药共煎煮的特点；同时对药物的君、臣、佐、使，七情合和等配伍理论也无任何影响，其疗效是可以保证和肯定的。不仅如此，将饮片改为煮散，可以更加充分利用药材中的有效成分，节省药材。另外煮散不仅具有悠久的应用历史，而且还具有加工难度小、成本低、形态规整，可按需包装、储存、运输方便等特点。由此可见，煮散即可节省用药量，节约能源，尤为重要的是保持了传统汤剂的全部优点。同时还可以解决目前小包装饮片存在的一些问题：如饮片小包装的包装物料使用了大量聚乙烯塑料和复合膜 BOPP/ LDPE，这种材料对环境的污染是显而易见的。而饮片制成煮散就可以采用袋泡茶滤纸包装，患者则不需要将塑料包装袋剪开，而可以直接将小包装的中药投入煎药容器中去了，即可节省药材，又减少了污染。再如根茎类中药如果采用小包装中药饮片，只能采用手工包装，但将中药饮片粉碎成粗颗粒状，即制成煮散，就可实现机械化生产。还有小包装中药饮片的成本偏高，因采用小包装中药饮片必须投入必要的生产设备，增加包装材料、人工等，从而导致小包装中药饮片的价格大幅提高。但如果采用现代化科学技术实行自动化、集约化的、流水线生产方式制备煮散，不但降低了生产成本，还可以节省药材，减轻患者的经济负担，更有利于实行中药饮片（煮散）生产质量管理规范，同时还可通过商标注册，打造出中药饮片（煮散）的名牌产品，以此促进厂家对中药饮片（煮散）生产过程中质量的控制，使小包装中药饮片（煮散）的普及成为可能。

二、煮散的推广及产业发展

（一）煮散的现代研究应用与开发前景

中药依据中医独特理论防治疾病已有几千年的历史，随着时代的发展，中药受到越来越多重视。2004～2010 年，我国中药饮片销售收入保持了高速度增长，仅 2010 年一年中药饮片销售收入同比增长 44.21%，达到 702.20 亿元。从中药饮片销售收入占医药工业销售收入比重来看，最近几年均保持逐年上升的趋势，中药饮片行业在我国医药制造业中的市场地位得到逐步加强，但同时也面临着中药资源紧缺、药材价格上涨等困境。中药饮片是中医临床常用的一种用药形式，而中药煮散是将中药材或饮片粉碎成一定粒度与水共煎，去渣取汁的另一用药形式，具有饮片的可替代性与同质性。

1. 中药资源短缺，饮片改革刻不容缓

20 世纪中期以来，随着人口剧增及中药产业的快速发展，中药资源消耗巨大。中药材不仅供医院汤剂使用，还涉及很多相关企业大规模消耗使用，如中成药、保健品、中药提取物等，每年中药材消耗量巨大。据第 3 次全国中药资源普查统计，我国中药资源种类 12 807 种，其中药用植物 11 146 种，药用动物 1581 种，而栽培成功的药用植物只有 200 余种，80% 的中药材仍然依靠采挖野生资源来满足市场需求。虽然我国中药资源种类丰富，但野生中药资源依然短缺，分布范围和资源贮藏量日益缩减。另一方面，由于生存环境的改变，一些药用动植物濒临灭绝。我国处于濒危状态的近 3000 种植物中，药用类群占 60% ～ 70% 。随着国民经济和人口的增长，中药材的需求量将继续加大，使中药资源面临更加严峻的挑战。当前，中药资源的可持续利用和综合开发已经面临一个新的发展时期。从宏观角度上讲，生态环境亦是经济发展的基础，生态环境与药材资源息息相关，对于我国的中药资源，如何合理利用与开发，减少生产环节中的浪费，维持生态平衡，保护资源环境，提高中药材的加工技术水平，从粗放型向集约型、简单型向科技型转变，提高中药材自身的科技含量，对未来中药事业的可持续性发展，具有重要意义。

2. 中药饮片、配方颗粒、超微中药存在的弊端，煮散的推广价值

中药饮片、配方颗粒、超微中药是目前中药在临床使用的三种形式，饮片最为常用，包括常规饮片及小包装饮片；配方颗粒正在推广中；超微中药作为新型形式，还在临床试用阶段，但上述三种形式均存在一定弊端。中药饮片的质量是保证临床疗效的重要因素之一，但饮片的质量常得不到保证，有人对常用的 100 种中药饮片进行了厚度测定，结果有 1/3 以上不合规定。由于饮片较厚且大，煎煮时间短了有效成分不易煎出，煎煮时间长了，有些有效成分如挥发油、萜类、苷类、香豆素等容易挥发或被破坏，中药疗效明显下降，药材利用率大大降低。本课题组通过方药量效关系研究发现，传统中药用药剂量常不能满足临床的需求，处方使用量必然加大。配方颗粒为单味药提取，缺少中药饮片共煎过程中助溶与增溶、抑溶与沉淀、再吸附、生成新物质等物理化学反应，可能会影响临床疗效。超微中药在生产制备时不仅能耗较高，且工艺复杂成本昂贵，如皮类含较高纤维，果实与种子含油脂，进行超微粉碎会导致达到所需要求粒度的粉体少，粉末收粉率偏低，剩余部分粉体还增加水提、制粒等步骤，而且由于超微粉具有很高的表面活性，其氧化性、可燃性及静电聚集力都很强，生产安全性的保障还需重视。煮散的推出能弥补三种形式的弊端，面对资源的稀缺，既能减少用药量，又能保证有效成分的充分溶出，在达到相同临床疗效的同时避免浪费，使中药能物尽其用，亦可体现中药群煎的用药特点，且生产工艺简单，操作性强，安全性高，具有极大的推广价值。

3. 中药煮散的现代研究应用

(1) 药物有效成分分析研究：任大伟等通过对丁香、大茴者、陈皮、薄荷、苍术五种药材的饮片和六个粒度等级的颗粒进行煎煮后测得 4mm、2mm、0.9mm 三个粒度的挥发油类物质煎出效果较好，其煎液中挥发油含量大于传统饮片；马雪玮等研究发现干姜煮散颗粒煎液中 6-姜辣素含量是传统饮片的 1.58 倍，干膏收率是传统饮片的 1.30 倍；徐晓秋等分别从盐酸小檗碱煎出率和干膏收率角度出发研究发现，黄连煮散颗粒 1g 的煎出效果相当于传统饮片的 1.57g 和 1.87g；周灿平等研究结果表明大黄饮片粉碎至 1cm 左右较为合适，有效成分煎出量和药材利用率均较高，其用量只需要市售传统饮片的 70% 即可达到相当的煎出量。郑为骞等研究以橙皮苷计，陈皮煮散 1g 的煎出效果约相当于传统饮片的 1.25g；程鸿齐等研究黄芪生药袋包颗粒中黄芪总苷含量是饮片的 1.46 倍，是免煎颗粒的 4.53 倍。

（2）药效作用研究：刘汉青等通过动物实验，比较四妙勇安汤和二妙散的抗炎作用，小陷胸汤的祛痰作用，玉屏风散的增强免疫功能作用，结果四方剂袋包颗粒汤剂的药效较对照组及其他两汤剂组均有显著提高；陈永辉等实验研究结果表明，麻杏石甘汤经改革剂型为煮散后，对 2，4-二硝基苯酚致热大鼠有明显解热作用，对二甲苯、蛋清液所致炎症有明显的抑制作用，且作用强而持久，说明煮散具有较强的解热抗炎作用，是提高疗效、节约药材、简便易行的有效方法。

（3）临床应用研究：李代英等使用浊毒清煮散剂治疗慢乙肝湿热内蕴证具有良好的改善证候、护肝和抗纤维化的作用；邓沂等使用于己百教授增食煮散治疗小儿厌食症 62 例，总有效率 100%；张晓平等按汤剂药量的 1/3 ~ 1/2 处方制成的袋煮散治疗病毒性肝炎疗效与汤剂相当；王力宁等应用麻杏二陈汤煮散与饮片汤剂治疗特禀质咳嗽的临床疗效进行对比观察，结果显示 1/3 量的麻杏二陈汤煮散治疗小儿特禀质咳嗽有着和饮片相同的疗效。

4. 中药煮散开发的优势

（1）煮散的生产制备：煮散可以从药材净选、闷润、炮制、粉碎、干燥、灭菌、单味定量分装密封等机械化联动生产完成，生产工艺可根据各类药材的特性来确定的。对于易发生霉变、虫蛀等变质情况的药材可进行灭菌，以延长其保质期，避免了传统饮片由于裸露贮存，容易污染，而且使每剂的重量差异控制在最小的限度内，确保患者用药安全。同时适于工业化生产，降低了储运成本。

（2）煮散的调剂：饮片制成煮散颗粒并进行小包装后，在每单味包装上印有品名、重量、用法等，调配人员可按照处方将每小袋煮散颗粒核对后即可发给患者，调配使用简单，大大提高了工作效率。不仅方便了药房人员的核对，而且患者也可自行核对，避免差错事故的发生。与传统大块饮片相比，煮散颗粒具有均一性好的优势，有利于保证临床调剂的准确性。

（3）煮散的使用：煮散分别按临床分剂量存放于包装袋中，供临床配方使用。为方便临床应用及调配，煮散的使用可分为两种不同形式：一是单味药的袋包颗粒，一是复方的袋包颗粒，复方选用古代经典方、名方等，将方中药物共同制成一定粒度的袋包颗粒，并分剂量包装。配方时既可以多个单味袋包颗粒相加组成复方，也可以复方袋包颗粒与单味相加组成复方。这种方法最大的优越性在于便于临床辨证论治随症加减，以及群药共煎发挥方剂整体综合效用，因此有利于保持中医特色，发挥优势。

（二）煮散产业推广

1. 煮散研究推广的价值所在

煮散可从根本上解决中药材长久以来，在使用中形成的超剂量用药现象，对于目前临床的大处方可显著减轻患者负担，更能发挥中药简、便、廉、验的价值优势。2010 年中药饮片行业实现总产值 702.2 亿元，若以煮散节省药材 1/3 ~1/2，每年可节省药材约 200 亿元，减少了药材资源的损失和浪费，同时也减轻了医保负担。中药煮散既保留了传统中药的特色和优势，且节省药材、保证疗效、方便携带与服用，适应现代社会快节奏的步伐，顺应当今低碳发展的潮流，应用前景广阔。同时还有利于中药资源的可持续发展，推动中药剂型现代化，推动中药行业的科技进步，有利于中医药走向国际市场。煮散的研究及推广，不仅有利于小包装饮片现有问题的解决，使中药饮片的变革又前进了一步，更有利于提高中药创名牌的观念和意识。那些有实力、讲诚信、重质量、能创新的中药饮片加工企业，利用规范流畅的生产工艺、现代化的检测手段，生产质量符合要求，包装规范的中药煮散，就能提升饮片市场的整体层次，从而逐步提高企业进入中药饮片生产领域的门槛，也同时创出了自己的品牌，占有了市场，也有利于中药饮片的出口，增强中药在国际上的竞争力。愿国家相关管理机构、饮片企业、研究单位、医院一起努力，改变现有中药饮片“农副产品”的管理模式，加快饮片变革的步伐，让社会认识到中药饮片是有技术含量、有价值的药品，让我们共同来承担这份历史使命。

2. 煮散研究推广可能存在的问题

传统的中药饮片具有一定的性状特征，煮散必须将中药饮片粉碎成粗颗粒状，但这会使传统的中药饮片失去了原有的性状特征，给中药饮片的鉴别带来了困难，与现行的标准不符。针对这一问题，可以通过改变现行中药饮片质量标准仍仅限于鉴别外观、性状检查的传统方式，加快中药煮散的质量标准研究，对其有效成分及相关成分之间的配比关系等进行研究加以解决，用量化分析的方法既可解决煮散可能存在的“鱼龙混杂”的现象，也可促进中药饮片向现代化、标准化方向发展。其他方面问题，诸如是否每味中药煮散都需要有注册文号，还需相关监督管理部门的关注与支持；煮散在临床适宜用量问题及煮散制备工艺标准化及产业化问题，还需要研究单位及饮片企业共同努力解决。

3. 针对煮散研究存在的问题提出解决办法

目前煮散存在的问题包括含糖类、蛋白质、淀粉、胶质的药材研成粗粉入煎易糊化，影响其他有效成分的溶出，同时又容易黏底烧焦，药汁滤出较困难；药物粉碎改变了原饮片的外观特征，使外观鉴别中药产生了困难，容易产生品种混淆难以识别，给药品质量监督增加困难；此外，煮散比饮片体积小，表面积大，易吸潮变质，所含挥发性成分易散失，在贮存及煎煮过程均易造成损失。针对以上问题，提出以下解决办法，首先煮散的颗粒粒度的选择需既满足有效成分最大煎出量，又避免在生产制备时损失过多，造成浪费，因此粒度不宜过细，研究还发现煮散有别于饮片的煎煮方法，需加入大量水煎煮，即在煎煮时加入药材量 12 ~20 倍量的水，仅煎煮 10 ~20min，煎煮 1 次即可，这样不仅不会造成煎液糊化、黏底烧焦现象，有效成分还能充分溶出。其次，煮散可根据药典、饮片地方标准等制定相应的质量标准，从性状、显微、薄层鉴别、含量测定等方法进行质量的控制，而不是仅从外观来分辨其优劣。再次，煮散可密闭小包装，以减少与空气、水分的接触，避免吸潮变质，还可以减少挥发性成分的损失。

煮散既然在节约药材、节省能源上显示出巨大的优势，将煮散这一传统用药形式进一步开发成新的中药形式并进行产业化则具有必要性。还需进行以下几个方面研究，首先考虑研究的品种，中药材的来源有植物、动物和矿物类，植物药根据药用部位又分为根、茎、叶、花、果实、种子等，品种多、性质差异大，且中药成分十分复杂，对于植物药中花、草、叶类，属于质地薄、轻的种类，有效成分易于煎出，则不用制成煮散，而根及根茎、果实种子、皮类、矿物类等质地坚硬，组织致密、不易煎透的药材，则可开发制成煮散，具体品种还有待筛选考察。其次，煮散的研究还包括粉碎粒度、粉碎机械和粉碎方法的选择，同时建立煮散制备工艺的标准操作规程。再次，对于煮散的质量优劣，则必须建立相应的质量评价方法，其质量检测包括：粒度、水分、灰分、酸不溶性灰分及重金属、砷盐、农残、浸出物与微生物限度等检查，以及显微鉴别、对照药材及指标成分的薄层鉴别，药效成分或指标成分的含量测定等，其质量标准体系的建立能确保产品的使用安全与有效。最后，煮散在临床使用时再制定相应的煎煮方法及操作规程，对于传统饮片多年来无量化的使用方法，可起着重要的指导作用。煮散还需制订适宜剂量调节原则：以《中国药典》各味药用量依据，根据文献研究、化学成分比较、药效学试验及临床对比研究结果，确定适宜剂量，以便于在临床推广使用。

三、服散剂的应用及展望

中药材大多是一种天然物品，其生长有一定的周期性，有的甚或是濒绝物种，可供使用的量极为受限。大多数的天然中药材也并非是取之不尽，用之不竭。中药散剂对于节约资源是行之有效的，有人估算，中药散剂比中药汤剂在同等疗效下，可节约药物2/3。蔡光先等对宋代至清代各医家在汤剂与散剂中使用28味常用中药饮片的用量进行回顾性研究，结果表明，28味常用药物在散剂中用量明显减少，散剂中饮片用量较汤剂用量少，为20.9%　~41.9%，即散剂与汤剂中药饮片剂量之比为1∶5至2∶5。因此将传统散剂进一步开发研究，以发挥其独特的优势，已逐渐引起重视。

（一）基于药效物质基础适宜制成的服散剂分类及临床应用

1. 植物药药效物质基础及临床应用

有效成分不溶或极难溶于水，不能或不宜入汤剂的中药适宜制成散剂，如琥珀、乳香、没药、安息香、苏合香、阿魏、血竭等，主要有效成分是树脂和挥发油，前者不溶于水，后者煎煮时易挥发。青黛是从水中析出的加工品，各种成分基本不溶于水；冰片为艾纳香的叶中蒸馏提取的结晶，受热易破坏或挥发；芦荟是叶的汁经浓缩的干燥物。此外主要有效成分为挥发油，具有较强的生理活性，含量较高，煎煮时很容易挥发，入汤剂药效会明显受到影响的中药，最宜作散剂冲服，如豆蔻、砂仁、木香、降香、檀香、肉桂、丁香、小茴香、胡椒等大多数具有浓烈芳香气味的药材。部分含水溶性差的香豆素类成分，或含少量挥发性成分的中药，属于汤散皆宜，但使用散剂优于汤剂，如白术、苍术、厚朴、佛手、羌活、独活、白芷、防风、吴茱萸、川芎、姜黄等。又如含萘醌类的紫草所色素其具有止血、抗感染、抗菌、抗癌及抗病毒等作用，几乎不溶于水。丹参含水溶性酚酸类成分及脂溶性非醌类成分，非醌类成分丹参酮在抗肿瘤、心脑血管疾病、抗菌消炎等方面具有良好的治疗作用。因此此类药材应根据所含有效成分的不同及临床的适应证来选择使用散剂或汤剂。

粉剂药物分子细小，内服易于吸收，作用较迅速尤其对脾胃（消化系统）疾病疗效较好，应用也较广。如肉桂粉性味辛温，功擅温胃暖肾，可治疗因受冷而引起的胃痛、腹痛，每次用量0.6～1.5g，若配以延胡索粉可加强止痛效果；配以白芍粉可温中缓肝，治脘腹挛痛；配黄连粉可治因心火旺盛、心肾不交所致之失眠。三七粉味甘微苦，能止血、祛瘀、止痛每次用量1.5～2g，可用于上消化道出血、咯血、尿血及由于瘀血内停引起的胸腹部慢性发作性疼痛，治疗上消化道出血或咯血，可配以白及，用作止痛时，可配以延胡索粉。其他如制半夏粉，具有和胃、止呕、化痰等功用，每次用量0.6～1.5g，可用以缓解慢性支气管炎引起的咳嗽痰多、胃炎溃疡病引起的恶心、呕吐等症状，用于化痰、止咳，可配以川贝粉或陈皮粉；用于治疗恶心、呕吐、口干、舌苔黄患者，可配以黄连粉。史伍屏等采用白及粉术中止血，术中术后出血及术后输血明显减少，缩短手术时间及术后冲洗时间，效果确切。根据药性特征，某些药物用散剂时疗效更好，药力更大，如果入煎剂后则药力会显著下降，其中比较有代表性的有：利尿药如茯苓、猪苓、泽泻等；逐水药如甘遂、商陆、大戟、芫花等；泻下药如大黄等；涌吐药如瓜蒂等。琥珀粉性味甘平，能安神宁心，通阳利尿，每次用量0.6～1g，可治疗较顽固的失眠或心悸、小便不畅等症。五苓散首见于《伤寒论·辨太阳病脉证并治》，包括茯苓、泽泻、猪苓、肉桂、白术，主要用于伤寒太阳蓄水证，以及水湿内停之水肿，金汝真等比较了五苓散和五苓汤治疗肾病综合征水湿内停证的疗效，结果表明五苓散对肾病综合征水湿内停证患者的利水消肿作用明显优于五苓汤。

2. 动物药

动物类中药的主要成分不同于植物类药材，含有大量的蛋白质及其水解产物，主要包括氨基酸、动物肽毒、酶及糖蛋白等，许多都是主要有效成分。临床使用的水蛭、蜈蚣、全蝎、地龙、土鳖虫、僵蚕、蝉衣、蚂蚁、虻虫等属于动物类中虫类药，入汤剂受热易破坏其活性成分，其他有效成分亦难溶于水。水蛭含水蛭素、肝素、组胺、17种氨基酸和其他多肽类物质，及嘌啶类、糖脂类、不饱和脂肪酸和甾体类化合物等小分子成分。蜈蚣含两种类似蜂毒的有毒成分，即组胺样物质及溶血蛋白质，尚含有酪氨酸、亮氨酸、蚁酸、胆甾酸、多种微量元素等。全蝎含有蝎毒素，为一种含碳、氢、氧、氮、硫等元素的毒性蛋白，此外，尚含三甲胺、甜菜碱、牛磺酸、卵磷脂及铵盐。李濯冰报道水蛭以胃蛋白酶酶解的提取率约为80%，胰蛋白酶酶解的提取率为38.75%，水煎为31%，酶解法提取率较高；孟琳报道全蝎匀浆法提取液中总蛋白得率及提取物得率均高于水回流、醇回流及酶解提取液，但这些方法均不适合临床汤剂的配方使用，临床以制成散剂直接吞服为佳。此外鸡内金所含健脾消食的成分——促胃激素，受热即失去活性，散剂用量少且效果优于煎剂。蕲蛇、乌梢蛇主含蛋白质、脂肪及微量元素等；穿山甲含硬脂酸、胆甾醇、微量元素及具有活血化瘀生理活性的L-丝-L-酪环二肽等成分，刘广平报道穿山甲煎服时所含蛋白质在受热后易变性，氨基酸易分解，导致生物活性改变，疗效降低，而穿山甲在剥离和炮制时已做了热处理，因此不应再与其他药物同时煎煮，应粉成细末后冲服。龟板、鳖甲等骨甲类药材含动物胶、角蛋白、氨基酸及微量元素等有效成分，入煎影响有效成分的提取，加之复方药材在一起煎煮，溶出的有效成分又很容易被其他中药吸附，水煎未提尽的龟板、鳖甲又常随药渣废弃，有的化为乌有，浪费药材。为了增加药物的溶解度，粉碎成细粉，增加药物的表面积，促进药物在胃中的溶解与吸收，提高药材单位利用度，临床可以冲服散或煎服散使用。陈福华通过临床验证，将这些药材加工成散剂使用，取得良好的效果。

虫类中药的特性是行走攻窜，具有搜剔风邪、祛瘀通络、宣痹止痛、消肿散结等功效，善治经脉痹阻类疾病，刘斌等运用虫类散剂（由三七、地龙、全蝎、蜈蚣组成）治疗神经根型颈椎病病例并合用附桂骨痛颗粒治疗的神经根型颈椎病进行对照，取得良好疗效。吕艳红用芪蛭粉（黄芪粉、水蛭粉、丹参粉）治疗慢性肝炎 30 例，临床基本治愈 11 例（36.6%），显效 15 例（50%），无效 4 例（13.3%），总有效率为 86.6%。中成药“通心络胶囊”含有虫类药水蛭、全蝎、蝉蜕、土鳖虫、蜈蚣的粉末，钱孝贤等用其治疗稳定型心绞痛的发作，临床总有效率为 85%。

3. 矿物药药效物质基础及临床应用

矿物类中药包括硫化物类、碳酸盐类、硫酸盐类、汞化合物类、镁化合物类、钙化合物类等，一般质坚体重，有效成分难溶于水或微溶于水，但矿物药中又含有人体所需微量元素，如铁、铜、锌、锰、钼、钴等，因此粉碎成细粉，内服可以包煎，增加溶出物或悬浮物，即以煎服散入药，可以提高利用率，外用散剂可以增加细腻度及药物的吸收。赤石脂主含硅酸铝、禹余粮主含碱式氧化铁，均属于吸附性止泻药，适合吞服细粉。芒硝、玄明粉主含硫酸钠，水溶性强，入汤剂直接冲服。含汞的朱砂、含砷的雄黄亦以细粉入丸剂或散剂。

临床使用的祛暑开窍、避瘟解毒的红灵散含雄黄、朱砂、硼砂、金礞石（煅）、硝石。而值得重视的是针对高热症，采用功能清热解毒、镇惊开窍的安宫牛黄散；功能清热解毒、开窍定惊的局方至宝散；功能清热解毒、止痉开窍的紫雪散，三者被称为中医在救治急性热病见有神昏痉厥、急危重症时的“三宝”，含有朱砂、雄黄等矿物药，但因其具有毒性需严格控制服用剂量及服用时间。

4. 贵重药材的应用

贵重药材包括用量少、价格贵、珍稀、濒危物种等药材，可以入汤剂煎服亦可吞服细粉，所含多种化学成分，如人参、西洋参、三七含皂苷类成分，石斛、川贝母主含生物碱类成分，羚羊角、蛤蚧、海马、海龙等属于动物类药材，沉香含挥发油成分。根据《中药学》、2010 年版《中国药典（一部）》、《中华本草》书中收载的贵重药材的用法用量，对比分析了以下 14 种贵重药材饮片在汤剂中的使用量及散剂的使用量，见表 6-1，可以看出散剂用量减少了 1/5 ~ 1/2，以散剂服用可以减少药量，降低药费，又有利于保护资源。

表6-1　贵重药材饮片汤剂与散剂的用量对比

中药材	饮片汤剂用量	散剂用量
人参	煎服3~9g	研末吞服1~2g
西洋参	煎服3~6g	研末吞服1~2g
三七	煎服3~9g	研末吞服2~3g
冬虫夏草	煎服6~10g	研末吞服1~2g
石斛	煎服6~15g	研末吞服2~6g
川贝母	煎服3~9g	研末吞服2~3g
天麻	煎服6~10g	研末吞服2~3g
羚羊角	煎服3~6g	研末吞服0.5~1g
蛤蚧	煎服5~10g	研末吞服1~2g
灵芝	煎服6~12g	研末吞服1.5~3g
金钱白花蛇	煎服2~5g	研末吞服1~1.5g
海马	煎服3~9g	研末吞服1~1.5g
海龙	煎服3~9g	研末吞服1.5~3g
沉香	煎服2~5g	研末吞服0.5~1g

此外，以下品种历来多以散剂吞服或烊化服用，鹿茸1~2g，珍珠0.1~0.3g，血竭1~2g，牛黄0.15~0.35g，麝香0.03~0.1g，紫河车2~3g，鹿角胶烊化3~6g，龟甲胶烊化3~9g。而随着价格的上涨、资源的缺乏，当归、何首乌、黄精、枸杞子、杜仲等道地药材是否亦适用于散剂是值得进一步研究探讨的问题。

（二）服散剂的研究展望

一般说来，只有所含有效成分水溶性良好，而且耐热的饮片才可以入汤剂。而对于有效成分不能溶于水，或有效成分煎煮受热后容易破坏，挥发油含量较高且活性较强；名贵、珍稀、濒危的动植物药，一般应该直接服用其粉末，这样既可以节约药材，有效保护资源，又可明显降低药费，减轻患者负担。其次，对于有效成分溶于水，但胃肠道吸收不佳及有效成分水溶性不太好，或受热后有一定影响但汤散皆宜的中药，应当提倡使用服散剂，这样可以提高药材利用率，减少用量。而质地坚硬、含不溶性物质或难溶性物质的矿物、动物骨等中药，在煎煮过程中不能或仅将很少的有效成分释放于水中，可采用散剂包煎，以煎服散形式入药，这样能增加药汤中悬浮的微粒数量，保证疗效的发挥，同时又可减少煎煮时间，节约能耗。

现代临床实践表明，宜散方采用散剂，以超乎寻常的偏小剂量可以取得与全量汤剂相当的临床疗效，特别是有些宜散方采用散剂具有同方汤剂不可替代的临床功效，王建农等根据初步试验，结合文献研究，提出了影响宜散方临床疗效的两种可能机制：①配伍化学变化：汤剂在煎煮过程中，单味药本身及各单味药之间含有的化学成分发生化学变化生成新的化学成分，而散剂却不存在类似的化学作用。②宜散方采用汤剂的非挥发低极性分子组合缺失：主要有两个方面导致汤剂比散剂缺失低极性分子组合，其一是汤剂煎煮过程中挥发性成分逸失；其二是水对低极性分子提取能力的局限（即使考虑分子之间相互增/助溶现象），中药饮片的非挥发低极性分子未被充分提取，而当这些非挥发低极性分子组合中包括有效成分时，则该方宜散不宜汤。因此从临床疗效出发结合药材物质基础的特点，有针对性地进一步研究开发服散剂的品种，并阐明其宜散不宜汤的深刻科学内涵，对节省药材，提高中药的临床疗效意义重大，并可解决目前临床医生用药的实际问题，如将虫类中药进行系统研究，探讨是否所有虫类药均适合制成散剂；散剂服用的适宜剂量及产生的效应等，就有利于解决部分临床医生因畏惧虫类药毒性或峻烈之性、剂量难以掌握而弃之不用，或用法不当从而影响临床疗效这一现实问题。而针对散剂的制备、质量和服用进行规范化研究，则有利于保证散剂粉碎粒度的标准化，规格的量化及使用的合理化。

综上所述，开发散剂，提高中药材的加工技术水平，解决天然动植物资源有限、供需不足的矛盾，减少资源浪费，使中药能物尽其用，发挥疗效，对于我国的中药资源合理利用，维持生态平衡，保护资源环境，对未来中药事业的可持续性发展，具有重要意义。

四、超微中药的研究

超微粉碎技术是在粉体学基础上，伴随着粉碎工艺的不断改进、粉碎理论及相关学科的突破性进展，新型粉碎设备的相继出现而发展起来的一门新的技术。由于颗粒的微细化将导致表面积和孔隙率的增加，因此超微粉体具有许多独特的物理、化学特性。在发达国家超微粉碎技术已被广泛应用于冶金、食品、医药、化妆品、航天航空等国民经济部门及军事领域。从20世纪末开始，超微粉碎技术逐渐被应用到了中医药领域，许多学者也做了大量的相关研究工作。近年来中药超微粉碎技术，应用于中药领域具有明显提高药物体外溶出指标及其提取率、提高药物生物利用度、降低服用量、改善制剂品质等主要优势。

（一）超微粉碎技术在中药研究中的应用

1. 中药超微粉碎技术原理

我国可供药用的植物、动物、矿物已达12 697种，其中植物药12 807种，占总数的87%。植物药中大多数有效成分存在于细胞内，传统的提取方法可分为两个过程：一是药材浸润和溶质溶解过程，二是溶质的扩散过程。完成整个提取过程的主要屏障是细胞壁，如果能破坏植物细胞壁的障碍，将有利于细胞内有效成分的浸出。中药超微粉碎技术是指以植物药材细胞破壁为目的，利用机械或流体力学途径将直径为3 mm以上的中药粉体粉碎至10～15 μm的过程（一般药材在该粒度条件下的细胞破壁率大于95%）。其工作原理一般包括对中药粉体的冲击、碰撞、摩擦、剪切、研磨和同步断裂等。采用细胞级超微粉碎方法所获得的中药微粉称细胞级中药微粉，以细胞级中药微粉为基础制成的中药制剂称为“细胞级微粉中药”。目前，有些学者将超微粉碎技术分为微米技术、亚微米技术和纳米技术，将超微粉体分为微米级（>1μm）、亚微米级（0.1～1μm）、纳米级（1～100nm）。虽然目前对中药超微粉碎技术相关概念和术语尚无准确的定义，微粉的粒度范围也无统一的标准，但大多数资料认为中药超微粉碎的粒径范围是0.1～75 μm，粒度分

布中心 $D50$ 为 10～15 μm。

2. 超微粉碎技术应用于中药领域的主要优势

从目前的研究结果来看，超微粉碎技术应用于中药领域具有以下 5 方面的优势：明显提高药物体外溶出指标及其提取率、提高药物生物利用度、降低服用量、改善制剂品质、有利于难溶性成分的溶出等。

（1）明显提高药物体外溶出指标及其提取率：药物的溶出速率与药物的颗粒比表面积成正比，而比表面积与粒径成反比。因此，药物的粒径越细，其比表面积越大，则越有助于药物有效成分的溶出。同时由于药材细胞的破壁，细胞内各类有效成分均呈释放状态，缩短提取时间，提高中药体外溶出度，特别是有利于中药中大分子成分的溶出、扩散，从而达到缩短药材提取时间及提高药材中有效成分提取率的目的。

（2）提高药物生物利用度，增强药效：中药材经过超微粉碎处理后，由于其粒度细微均匀、比表面积增大、孔隙率增加、吸附性增强、溶解性提高、亲和性变大、反应速率增大，药物能较好地分散溶解于胃肠液中，并与胃肠黏膜大面积接触，同时又能紧紧黏附在胃肠内壁的黏膜上，使其在胃肠道停留时间延长，吸收更充分，吸收量也会增加，从而大大提高其生物利用度。劭陆采用体内抗菌实验研究芩连超微粉胶囊的抗菌作用，发现药物剂量在 10g/kg 时即可降低染菌小鼠死亡率，传统粉碎法制成的胶囊和片剂则无此效果，表明在一定剂量下芩连超微粉胶囊有普通胶囊不具备的药理作用。侯集瑞等设计耐缺氧实验考察不同粒径的西洋参粉对延长小鼠耐缺氧能力的影响。结果发现 1～2μm 的超微粉延长耐缺氧率为 79.64%，5～7μm 的超微粉延长率则为 38.62%，前者活性成分的量提高，耐缺氧作用明显，表明西洋参粉粒径不同，其显示的药物活性程度不同。吴玉生等通过临床观察发现：水蛭微粉较其粗粉更能有效地抑制脑梗死患者血管内皮损伤、血小板活化，能有效提高脑梗死患者的临床疗效。王雪莉等通过观测不同剂量的葛根超微粉对小鼠凝血时间的影响，发现中剂量的葛根超微粉（0.6g/kg）能显著延长小鼠的凝血时间。贾士奇等发现：圣愈超微粉颗粒高、低剂量组均能显著降低高脂模型大鼠血清总胆固醇、三酰甘油、低密度脂蛋白胆固醇的水平（$P<0.01$）。

（3）降低服用量，充分利用中药资源：原生药材进行超微粉碎后，不但可以实现天然植物的高效破壁从而利于其有效成分的迅速释放，而且还可以大大提高生物利用度，使药效明显提高。故在保证生物等效性的前提下，部分中药材的用量可以相应的减少，以降低成本、节约资源，从而有利于资源保护和可持续发展，这对于贵重药材及资源匮乏的药材尤为重要。蔡光先等比较白参超微饮片与其传统饮片的量效关系，结果表明，超微白参 1/2 剂量具有与白参传统汤剂相同的健脾疗效；这就说明微粉化确实能减少用药剂量。

（4）改善制剂品质，发展新剂型：微粉表面活性、界面特性极高，使粉体呈现出较强的黏附性、均匀性，因此在外用散剂中引入超微粉碎技术将增加药物的分散性，有利于涂布、附着，使有效成分更易于透皮吸收，并可减少对皮肤的刺激性。在冲剂、胶囊剂、片剂、膜剂等中药固体制剂中，可以根据处方性质，在制备工艺的某些环节引入超微粉碎技术，亦可在溶解度、崩解度、吸收率、附着力及生物利用度方面改善其品质。超微粉碎及其相关技术的应用，还可加速中药粉状气雾剂、吸入剂、微丸等一系列剂型的开发，以丰富传统中药的新剂型。

（5）有利于难溶性成分的溶出：超微粉碎技术可促使中药材里的难以溶出的新成分在细胞未破壁的情况下溶出。陈体强等从原木灵芝孢子超微粉的挥发油中检出了一些新的萜类成分和脂肪类化合物，丰富了对该中药化学成分的认识。

（二）国内各地区的研究现状

1. 湖南中药超微研究的现状

2001 年，在湖南省中医药研究院蔡光先研究员和杨永华研究员的主持下，湖南省中医药研究院启动了“单味中药超微速溶饮片”研究项目。2002 年，湖南省政府将注入 3000 万元科技开发引导资金，支持湖南省中医药研究院研究开发的重大科技成果——“单味中药超微速溶饮片”项目，此后，湖南中药超微工程研究中心成立。2003 年，湖南省食品药品监督管理局正式批准湖南省中医药研究院研制的 400 味中药超微饮片投入生产，标志着该院投资 3 亿元的中药超微饮片产业化项目正式启动。5 月，湖南春光中药饮片有限公司成立，又在国家级长沙浏阳生物医药园成立了以中药超微饮片、中药提取物为龙头、成药制剂和保健食品为两翼的高科技医药企业——湖南春光九汇现代中药有限公司。2005 年，单味中药超微速溶饮片项目在湖南省长沙通过湖南省科技厅主持的鉴定，同年又被列入国家经贸委技术创新计划及湖南省中医药科研基金重大项目。该院对 400 种中药配方超微饮片的质量标准进行了规范化研究，已建立了 340 种中药配方超微饮片的质量标准。该项研究已于去年通过国内权威专家技术鉴定之后，并申请国家发明专利 3 项，出版了《单味中药超微饮片的质量标准研究》专著一部。经过多年的研究，湖南已经对超微饮片的工艺、粒径控制、指纹图谱等现代质量控制方法，超微粉碎对药物溶出度、药代动力学、量效关系、ITS 序列、临床等各方面进行了系统全面的研究，为单味中药超微饮片的产业化提供了广泛的实验依据。

2. 广东中药超微研究的现状

广东的中药超微研究主要是依托企业而进行发展的，中山市中智药业集团有限公司创建于 1993 年，是以药品的科研、生产、经营为主业的大型民营科技企业，形成了“中药材种植—中药饮片加工—中成药生产—药品批发—药品零售”完整的产业链，增强了企业抵御风险的能力。中智药业目前已初步形成三大技术平台：一是广东省中药破壁粉粒工程技术研究开发中心；二是中山市中药保健工程技术研发中心；三是广东省中药指纹图谱研发应用公共服务平台。该公司也很关注超微粉碎技术在中药中的应用和新产品开发。2004 年，该公司自行开发了“养阴血脉通”中药超微粉产品，随后又开发出了“补气方”、“补血方”、“补虚方”等系列中药超微产品。2008 年 5 月，该公司通过广东省中药破壁粉粒工程技术研究开发中心组建可行性论证。2008 年又获得了国家科技部资助的采用中药超微粉碎工艺制备新产品的重大项目。广东省中医药发展“十一五”规划里面，提出了要运用集成超临界 CO_2 萃取技术、超微粉碎技术、膜分离技术，对常用中药进行提取、分离、浓缩系统研究，获得标准提取物，并建立其标准体系。同时要按照国家 GMP 改造建设中药饮片加工示范项目和超微粉生产项目。此外，依托一方的生产技术条件，广东省中医研究所与其进行了有关中药超微粉碎的一些研究，比如研究了中药超细粉体及其在中药配方颗粒中的应用，还对一些药物如天麻超细粉体进行了一定研究。同时广东省其他单位也有相关研究，如广州中医药大学研究了三七超微细粉等。

3. 江苏中药超微研究的现状

江苏的中药超微研究也得益于企业的发展，即江阴天江药业有限公司，系国家中医药管理局“全国中药饮片改革试点单位”，国内首家研制成功中药配方颗粒（单味中药浓缩颗粒）。现有品种482种，每品种按照成人日常用量包装。同时依托江苏工业发达的优势，区内分布多家超微粉碎机械制造企业。经国家计委批复，我国将投资3000多万元，在江苏昆山密友实业有限公司建设“国家现代中药超微粉碎成套设备高新技术产业化示范工程”。这项被列入2002年国家高新技术产业发展项目的工程包括一条年产120套中药超微粉碎成套设备的生产线，同时还将配套建设一套符合GMP标准、符合各种中药材常温和低温超微粉碎实验示范生产线。在示范工程建设之前，有关方面已在这里对三七、虫草、灵芝、决明子、天麻、丹参等近百种物料进行了为期6年的中试实验。容易挥发、纤维性强、韧性大、有黏性的中药材被粉碎，形成超微粉体后，药物的利用度和疗效会极大地提高。在对于中药超微粉碎研究方面，南京中医药大学的植物药深加工工程研究中心对超微粉碎技术的应用、对药物生物药剂学的影响及药物超细粉体的表征进行了一定的研究。

4. 山东中药超微研究的现状

山东的中药超微研究主要得益于济南倍力粉技术工程有限公司，公司采用动态优化技术研制的具有国际先进水平的贝利微粉机，有效地解决了粉体装备的动态优化问题，为粉体技术工艺的应用提供了可靠保证。公司以粉体工程技术与中医药结合为切入点，在国内外首先提出了“中药细胞级微粉碎理论”，完成了多项具有自主知识产权的专利。应用其专利技术和装备完成的中药细胞级微粉碎，粉体粒径最小为0.1~1μm，细胞破壁（膜）率达95%以上，并对近两千多种中药材进行过多次破壁（膜）粉碎试验及临床试验，总结了一整套的粉体技术工艺。济南倍力正是利用其设备优势，同多个科研院所、生产企业进行了中药超微粉碎技术的研究。同山东省医药工业研究所进行了体内吸收、药效学的研究，同中国药科大学进行了体外透皮作用的研究，同山东鲁南制药厂进行了超微粉碎技术应用于愈风宁心片等的研究。山东的超微粉碎设备的制造业也较发达，区内也分布较多的超微粉碎设备制造企业。

5. 河北、北京中药超微研究的现状

河北中药超微研究主要是河北以岭医药研究院进行了一定研究。2001年，该院“超微粉技术在通心络胶囊中的应用示范研究”项目被列入国家发改委“国家高技术产业化示范工程”和国家科技部“十五科技攻关计划”。研究结果表明，将超微粉技术应用于通心络胶囊的生产过程，大大提高了动物药制备的工艺技术水平。超微粉技术的应用，更使通心络胶囊中的药粉粒度达到5~10μm（传统药粉为150~200μm），极大地增加了药粉的表面积，药物有效成分的溶出度和生物利用率也随之大大增加。至此，国内首次将超微粉技术应用于含动物药的中成药工业化生产中，首次在中成药质量标准中引入了超微粉粒度检测，为含超微粉的中成药控制成品质量的均一性提供了检测依据和方法，首次建立了动物药材在中成药中专属性强的TLC鉴别方法。同时，有效成分的溶出度和生物利用率的大大提高也使药物的吸收更加迅速，从而对冠心病、脑梗死等缺血性心脑血管病的疗效较原通心络胶囊明显提高。杨跃进等研究中药通心络（超微粉碎）对猪急性心肌梗死再灌注后的影响，结果通心络（超微粉碎）能有效地防治心肌梗死再灌注后无再流，缩小梗死面积。该院又与清华大学材料系粉体工程研究室联合进行了“虫类药超微粉碎（微米）技术及应用”的研究，2007年荣获国家技术发明奖二等奖，在优化研究的基础上，研究人员发明了虫类药组合超微粉碎系统设备，实现了1250目以上虫类药细胞破壁超微粉碎的连续、高效生产。清华大学粉体工程研究中心是国家级的粉体工程中心，与多个科研院所、生产企业进行了中药超微工程、超微设备的合作，除与河北以岭医药研究院进行合作外，还与邵武市在紫东工业园区规划项目合作，又与该市中医院签订中药加工合同，决定共同成立“福建武夷山天然植物保健食品有限公司”，重点开发以超微细中药和超微细农副产品为主题的保健食品、天然食品添加剂、保健美容与洗浴用品和超微细中药等项目。另外与武汉莱奇尔中药现代化研究开发有限公司实施微米中药的研制和产业化开发项目。

6. 其他地区中药超微研究的现状

国内进行中药超微粉碎技术研究较多的是上述几个地区，其他地区是一些零星的研究，像河南大学对蒲公英超微细粉体、六味地黄粉体进行了一定的研究。天津中新药业集团股份有限公司技术中心对超微粉碎也有一定研究，其研究结果超微粉碎药丸的总指标成分的溶出率高于普通粉碎药丸，说明采用超微粉碎后，全粉蜜丸的溶出度有所提高，但其作用和有关报道提高溶出度的作用相比不是很明显。

（三）中药超微粉碎技术研究及应用的思考

1. 中药超微粉碎技术研究的重点领域

（1）继续加强中药超微粉碎工艺、质量控制方面的研究：近年来虽然在中药超微粉碎的工艺、质量控制方面研究较多，但是一方面这些研究还有待深入推进，中药超微粉碎的标准化、规范化研究还要继续推进，包括每位中药的品种鉴定，前处理过程的规范化，以及超微粉碎过程中超微粉碎机械种类、温度、时间、粒径控制等参数均需规范化；对粉末粒径的检测、水分、鉴别、含量、多成分图谱等质控方法均需规范化，并重视重金属、砷盐、农残的监控。另一方面随着新技术的不断出现，需要不断地应用到中药超微粉碎的工艺、质量控制中。

（2）继续深入进行中药超微粉碎对药物理化性质、体内过程、药效、量效关系、安全性、临床疗效等的影响研究：中药超微粉碎后，很多性质有可能发生变化，这方面虽然有一定研究，但是研究不够深入和系统化，这些研究主要是以下几个方面：①中药超微粉碎后有些药物的物理化学性质可能会发生变化，一些是矿物药因为颗粒的细化、晶格的破坏等其物理性质会发生变化，需要进行深入系统的研究；一些含有容易因光、氧化等因素产生变化的化学成分值得深入系统研究。②中药超微粉碎后，研究表明其成分溶出增加，而且一般一个处方由汤剂改为其他剂型，其用量也会减少，因而要重新确立每味药物的用量，即应研究量效关系，进而研究其药效是否有变化，体内过程是怎样，这些都应进行系统而深入的研究。③中药超微粉碎后，粉末黏附性增加，同时提到成分溶出增加，因而其安全性是需要重点研究的部分，应该对其急性毒性、长期毒性，以及一些药物对于特殊器官的毒性，比如用于皮肤的药物对于皮肤的毒性等，另外是剂量与毒性的关系，尤其是一些毒性药物应该进行深入而系统的研究。④毫无疑问，进行广泛而深入的临床观察和研究将为超微中药的应用提供保证和依据，同时可促进超微中药的产业化。

（3）注重超微粉碎工艺应用于中成药制备的研究：超微粉碎工艺作为一种现代的新工艺，在中成药的制备方面有许多优势，首先对于采用原粉直接入药的中成药，可以考虑采用超微粉碎工艺代替传统的一般粉碎工艺，这样可增加药物的生物利用度，另一方面还可以减少用量，从而改善传统中药服用量的缺陷；中药的传统剂型如丸剂、散剂等，另有应用原粉入药的胶囊剂、片剂等都可以考虑采用超微粉碎工艺，这方面的研究也有了一些，但是还有待深入和系统研究。再是考虑将超微粉碎工艺作为药物提取的前处理工艺，这方面的研究几乎还是空白，有必要进行深入的研究，研究药物的提取是否能增加主要成分的转移率，是否可以简化后面的提取过程等方面都有必要深入研究，从整体上考虑采用该工艺的必要性和经济性。注重超微粉碎工艺应用于中成药制备的研究将有利于整体提高超微粉碎研究水平，有利于促进超微粉碎工艺的研究应用，对于一个企事业单位或一个地区而言，可以提高其在该领域的研究水平，提高其影响力。

（4）注重超微粉碎工艺结合现代新技术的研究：超微粉碎工艺一方面可以考虑采用更进一步的超细化粉碎，即使颗粒达到纳米级，当然目前的设备条件很难使很多药物粉碎达到纳米级，但是有一部分是可以实现的，因此这方面的基础研究也可开展。另一方面是将超微粉碎工艺与一些新技术如固体分散技术、包合技术、微球微囊化技术、透皮吸收技术、微乳技术、脂质体技术进行结合，以不断提高超微粉碎工艺研究的水平。

（5）注重超微粉碎机械的研究：当前，粉碎设备种类很多，但是中药的超微粉碎需要分类细化，即不同性质的药物需要不同类型的粉碎机械，因而粉碎机械的研究应该与不同性质的待粉碎物料联系起来，开发出不同需要的超微粉碎机械，像济南贝利这方面做的比较突出，与各个企业、科研院所建立联系，从而提高粉碎机械的实用性，也提高了粉碎机械的技术含量。

2. 中药超微粉碎技术的发展思考

中药超微粉碎技术研究与应用的发展应该将该产业链中涉及的超微机械设备开发和制造单位、中药超微粉碎技术研究单位、中药超微粉碎技术产业化单位及中药超微产品的营销单位统一协调起来，加大合作和联合的力度，共同促进本地区中药超微粉碎技术研究与应用的发展，进而形成在该技术领域的核心竞争力。中药超微粉体技术作为一门跨学科、跨行业的高新技术，逐渐形成了一条新的产业链，将成为生物医药产业集群中重要的一部分。中药超微粉体技术研究和应用的发展，能有效改善中药制剂的外观及应用新剂型，进一步促进中药现代化。中药作为中华民族的传统文化中的瑰宝，有极其丰富的天然药物资源和广阔的市场，中药超微粉碎技术作为中药现代化的手段之一，具有十分重要的社会意义和巨大的经济效益。

第三节　汤剂的剂型改革

汤剂改革主要有饮片和剂型改革两种方式。单味饮片按照一定的生产制作工艺制成的供临床调剂用的颗粒状制剂，为配方颗粒。而中药复方通过提取、粉碎等工艺被制作成现代剂型，例如口服液、胶囊剂、颗粒剂、片剂、丸剂等为汤剂的另一种改变。以上剂型均应用方便，易于标准化并具有一定的临床疗效。由于其应用现代制剂技术而受到广大人民的欢迎，也更易于被国际上认可。

一、中药配方颗粒

“中药配方颗粒”是在中医药理论指导下，以优质、道地中药材加工成的饮片为原料，采用现代化科学技术，经过提取、分离、浓缩、干燥等生产工艺，与适宜的辅料或药材细粉加工制成颗粒状或粉末状剂型。它既可用作临床的随证处方配方，也可作为中成药、医院制剂、中药保健品的原料，是传统中药饮片的一种有益补充，是中药现代化、标准化、产业化和国际化的一种有益尝试。

（一）国际发展的现状

中药配方颗粒对我国大多数人来说还是比较新鲜的事物，但实际上在我国台湾地区及日本、韩国、美国（作为食品补充剂）、欧洲等地，早就有类似的产品，且十分普遍。

早在20世纪70年代，日本医药界看准汉方药的良好疗效，最先提出浓缩颗粒的概念，依靠先进的科学技术，开展了中医中药（日本称之为“汉方药”）全方位的独特研究。1976年日本厚生省公布了210个中药处方允许厂家生产，其中163方选自我国的古方。汉方颗粒剂已经成为多数汉方药厂的骨干剂型产品，其生产与销售量逐年成倍增长，目前，日本有复方浓缩颗粒剂200余种，单味浓缩颗粒剂200余种，可根据临床需要随证配方，其产品均销往欧洲等地。

日本颗粒剂产品采用铝塑包装和500g瓶装，既便于药房配方，又便于患者携带，在药房零售也很方便，深受日本人欢迎。同时，日本将颗粒剂列入国民健康保险用药范围，规定使用此类药品的患者，其费用可由国家健康保险基金支付，目前约有2/3的日本医生在临床中应用颗粒剂。

我国台湾在20世纪80年代按日本模式起步搞中药配方颗粒，但其思路着重在中药配方颗粒的研制上。如台湾胜昌制药厂生产中药配方颗粒就达400余种。在台湾，中药配方颗粒被称为“科学中药”，也列入医疗保险报销范围。在中药饮片和“科学中药”两者之间，绝大多数台湾人更喜欢选用后者，台湾各医院对“科学中药”实行电子调配、临时包装，有别于我们现在的固定包装。现在，大量“科学中药”以“健康食品”名义进入美国，在美国应用的中药浓缩颗粒大部分都是台湾产品。

韩国在20世纪90年代，开始使用与研制中药浓缩颗粒剂，1996年就已发展到300多个品种，并亦将其列入健康保险用药范围。

（二）国内研发背景

20世纪50年代初期，原广州星群制药厂厂长、邱晨波主任药师主持了单味中药水剂的研究，将一味味中药饮片制成水剂，配调时则依据医生处方，把几种单味水剂混合在一起，配制成合剂，供患者随时服用，产品不仅供应国内市场，而且被东南亚等地医疗机构广泛使用，在国内外产生了较大影响，开饮片改革之先河，但因当时各方面时机不成熟未能持续，此种水剂，实际上是今日单味中药浓缩颗粒的一种雏形。

七五期间，江西中医学院周异群教授等完成101味单味中药工艺小试，并组方进行共煎、分煎药理、化学、临床等方面研究，获得专家鉴定。

80年代末，江苏江阴的中医药研究员在总结前人经验、教训的基础上，对国内外浓缩颗粒的工艺、设备、质量标准、生产管理、市场等方面展开了历时三年的调研，于1992年正式成立江阴天江药业有限公司，专门从事研究生产“中药配方颗粒”。1993年国家中医药管理局提出单味中药饮片浓缩颗粒项目的立项，着手制定饮片浓缩颗粒研究计划和规划，将江阴天江药业列为全国首家中药饮片改革试点单位，确立传统饮片的现代化改革方向，同年12月国家中医药管理局首次在北京召开中药配方颗粒专家论证会，1994年确定在广东、江苏两省建立实验研究基地，1996年8月出台《单味中药精制颗粒科研规范（讨论稿）》。2001年4月，国家食品药品监督管理局在杭州召开中药配方颗粒论证会，同年7月发布《中药配方颗粒管理暂行规定》及《中药配方颗粒质量管理标准研究的技术要求》，明确中药配方颗粒质量标准内容应包括：药品名称、来源、炮制、制法、性状、鉴别、检查、浸出物、含量测定、功能与主治、用法与用量、注意、规格、贮藏等项目，并提出质量标准起草说明的编写要求。将中药配方颗粒剂纳入中药饮片范畴，且与饮片一样逐步实施批准文号管理。目前，全国共有广东一方制药有限公司、江苏江阴天江药业有限公司、北京首创大地药业有限责任公司、深圳三九医药股份有限公司、四川绿色药业科技发展股份有限公司、广西培力（南宁）药业有限责任公司等六家企业通过国家食品药品监督管理部门审批，成为中药配方颗粒试点生产企业。各企业均通过国家MGP认证，并已建成中药配方颗粒包括提取、浓缩、干燥、制粒等生产线及配套设施。各企业按照国家食品药品监督管理总局有关文件规定，在中药配方颗粒深化技术改革的过程中，从工艺小试到大生产，进行技术攻关，摸索出了700多种中药配方颗粒的工艺参数。并建立了近700多种中药配方颗粒的生产工艺质量标准。产品在全国近千家医院广泛使用，并远销国外。

（三）配方颗粒的服用方法

（1）若组方药物的配方颗粒包装为一天用量，则将一天用药剂量中的各味配方颗粒全部倒入容器中。根据药粉量加沸水200ml左右（具体加水量可根据药量多少，颗粒的溶化情况，酌情增减加水量），冲化、调匀、搅拌使之充分混合，加盖密封2～3min，分早晚两次服用或遵医嘱。间隔服用时，可根据药液温度加热后再服用。

（2）若包装为一次用药剂量，则将一次用药剂量中的各味配方颗粒全部倒入容器中，加适量沸水，溶化、调匀即可服用。

（3）若“中药配方颗粒”配合“饮片汤剂”一起服用时，需将一日用量的饮片按要求煎好后，过滤取汤，浓缩至适量，再将一日量的配方颗粒加入汤剂中，搅拌，溶化，分次服用。

（4）若沸水冲后颗粒未完全溶化，可放在小火上加热2～3min，促使其完全溶化，特别是一些以药材原粉入药的配方颗粒，经小火煮片刻后，可提高其吸收效果。

（5）少数药宜用温开水冲服，如紫河车、乳香等，若用沸水冲服，其腥味较重，若用温开水冲服，腥臭味会大减。

（6）部分含脂溶性成分的中药颗粒剂因用醇提，即使加热也不易溶解，未溶解的药物可同药液一并服下；含挥发性成分的配方颗粒，可待药液稳定稍温后加入，防止药液过热，使挥发性成分挥散，损失药效。

（7）装药的容器、服药用水、服药禁忌及注意事项同传统汤剂。

（四）配方颗粒的优点

1. 符合中医临床用药要求，保持了中医辨证论治的特色

中医学的特点是：整体观念，辨证施治，所强调的是个体化的治疗。根据不同的病因、病机而灵活运用，中药配方颗粒正适应这一需要。它是以符合炮制规范的传统中药饮片作为原料，经现代制药技术提取、浓缩、分离、干燥、制粒等精制而成，具有传统中药饮片的性味归经、功效主治，临床应用时，可遵守君、臣、佐、使的组方原则，随证加减，应用灵活，满足医生辨证论治的传统用药习惯。

2. 免去煎煮中药的麻烦，方便服用和携带

中药配方颗粒即饮即冲不仅免去煎药的麻烦，节省了人力、时间，而且其服用量小，便于携带，非常适合上班、上学、旅行、出差等无时间煎药、不方便煎药和不懂煎药方法的患者使用。

3. 体积小，便于运输和储存

中药饮片体积大，不仅需要较高的运输成本，占用较大的储存空间，而且中药饮片易受温度、湿度、光照的影响，一旦保管不当，就会导致霉变、虫蛀、走油、风化等质量问题。中药配方颗粒体积小、重量轻，节省了运输和存储成本。另外，中药配方颗粒一般采用塑料瓶或铝箔包装，密封性能好，避光、防潮，减少了污染，避免了中药贮藏、保管不当导致各种质量问题，从而保证药物的安全、稳定和疗效。

4. 便于调剂，提高工作效率

中药饮片的调配是一项繁琐、费时、费力，劳动强度大的工作，目前大多数中药饮片

仍然沿用过去的人工称量方法。调配时，难免存在药剂人员称量的差异性、分剂量的不确定性等问题。而配方颗粒可以电脑控制，电脑称量配药，剂量可以精确到克以后两位数，处方各药称量后，用小型搅拌机混匀，使用“自动药粉包装机”，根据患者服用的次数和剂数，一次性密封包装于若干个体积很小的药袋或药盒内；而对于每味药独立包装的配方颗粒，在包装袋上已注明了与原生药的换算关系（通常每小袋药量即为中医处方的 1 天常用量），调配亦无需称量，调配准确、方便，不仅提高了工作效率，且避免了中药饮片称量中的损耗，药剂师们也不必再遭受中药饮片扬尘之苦，改变了传统中药房脏、乱的卫生环境，大大减轻了劳动强度。

5. 便于监管，质量稳定、卫生

传统的中药饮片的质量受种植产地、采收的季节、炮制加工、储存条件等诸多因素的影响，质量上有很大差异。临床上使用的中药饮片，即使是同一批饮片，从外形上来看，饮片厚薄、长短、大小差异可达一倍以上，同样的煎煮时间，煎出量很难一致；中药饮片一项有品级的划分，同一饮片，不同的品级，其含量相差甚远，临床疗效自然不同；饮片中参杂品常见，以次充好的现象难以监管和避免，同一药篓里同一盘子称出来的药分到每剂药里很难保证其化合物含量的一致性，难以监管和控制质量。配方颗粒在生产加工过程中严格按照 GAP、GMP 等管理，制定了产品生产工艺的技术参数，根据不同药物的性质，采取不同的提取制备方法，最大限度地保存药物的有效成分。并制定了严苛的质量控制标准，利用先进的仪器设备对药品的含量测定、农药残留、重金属等指标进行检测，从而保证了中药配方颗粒内在的质量稳定性、均一性和临床用药的安全性。

从卫生角度来说，中药在采收加工等过程中限于药材的本质，药性的特点，无法进行灭菌处理，同时在贮藏、运输等过程中易再次受污染。汤剂虽经煎煮，但其中的霉菌及其他杂菌的含量无法控制。单味中药配方颗粒在生产加工过程中经高温处理，成品又经消毒灭菌，质量控制中又进行微生物检查，菌检合格方可用于临床，充分保证了临床用药的卫生安全。

6. 药材利用率高，节约原药材资源

传统中药汤剂以水为溶媒煎煮的方法，致使药物中脂溶性成分很难被提取出来，挥发油类成分也往往由于高温而挥散，而煎煮后的药渣因无法压榨出剩余的药汁而带走许多有效成分，加之煎药的加水量、火候等影响，使得药材中有效成分的提取很不充分。中药配方颗粒则是经过大量的实验论证，根据每味中药所含化学成分的性质，在不同温度、时间、pH 等条件下，采用不同的溶媒和提取方法，以提取有效成分的最高含量为标准，用先进的生产设备和稳定的生产工艺提取制备而成。有研究表明配方颗粒提取后，药渣中有效或指标成分的含量为 10% ~15%，而家庭煎煮中药二煎后倒掉的药渣中有 60% ~70% 的有效或指标成分不能溶出，两者差别甚大，可见采用配方颗粒，药材的利用率高，节约了宝贵药材资源。

7. 提高了中药的附加值和在国际市场的竞争力

中草药在国际市场上越来越受到关注，其市场规模每年以 10% 的速度增长，据 WHO

统计，目前全世界约有40亿人使用植物药治疗，据GIA估算，到2015年国际植物药市场规模将达到931.5亿美元。虽然我国中药生产规模较大，但大多数处于比较原始的加工水平，在国际中医药市场上毫无竞争实力，仅仅作为原料供货商，再由日本、韩国等进一步加工出口到国际市场。以日本为例，其200多个汉方药制剂处方均来源于中国，生产所用原料的70%也来自中国，其复方颗粒远销欧美等国家，国际中药制剂市场中80%的份额被日本占有，而我国仅占5%的市场份额，且其中70%的占比是初级中药饮片形式的产品。日本、韩国及中国台湾地区医药企业的实践已经证明，单方中药配方颗粒已经被欧美等多个国家所接受，中药配方颗粒有望成为重磅产品参与国际市场竞争。

8. 实现了以药促医，解决了中医走出国门无药可用的窘境

中医走出国门速度太慢，至今走出国门的还是针灸，因为中医在国外无药可用。中药配方颗粒的问世，为中医辨证理论和诊疗方法走出国门和进入西方主流人群创造了机遇。新加坡中华医院、意大利陈氏集团在米兰开的中医诊所、香港浸会大学中医药研究所都提供了成功应用中医配方颗粒的实例。

二、中药个体化制剂的应用探索

（一）中药汤剂面临的困境及个体化制剂加工的需求

中药汤剂是中医应用最早、最广泛的一种剂型，是中药所有剂型中唯一能针对不同个体、不同病情阶段进行“据方议药”的剂型，最能体现中医辨证论治、随证加减的特色，具有吸收快、迅速发挥药效的特点，至今仍是中医用药的主要方式。传统用药都是饮片入药，临用煎汤，患者一般每天须费时煎药两次，喝两大碗，这一用药方式极不适应当今社会快节奏、高效率、大流动的时代。许多无时间或无条件煎煮中药的患者只能望中药兴叹，望中药却步，转而向西医或中成药求助，这一定程度上影响了中药饮片在临床上的应用及中医药的发展。随着时代的进步，生活节奏的加快，人们生活模式的改变和用药水平的提高，国家加大重视“未病健康”研究，进一步扶持中医药、民族医药的发展，传统的中药汤剂剂型，日益表现出与现代生活的不适应性，人们对中医药提出了新的要求——个体化制剂的加工。所谓个体化制剂的加工就是在保持中医用药特色和临床疗效的前提下，根据不同处方、不同药味的性质、医疗要求、用药对象、服用剂量等方面综合考虑，在“变形不变性”的指导思想下，利用先进的技术与设备，能够满足不同层次的患者需求，设计适宜的制剂和包装，制备出安全、疗效高的中药个体加工制剂，同时必须确保具有与汤剂等效性的内在质量。

（二）中药汤剂适宜加工成个体化制剂的剂型

改革中药汤剂剂型是继承发展中医药事业的迫切需要。中药汤剂改革的剂型是否符合中医辨证施治，随证加减，灵活组方，维持或提高临床疗效是其关键，最大限度地弥补汤剂剂型不足，继承发展中医药事业是其目的。近十年来，我国中医药工作者借鉴传统的和国外的经验，在大量实验的基础上，开发推出汤剂改革的主要几种形式，以解决中药汤剂质量的稳定性、携带服用的方便性、安全性等问题，进一步适应现代社会人们对中医药的多层次需求。中药制剂在继承、发扬传统剂型特长的基础上，融合了现代药剂学理论与技术，已有了长足的进展。目前包括丸剂、片剂、煎膏剂、颗粒剂、胶囊剂、袋泡剂等多种传统及现代剂型，在临床均有较广范的应用。

1. 中药煎膏剂（膏滋）

其是一种传统剂型，是以复方中药煎熬，去渣滤清，取汁浓缩后，以胶或蜜等赋形剂调制而成的膏状内服制剂，具有整体观念、全面调理、辨病施补、针对性强、药补兼顾、口味怡人、药力缓和、稳定持久、四季咸宜等特点。膏滋通过辨别患者体质，详察其阴阳虚实，同时兼顾其原有的旧疾，通过辨证，制订最适合每个个体的滋补膏方，以期阴阳平衡，从而达到防病祛病之目的。近年来，随着人们生活水平、保健意识的提高和中医药知识的普及，量体用药的膏方越来越受到消费者的青睐。据上海中药行业协会介绍，全市已有36家单位定制膏方，销售量达12万料，按照平均每料700元计算，销售额达8400万元，同比增长20%。今年，到目前为止，提出定制中医进补膏方申请的单位已达40家，如果按照20%的增长率估算，这个进补年度的膏方销售额可望突破1亿元。据专家介绍，在进补的人群中，除了患慢性病者外，近年来亚健康人群占了一大半，许多年轻人也加入到了冬令进补膏方的行列，因为随着现代人生活节奏的加快，城市上班族约一半的人呈亚健康状态，精力不济、头晕、腰酸、乏力，而中药膏方在调理人体平衡上显出优势，可从活血化瘀、调理肠胃、滋阴润肺等各方面施治，改善体质。

2. 中药丸剂

其是药材细粉或药材提取物加适宜的黏合剂或其他辅料制成的球形或类球形制剂，特别是浓缩丸是现代制药技术与传统制药方法相结合，运用科学的方法将药材提取精化部分，精心制作而成。丸剂体积小，表面致密光滑，既便于吞服，又不易吸潮，有利于保管贮存，释药缓慢，作用缓和持久，可降低毒副作用，能较多地容纳半固体或液体药物，可提高药物的稳定性，并且具有掩盖、改善药物的不良气味的作用。浓缩丸进入体内克服了原来中药生粉吸收不完全的缺点，药物疗效得到切实的保证。由于经过浓缩、提取，有些高质量浓缩丸每次服用量大大缩小，增加了疗效，携带、服用更方便。

3. 中药干粉（颗粒）

其是将中药饮片按方煎煮浓缩，再喷雾干燥成浸膏粉或制成颗粒，分装使用，具有传统汤剂或散剂的特点，克服了中药汤剂煎煮费时、服用量大的缺点。这种饮片改革方法优点是患者可以随时用开水冲服，省去了煎煮的麻烦，同时因药量少可随身携带，易于贮存，解决了中药饮片使用的“不方便性”，提供了国际认可的方便剂型，服用量比中药饮片汤剂也有了明显降低，符合现代中药“安全、高效、服用量小”等要求。同时满足了中药汤剂多味药群煎，可达到增强药效、缓和药性、降低药物偏性或毒性的作用。日本、韩国、中国台湾在20世纪70年代便开始研制中药颗粒剂，从70年代起，日本医药界看准汉方药的良好疗效，依靠先进的科学技术（如对原药材采用超低温冷冻粉碎，对药渣与提取液一起进行离心分离，对药液进行超滤处理、喷雾干燥或冷冻干燥等），开展了中医中药（日本称之为“汉方药”）全方位的独特研究，在中药颗粒剂的开发应用领域取得了与世瞩目的成就。

4. 中药半生药型袋泡剂

其是将部分药材粉碎成颗粒状，部分药材煎汁，浓缩成浸膏后吸收到生药颗粒中，经干燥而成，然后分装于特殊的滤纸袋中，用开水浸泡后饮服的一种制剂，作为一种新剂型是由传统的汤剂和煮散演变而来的，既省去煎药的麻烦，又保留了中药汤剂君、臣、佐、使，七情合和的用药理论，符合中医辨证。中药袋泡剂具有溶出快、易吸收、浸出率高、体积小、疗效显著、制备工艺简单、便于携带和服用方便等特点，是传统汤剂改革的一条重要途径。作为医院制剂和保健茶剂，应用已十分广泛，有不少医院的中药袋泡剂达数十种，大有代替汤剂的趋势。半生药型袋泡剂作为中药饮片的替代剂型及补充，有着明显的优势，丰富、发展了中药汤剂的剂型。

5. 中药胶囊剂

其是将生药粉或与药材水提取的浸膏粉装在一定大小的空心胶囊中的一种剂型，主要以硬胶囊为主。胶囊剂可以掩盖药物的苦味及臭味，消除患者服用时的不快。贵重且用量少的中药，如珍珠粉、天麻粉、紫河车粉、冬虫夏草、龟板粉可装胶囊。

综上所述，针对临床的需求，选择煎膏剂、丸剂等传统剂型，干粉剂（颗粒剂）、袋泡剂、胶囊剂等现代剂型，制定合理的个体化制剂工艺，从而满足个体化的需求，为进一步提高中医药临床治疗水平与效果做出贡献。

三、医院中药制剂的应用与开发

（一）概述

1. 医院制剂含义及特点

医院制剂是指医疗机构根据本单位临床需要，经批准而配制、自用，且市场上没有供应的固定处方制剂，在配合临床治疗上具有及时、灵活的特点。绝大多数医院制剂来源于临床，并经过反复辨证论治进行总结归纳后形成的制剂，在疗效方面有独特的优势。许多长期在一线工作的临床中医师根据已有记载及自己多年来的潜心研究与观察，会对某一疾病有独特效果的经验处方。这类处方有一部分是在古方的基础上化裁而来，符合中医药理论，在保障人民健康、弥补市场供应不足、保证临床医疗科研需要起着积极而重要的作用。同时医院中药制剂也是继承和创新的重要物质载体，是中药新药开发的一个重要平台。

2. 医院制剂的起源与发展

医院制剂在中国有着悠久的历史，古代太医院及私人诊所均能配制制剂，且剂型多样，制法丰富，对祖国医药学的发展起到了重要作用。现代医院制剂伴随着中国制药工业的发展，从小到大，从无序到有序，积累了丰富的经验，形成了固有特色。20世纪50年代后，医院自制制剂及剂型逐渐增多，同时开展了快速分析、热原检查、安全试验等药检工作。20世纪60年代后，由于配合临床开展中西医结合工作，开始研究中西医结合的复方制剂，进行了中药制剂改革及有效成分提取，应用西药制药技术与工艺配制中药片剂、丸剂、注射剂等，弥补了当时市场供应的不足，满足了临床需要。到了20世纪80年代，几乎每一家省级医院都能生产200种左右的制剂，主要有眼膏、滴眼剂、滴鼻剂、滴耳剂、口腔科充填剂等。医院制剂发展达到了高峰，也为发展我国传统医药事业做出了不可磨灭的贡献。

但随着我国医药工业和商业的发展，越来越多的药品可以由专业化的企业生产，由发达的医药商业供给。而医院制剂虽然适应性强，能及时满足临床需要，但品种剂型杂、批量小，有的制剂基本属于手工或半自动化生产，使用期限较短；制剂室占用房屋面积大，投入大，成本高，新建制剂室需投入几百万至几千万元，年维持费需要几十万至几百万；技术责任重，风险和劳动强度大。特别是新颁布的《药品管理法》及《医疗机构制剂配制质量管理规范》对医院制剂提出了更高的要求：如对医院制剂室有严格的硬件和软件的规定，要符合类似制药企业的GMP条件；5年1次的制剂换证验收；3年1次的制剂质量标准提高和再注册；国家食品药品监督管理总局每年全覆盖的制剂质量抽验；非药用规格原料或辅料不得使用；制剂包装材料需要具有药包材注册证等。申报新医院制剂需进行临床前研究及临床验证，取得制剂品种批准文号后，方可配制，研究难度也在不断提高。受上述因素的影响，医院制剂正面临着更高、更严的要求，这对医院制剂的规模建设、品种生产及效益产出将带来较大的影响。

3. 医院制剂的地位与作用

医院制剂的产生源于我国制药工业的落后。即使在医药生产空前发达的现在，也还是有一些医疗急需的产品由于用量小、利润低，属于医院独有。即便面临投入远远大于产出的窘境，制剂拾遗补缺的功能在现阶段医院诊疗活动中所起的作用仍然不可替代。有识之士都意识到，医院制剂的效益产出是不能仅用直接经济效益来评价的，尤其对专科医院，从各个方面来讲，医院制剂都有许多存在的理由。医院制剂的发展问题其实更进一步牵涉到了医院药学学科发展的问题。我们认为，医院药学学科应该坚持“一体两翼”的发展方向。一“体”就是药品的供应与管理，一“翼”是以合理用药为中心的临床药学实践与科研，另一“翼”就是以满足临床医疗需求为中心的制剂研发与生产，这“两翼”是有机统一的，目的是一致的，都是“以患者为中心的”，是相互促进相得益彰的。

（1）临床医疗的需要：一些临床长期应用、安全有效、价廉方便的处方，医师们期望能制成医院制剂应用。我国传统的中医药中有一些验方、保密方、专利方，极受患者喜爱，需求量大，而一时间又无力开发成新药，也迫切需要暂时作为医院制剂应用。医院制剂与临床医疗工作直接关联，适应性强，灵活性大，能及时满足和调整临床需要。

（2）市场重要的补充：一些性质不稳定、效期短或销量少、利润低的药品品种或规格，制药厂不愿生产或难以生产，以致不能满足复杂、多变的临床医疗需要。这种供需矛盾，相当长一段时期内只能通过医院制剂来解决。

(3) 具有一定的经济实惠性：一个能产生良好规模效益、符合《药品管理法》有关规定的医院制剂，总成本是比较低的，其流通费、库存费、损耗费也较少，且资金回笼快，直接经济效益好。

(4) 具有良好的社会效益：目前，社会公众普遍对医疗服务中的大处方、高价药等深恶痛绝。使用疗效好、价格相对低廉的医院制剂，有利于缓解“看病难，看病贵”的矛盾。

(5) 医院药学工作的需要：第一，医院制剂是医院药学的重要内容。第二，医院制剂室是培养医院药学人员并提高其技术素质的基地之一。第三，医院制剂室是开发新制剂、新技术、新材料的实验场所。医院制剂大都源自临床，并经临床多年验证，具有确切的疗效和较低的不良反应，为研发新药提供了较好的物质基础，能减少研究费用，缩短研发周期。第四，医院制剂室可发展为全营养室、胃营养室、肠营养室、外营养室、静脉营养室、静脉输液配制中心、化疗药物配制中心、肠内营养调配室等，能更好地实施临床药学服务。

(6) 能减少资源浪费：医院制剂具有较简单的外包装、较少的运输损耗、较低的库存费用等。

4. 医院制剂的发展趋势和策略

那么，医院制剂向何处去？应如何扬长避短？是转向新药研发？还是建立区域中心？医院制剂室的功能转型是一条出路。医院制剂应该向给药方案个体化方向发展，应从所谓供应保障型向技术开发型转变，这个转向才充分体现了医院制剂紧贴临床的优势。然而新药研发前期要求很高，投入资金很大，医院自己开发成功率较低。由于不确定因素较多，风险较大，企业一般不愿意与医院合作开发。

基于医药行业的特殊性，政策环境也是必须考虑的重点之一。区域性制剂中心这种模式虽然在国外很普遍，但不一定适合中国的国情。国家在这方面有严格的规定。如果委托加工和医疗机构制剂调拨能够部分放开，可以引导一些条件比较差，规模比较小的中、小医院制剂室关、停、并、转，避免大而全、小而全的低水平重复现象。基于这种现状，医院制剂应采取如下发展策略。

(1) 医院制剂的品种数应减少，产品结构应调整：医院制剂是获得《医疗机构制剂许可证》的医院制剂室为适应本单位临床需要，经申报、批准后制成的市场上无供应的、不得在市场上销售的常用制剂。医院应按照自身临床医疗的特点，对医院制剂品种进行认真的筛选，调整制剂品种结构，保留特色制剂。

(2) 制剂室的规模应缩小：即使制剂室硬、软件投资改造后达到了《医疗机构制剂配制质量管理规范》要求，也可能由于医院制剂品种多、批量小、销量低（不能上市销售），形不成规模生产，得不到规模效益而使生产成本居高不下。加之制剂生产所需的原辅料，包装材料，水、电、汽等费用及人员的工资不断增长，而医院制剂的定价却很低，利润低微。因此应审时度势地对医院制剂的发展前景和目标进行客观、全面的预测和评估，缩小制剂室的规模。

(3) 医院制剂应由供应保障型向研究开发型转变：我们应在保证供应临床医疗、科研所需医院制剂的同时，充分利用医院优势，密切结合临床，着眼新制剂、新材料、新技术的开发，使医院制剂不断向安全性、有效性、稳定性等方向提高，实现医院制剂人无我有，人有我优，并使有潜力的医院制剂尽快发展为新药，获取较高的经济效益和社会效益，真正实现医院制剂为临床、为患者优质服务的目标。

依据我国新药研究的现状，医院制剂室应该作为制药业与临床的连接点，以新制剂、新产品的研发为中心，探索适合临床需求的制剂规格、剂型和疗效确切的天然药物制剂，收集临床数据，申报新药。

(4) 认真执行《医疗机构制剂配制质量管理规范》：长期以来，医院制剂没有统一的配制质量管理规范，不少制剂生产工艺落后、管理不规范，产品质量难以保证。为此，国家食品药品监督管理总局颁布了《医疗机构制剂配制质量管理规范》，这是医疗机构制剂配制管理规范化、标准化、法制化的一个重要文件，对加强医院制剂管理，保证制剂质量具有重要作用。我们应当坚决、认真执行，确保医院制剂室符合《医疗机构制剂配制质量管理规范》标准，生产出优质的医院制剂。

(5) 积极调整制剂室技术力量：现在，医院制剂室的软、硬件条件及人员配备要求越来越高，受政府监控越来越严，医院制剂室规模的缩小是必然的，因此，应积极把制剂室的部分人力和技术转向更好地开展临床药学服务上来，同时对制剂配制方法、药物配伍、质量稳定性等进行研究。

总之，医院制剂的存在是必然的，也是必要的，但随着制药工业现代化进程的加快、药品分类管理及商品化程度的提高、药品价格政策的规范、医保险制度的建立、医院补偿机制的理顺及医疗技术性服务价格的调整、药品监管力度的加强及《医疗机构制剂配制质量管理规范》的实施，医院制剂的品种将会大大减少，医院制剂室的规模也会逐渐缩小，而医院制剂的质量将会大大提高。今后，医院制剂室主要是制备能满足临床医疗、科研需要的具备医院特色、科技含量高的系列制剂，尤其要注重中药制剂的研究制备。此外，要运用先进的研究和管理手段，集中技术力量进行新制剂、新材料、新技术的研究开发。相信，只要坚持“控制规模，保证质量，创造特色，开发新药”的医院制剂发展策略，医院制剂必将前景光明，成为临床预防疾病的有力武器，受到患者欢迎，得到政府支持。

（二）医院新制剂的研发

1. 研发思路：加强特色制剂品种的研究和生产

结合医院自身临床专长，通过制剂的研制、生产、使用，形成特色临床治疗专科，是医院制剂获得长久生命力的主要源泉之一。应结合现代药学知识和制剂技术，发挥医院制剂的优势，研制和开发安全性高、疗效明显、使用方便的中药制剂，这是提高医院制剂竞争力的一个途径。对一些有特色、安全有效的制剂，可以按照新药申请的要求做重新评价和筛选，研制新药，以此带动制剂整体水平的提高。

2. 与医院制剂申报有关的主要法规

医院制剂也是一类药品，它的研究、注册、生产、使用及监管受到国家法规的制约与保护。要做好医院制剂的研发与申报工作，就必须熟悉有关的法律法规，才能在工作中做到依法办事，少走弯路。

与医院制剂有关的主要法规有：①《中华人民共和国药品管理法》有关条款对医院制剂的审批权限、配制制剂条件及使用作出明确规定；②《中华人民共和国药品管理法实施条例》有关条款对医院制剂的审批、配制及使用作出进一步的说明；③《医疗机构制剂配制质量管理规范》（GPP）该文件对医疗机构制剂室的人员、组织管理、房屋与设施、各种文件、制度等软、硬件作出较严格的要求；④《医疗机构制剂注册管理办法》（试行）该文件主要对医疗机构制剂允许的配制范围和注册要求作出了详尽的规定和说明。

3. 医院制剂注册申报应注意的问题

医院制剂注册，是指省级食品药品监督管理部门根据制剂注册申请人（医疗机构）的申请，依照法定程序，对拟用于本医疗机构制剂的安全性、有效性及质量可控性等进行系统评价，并决定是否同意其申请的审批过程。医院制剂注册申报是一项技术与法规相结合的工作。要成功注册并少走弯路，从制剂研发开始就要周全考虑以下几方面的问题。

（1）制剂注册分为两个阶段：制剂注册要求分为两个阶段进行，即临床研究申请和配制申请。临床研究申请获批准后，只发给临床研究批件；配制申请获批准后，才发给制剂文号。两个阶段需要报送的资料与侧重点是不同的，具体注册申报过程见图6-1。

（2）制剂注册应符合法规的要求：选择制剂研发要慎重，选题应在《医疗机构制剂注册管理办法》（试行）规定的制剂配制范围内。如对所选研发的制剂是否能够注册无把握，建议先与审批部门充分沟通，获得首肯后再进行研发、注册工作。这一点非常重要，否则会浪费人力、财力。

（3）重视知识产权的认定工作：1993年第一次修订通过的《中华人民共和国专利法》将化合物、药物、适应证及制备工艺等纳入专利保护范畴，对1993年前已在中国上市的进口药品，可按有关规定申请国家行政保护。医院制剂也是一类药物，在研发时就应细心调研，一方面要确认研发的制剂无侵权行为，另一方面也可以根据需要申请专利保护。在注册制剂或新药时有个误区，认为是否侵权是审评和审批部门的事情，应由他们负责把关，这是完全错误的。审评和审批部门只对制剂的安全性、有效性等方面负责，是否侵权则由专利部门和法院负责审理。

（4）证明性文件：现在制剂注册十分强调申报资料中要提供充足的各种证明性文件，故从制剂研究开始就要注意保存各种原始凭证。需要提供的主要证明文件有：①申请配制单位的《医疗机构执业许可证》与《医疗机构制剂配制许可证》复印件。②制剂的处方、工艺等的专利情况或其权属状态说明，以及对他人的专利不构成侵权的保证书。③原料药（包括批号管理的中药材及中药饮片）的批准证明性文件、销售发票、检验报告书、药品标准等资料复印件。④辅料的来源、标准、销售发票等资料复印件。⑤直接接触制剂的包装材料和容器的注册证书及销售发票等资料复印件。

（5）需要临床科室的参与：医院制剂一般来源于临床，有关临床科室对制剂的安全性、有效性、适应证或功能主治已有所了解。从制剂研发开始就吸收临床医生参加，对制剂的适应证或功能主治的确定、说明书的拟定、药效学的研究都会有益处。特别是制剂临床研究方面，由于医生对制剂已熟悉，便于拟定恰当的临床研究方案，保证临床研究的顺利进行。

（6）制剂研究的技术要求与医院制剂注册相关的法规只对制剂注册做出原则性规定，目前并没有与之对应的制剂研究指导原则。为了保证制剂研究的科学性和规范性，建议根据审报制剂的具体情况，参考国家食品药品监督管理总局已颁布的《新药临床前研究指导原则》与《新药临床研究指导原则》进行制剂的研究。相信在充分考虑并解决上述几方面的问题后，医院制剂会得到适当和合理的发展，并继续发挥它应有的作用。

4. 医院制剂注册申报过程

具体内容详见图6-1。

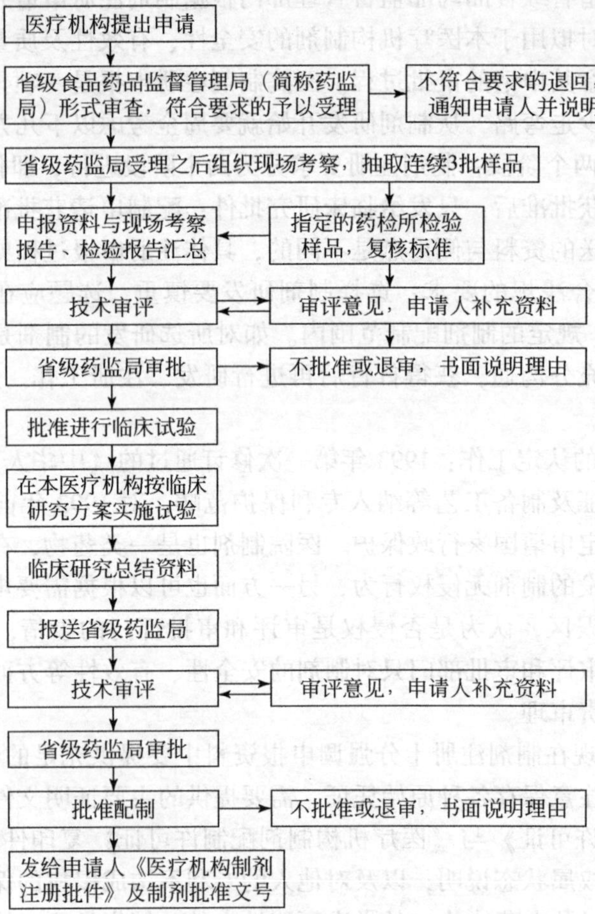

图6-1　医院制剂注册申报过程

5. 影响新制剂质量的相关因素

（1）剂型选择：中药新制剂的剂型选择应根据临床需要及用药对象、药物性质及处方剂量、药物的安全性及生产实际等多方面综合考虑。避免在剂型选择上盲目求新而忽视有效性，即不能以牺牲有效性为代价，采用不科学、不合理的工艺片面追求降低药物剂量。临床疗效、制备工艺和剂型选择三者的逻辑关系应为：在保证临床疗效的基础上，研究确定制备工艺，最后再进行剂型选择。否则，临床的安全性和有效性难以保证。如尽管复方处方量较大，但研究者还是直接先确定了“市场上好销的”滴丸剂作为新制剂剂型。由于滴丸剂的载药剂量偏小，则必须通过各种工艺手段尽量除去尽可能多的所谓“杂质”以满足制剂成型的需要，这种不合理的提取纯化工艺必然导致有效物质大量丢失，最终势必影响新制剂的临床有效性。另外剂型选择除了考虑临床病症的需要，更应充分重视原临床用药经验，避免出现剂型选择合理性不足的情况。如某复方新药选择肠溶片，临床拟用于治疗感染性腹泻，而该处方来源于临床经验方，曾以汤剂、散剂服用，现剂型选择肠溶片，目的是直接作用于肠道病变部位，增加肠道病变部位药物浓度。但因为未提供胃溶和肠溶片剂的比较研究，未提供选择肠溶片的试验依据（如药效学及毒理学试验均采用灌胃给药，未考虑受试物肠溶因素），说明复方新药选择肠溶片剂剂型的合理性尚不充分。

因此，中药新制剂的剂型选择应充分考虑原临床应用时的给药途径及给药方式等，必要时应提供与原来临床给药途径的比较研究资料，证明所选剂型的合理性和必要性。

（2）工艺设计：制剂工艺是关系制剂质量的决定性因素。不同的制剂工艺制成的产品药性不同，甚至相悖，临床工作中常需要根据用药目的、制剂药品特性，以及质量控制要求，采用不同的制剂工艺，以满足制剂要求：①根据治疗目的选择制剂工艺：如山楂，用于治疗消化不良时，其有效成分为有机酸，宜采用水提取；而用于心脑血管疾病的辅助治疗时，主要成分为熊果酸等，宜选择醇取法。②根据药物有效成分的化学性质选择制剂工艺：必须依据制剂产品的有效成分的理化特性选择制剂工艺，才能保证制剂产品的有效性。③根据制剂剂型选择制剂工艺：不同的剂型是为了满足临床不同的用药目的和需求，所以必须根据制剂剂型选择合理的制剂工艺，实现医院制剂的灵活性，满足不同的用药目的。

（3）原料对制剂质量的影响：中药原料药的质量是决定制剂质量的重要因素。原药材的品种、产地、栽培、采收时间和方法、贮藏、加工炮制等直接影响成品的质量。强化原料质量控制对原料药进行严格的质量管理，从采购、贮存、炮制等关键环节入手，强化质量控制，可保证原料药的质量，避免因原料药质量缺陷导致制剂产品质量缺陷。

（4）剂量：制剂剂量也是影响制剂产品质量的因素。制剂剂量是决定治疗效果的关键因素，因此制剂中有效成分的含量、单剂剂量等对直接质量具有重要的影响，含量不足难以达到用药目的，含量过高又增加毒副作用。

（5）制剂人员素质：制剂人员素质对制剂质量的影响性显而易见。制剂人员的技术水平、质量意识也对制剂质量具有影响性。对制剂人员进行业务培训，增强制剂人员的业务素质，提高质量意识，制定相应的考核、淘汰、激励机制，可有效提高制剂人员业务素质，保证制剂质量。

参考文献

毕竖荣 . 2007. 中药散剂临证应用浅识［J］. 实用中医内科杂志，21（8）：69

蔡光先，刘柏炎 . 2004. 28 味常用中药饮片汤剂与散剂中用量的研究［J］. 中国实验方剂学杂志，

10（2）：63
蔡丽萍，习志刚，杨红．2008．丹参酮的药理作用和临床研究进展［J］．广东药学院学报，24（3）：321
陈福华．1997．对龟版、鳖甲加工成散剂使用的探讨［J］．时珍国药研究，8（6）：538
陈培胜，朱月信．2012．中药配方颗粒行业标准研究思路［J］．中医杂志，53（6）：469
陈平．2005．中药配方颗粒对丰富、发展传统中药汤剂的作用与意义［J］．中华中医药杂志，20（5）：314
陈永辉，琚玮．1995．麻杏石甘煮散的解热抗炎实验研究［J］．中医研究，8（5）：20
程宏．2000．发展免煎中药饮片需要解决的几个问题［J］．中国药房，11（6）：239
程鸿齐，丁青龙，狄永良．2000．黄芪生药袋包颗粒剂与免煎剂及汤剂的煎出效果比较［J］．药学实践杂志，18（6）：384
党锁凤，李万志，苟正军．2010．医院制剂“参芪舒心通胶囊”质量标准的研究［J］．中国实用医药，5（17）：158
邓沂，于善哉，张士卿，等．2003．于己百教授增食煮散治疗小儿厌食症62例［J］．中医药学刊，21（6）：863
董志颖．2003-11-08（6）．膏方有什么特点［N］．上海中医药报
勾建刚，刘春红．2002．剂型改革，提高中药临床疗效［J］．中国医院药学杂志，22（7）：437
郭玉勤，王玉玺，邹存清．1998．中药煮散的研究进展［J］．中草药，29（3）：207
韩永红．2002．中药汤剂的剂型改革研究进展［J］．中草药，33（7）：9
何秀敏，陈超，马秉智，等．2013．中药饮片传统与现代应用分析［J］．中国中药杂志，38（14）：2408
红梅，王莉．2006．小儿中药散剂的制备与临床应用［J］．内蒙古中医药，6：49
黄宝秀．2010．实施医院制剂风险管理的体会［J］．黑龙江医药，23（5）：746
黄璐琦，彭华胜，肖培根．2011．中药资源发展的趋势探讨［J］．中国中药杂志，36（1）：1
黄明福，朱长康．2000．浅述日本汉方药颗粒剂的研制与发展［J］．中国药业，9（7）：59
金汝真，余仁欢，高辉，等．2012．五苓散与五苓汤治疗肾病综合征水湿内停证的临床对照研究［J］．中医杂志，53（7）：572
李爱君，陈曦．2010．人们对中药配方颗粒剂的“疑惑”［J］．首都医药，17（2）：28
李代英，李勇华，杨德全．2010．浊毒清煮散剂的制备与临床应用［J］．中成药，32（8）：1457
李国庆．2005．中药袋泡剂的实验研究与临床应用［J］．中医药学报，33（4）：69
李家实．1999．中药鉴定学［M］．上海：科学技术出版社．594
李松林，宋景政，徐宏喜．2009．中药配方颗粒研究浅析［J］．中草药，（增刊）：1
李学林，刘瑞新．2008．中药剂型改革应加强中药等效性研究［J］．中国中药杂志，33（9）：1100
李亚琼．2009．浅析散剂在《伤寒杂病论》中的运用［J］．陕西中医，30（6）：760
李濯冰，赵韶华，王玉蓉，等．2011．水蛭不同工艺提取物抗凝与纤溶活性比较及酶解物组成分析［J］．中成药，33（1）：42
刘斌，张珑，卢向红，等．2013．虫类散剂治疗神经根型颈椎病疗效分析［J］．海峡药学，25（2）：185
刘广平．2005．从中药穿山甲受热后活性成分变化看其内服方法［J］．中医药学刊，23（8）：1505
刘汉清，丁青龙，苏林通．2004．复方生药袋包颗粒生药饮片及配方颗粒汤剂的药效学研究［J］．中医药学刊，22（1）：24
刘晖晖，李盛青，詹若挺，等．2011．中药配方颗粒发展现状与临床推广应用面临的主要问题分析［J］．世界科学技术-中医药现代化，13（1）：9
刘乔明，沈小莉，张辉．2008．中药配方颗粒利弊分析与建议［J］．中国中医药信息杂志，15（12）：110

刘晓帆，杨瑶珺，吴丽洁，等. 2012. 中药水蛭生药学与化学成分的研究进展与展望［J］. 环球中医药，5（8）：637
吕艳红. 2011. 芪蛭粉治疗慢性肝炎 30 例［J］. 医学信息，24（8）：5141
罗刚，陈立庭，周晶. 2011. 超微粉碎技术在中药研究中的应用［J］. 现代药物与临床，26（2）：108
马尔丽. 2007. 中国医院制剂的历史、现状和发展策略［J］. 中国药事，21（9）：713
马雪玮，傅超美，刘婧，等. 2012. 干姜煮散颗粒与传统饮片在不同煎煮时间点干膏收率与 6-姜辣素含量的对比研究［J］. 成都大学学报：自然科学版，31（2）：120
孟琳，姬涛，侯林，等. 2012. 全蝎匀浆提取工艺的研究［J］. 中草药，41（4）：577
潘锋峰. 2013. 浅谈单味中药配方颗粒［J］. 海峡药学，25（9）：42
钱孝贤，陈燕铭，刘勇，等. 2006. 通心络治疗稳定型心绞痛的临床疗效及对内皮功能的影响［J］. 中国病理生理杂志，22（9）：1698
邱玉英. 1998. 中药散剂的应用与改进［J］. 江西中医学院学报，10（1）：31
仇法新，高福君. 2007. 中药配方颗粒的发展现状及应用前景［J］. 中国药房，18（3）：163
任大伟，董霄汉，董海峰. 1989. 中药煮散临床应用研究（三）—5 种含挥发油类药材饮片和颗粒煎煮效果对比［J］. 河南中医，5：37
沈静萍，张丽梅，罗朝利. 2010. 注重提高医院制剂研发过程保密意识［J］. 中国医学创新，7（22）：154
史伍屏，张宝勋，李国龙，等. 2007. 前列腺切除术中白芨粉止血的临床应用［J］. 中国现代医药杂志，9（4）：74
宋金斌，王亚娜，叶定江. 1996. 中药汤剂改革的思考［J］. 中国中药杂志，21（2）：99
孙建国，易延逵，蔡光先，等. 2010. 中药超微粉碎技术研究及应用的现状和思考［J］. 湖南中医杂志，26（6）：115
仝小林，彭智平，焦拥政，等. 2013. 中药“散”的研究概况与述评［J］. 中医杂志，54（1）：12
涂瑶生，毕晓黎. 2007. 中药配方颗粒国际化有关问题的思考［J］. 世界科学技术-中医药现代化，19（2）：77
王刚，刘世璧. 2010. 医院制剂配制方法的改进［J］. 中国医药导报，7（5）：107
王建农，张广德，余仁欢，等. 2010. 从同方汤散临床疗效差异思考传统中药剂型的深刻内涵［J］. 中国实验方剂学杂志，16（4）：185
王力宁，冯春辉，陈金月，等. 2012. 麻杏二陈汤煮散治疗小儿特禀质咳嗽的临床研究［J］. 中医儿科杂志，8（5）：32
王林. 2011. 中药煮散能否取代饮片在儿科的应用?［C］//第 28 次全国中医（儿科）学术大会暨 2011 年名老中医治疗（儿科）疑难病临床经验高级专修班学术论文汇编. 696-697
王铁烽，丁关，谢浩洋. 2008. 微波在制作膏滋中的应用［J］. 海峡药学，20（5）：20
王微. 2003. 中药袋泡剂研究的现状与发展［J］. 中国药品标准，4（4）：7
吴志强. 2003-8-15（7）. 深圳市中医院推行中药饮片定量小包装［N］. 中国中医药报
徐建东. 2010. 包装材料对医院制剂质量的影响［J］. 中国医药指南，8（25）：59
徐晓秋，傅超美，季宁平，等. 2012. 星点设计-效应面法优化黄连煮散颗粒煎煮工艺及其与传统饮片化学计量对比研究［J］. 中药与临床，3（6）：20
许静璋. 2006-12-9（4）. 加快基础研究，确保小包装中药饮片安全［N］. 中国中医药报
张红梅，宋景政，谭红胜，等. 2012. 从汤剂到颗粒剂：中药配方颗粒 20 年回顾与展望［J］. 世界科学技术：中医药现代化，14（4）：1740
张晓平. 2002. 中药袋煮散治疗病毒性肝炎的临床研究［J］. 邯郸医学高等专科学校学报，15（2）：107

张志勇，夏定兵，李伟．2011．临床应用中药配方颗粒的优劣分析［J］．湖北中医杂志，33（8）：75
郑为骞，傅超美，胡慧玲，等．2011．陈皮现代饮片与传统饮片煎出效果对比研究［J］．中药与临床，2（3）：36
钟国庆．2010．医院制剂难以开展方法学验证的原因及解决办法［J］．中国药事，24（9）：871
钟可芬．2008-4-14（1）．小包装中药饮片或将全面推广［N］．中国中医药报
周灿平，王伽伯，肖小河，等．2009．饮片粒度对大黄药材蒽醌及鞣质类成分煎出量的影响［J］．中医杂志，50（增刊）：221
周永芹，韩莉．2008．中药蜈蚣的研究进展［J］．中药材，31（2）：315

附录一　医院中药饮片管理规范

第一章　总　　则

第一条　为加强医院中药饮片管理，保障人体用药安全、有效，根据《中华人民共和国药品管理法》及其《实施条例》等法律、行政法规的有关规定，制定本规范。

第二条　本规范适用于各级各类医院中药饮片的采购、验收、保管、调剂、临方炮制、煎煮等管理。

第三条　按照麻醉药品管理的中药饮片和毒性中药饮片的采购、存放、保管、调剂等，必须符合《麻醉药品和精神药品管理条例》、《医疗用毒性药品管理办法》和《处方管理办法》等的有关规定。

第四条　县级以上卫生、中医药管理部门负责本行政区域内医院的中药饮片管理工作。

第五条　医院的中药饮片管理由本单位法定代表人全面负责。

第六条　中药饮片管理应当以质量管理为核心，制定严格的规章制度，实行岗位责任制。

第二章　人员要求

第七条　二级以上医院的中药饮片管理由单位的药事管理委员会监督指导，药学部门主管，中药房主任或相关部门负责人具体负责。药事管理委员会的人员组成和职责应当符合《医疗机构药事管理办法》的规定。一级医院应当设专人负责。

第八条　直接从事中药饮片技术工作的，应当是中药学专业技术人员。三级医院应当至少配备一名副主任中药师以上专业技术人员，二级医院应当至少配备一名主管中药师以上专业技术人员，一级医院应当至少配备一名中药师或相当于中药师以上专业技术水平的人员。

第九条　负责中药饮片验收的，在二级以上医院应当是具有中级以上专业技术职称和饮片鉴别经验的人员；在一级医院应当是具有初级以上专业技术职称和饮片鉴别经验的人员。

第十条　负责中药饮片临方炮制工作的，应当是具有三年以上炮制经验的中药学专业技术人员。

第十一条　中药饮片煎煮工作应当由中药学专业技术人员负责，具体操作人员应当经过相应的专业技术培训。

第十二条　尚未评定级别的医院，按照床位规模执行相应级别医院的人员要求。

第三章 采 购

第十三条 医院应当建立健全中药饮片采购制度。

采购中药饮片，由仓库管理人员依据本单位临床用药情况提出计划，经本单位主管中药饮片工作的负责人审批签字后，依照药品监督管理部门有关规定从合法的供应单位购进中药饮片。

第十四条 医院应当坚持公开、公平、公正的原则，考察、选择合法中药饮片供应单位。严禁擅自提高饮片等级、以次充好，为个人或单位谋取不正当利益。

第十五条 医院采购中药饮片，应当验证生产经营企业的《药品生产许可证》或《药品经营许可证》、《企业法人营业执照》和销售人员的授权委托书、资格证明、身份证，并将复印件存档备查。

购进国家实行批准文号管理的中药饮片，还应当验证注册证书并将复印件存档备查。

第十六条 医院与中药饮片供应单位应当签订“质量保证协议书”。

第十七条 医院应当定期对供应单位供应的中药饮片质量进行评估，并根据评估结果及时调整供应单位和供应方案。

第四章 验 收

第十八条 医院对所购的中药饮片，应当按照国家药品标准和省、自治区、直辖市药品监督管理部门制定的标准和规范进行验收，验收不合格的不得入库。

第十九条 对购入的中药饮片质量有疑义需要鉴定的，应当委托国家认定的药检部门进行鉴定。

第二十条 有条件的医院，可以设置中药饮片检验室、标本室，并能掌握《中华人民共和国药典》收载的中药饮片常规检验方法。

第二十一条 购进中药饮片时，验收人员应当对品名、产地、生产企业、产品批号、生产日期、合格标识、质量检验报告书、数量、验收结果及验收日期逐一登记并签字。

购进国家实行批准文号管理的中药饮片，还应当检查核对批准文号。

发现假冒、劣质中药饮片，应当及时封存并报告当地药品监督管理部门。

第五章 保 管

第二十二条 中药饮片仓库应当有与使用量相适应的面积，具备通风、调温、调湿、防潮、防虫、防鼠等条件及设施。

第二十三条 中药饮片出入库应当有完整记录。中药饮片出库前，应当严格进行检查核对，不合格的不得出库使用。

第二十四条 应当定期进行中药饮片养护检查并记录检查结果。养护中发现质量问题，应当及时上报本单位领导处理并采取相应措施。

第六章　调剂与临方炮制

第二十五条　中药饮片调剂室应当有与调剂量相适应的面积，配备通风、调温、调湿、防潮、防虫、防鼠、除尘设施，工作场地、操作台面应当保持清洁卫生。

第二十六条　中药饮片调剂室的药斗等储存中药饮片的容器应当排列合理，有品名标签。药品名称应当符合《中华人民共和国药典》或省、自治区、直辖市药品监督管理部门制定的规范名称。标签和药品要相符。

第二十七条　中药饮片装斗时要清斗，认真核对，装量适当，不得错斗、串斗。

第二十八条　医院调剂用计量器具应当按照质量技术监督部门的规定定期校验，不合格的不得使用。

第二十九条　中药饮片调剂人员在调配处方时，应当按照《处方管理办法》和中药饮片调剂规程的有关规定进行审方和调剂。对存在“十八反”、“十九畏”、妊娠禁忌、超过常用剂量等可能引起用药安全问题的处方，应当由处方医生确认（“双签字”）或重新开具处方后方可调配。

第三十条　中药饮片调配后，必须经复核后方可发出。二级以上医院应当由主管中药师以上专业技术人员负责调剂复核工作，复核率应当达到100%。

第三十一条　医院应当定期对中药饮片调剂质量进行抽查并记录检查结果。中药饮片调配每剂重量误差应当在±5%以内。

第三十二条　调配含有毒性中药饮片的处方，每次处方剂量不得超过二日极量。对处方未注明“生用”的，应给付炮制品。如在审方时对处方有疑问，必须经处方医生重新审定后方可调配。处方保存两年备查。

第三十三条　罂粟壳不得单方发药，必须凭有麻醉药处方权的执业医师签名的淡红色处方方可调配，每张处方不得超过三日用量，连续使用不得超过七天，成人一次的常用量为每天3～6g。处方保存三年备查。

第三十四条　医院进行临方炮制，应当具备与之相适应的条件和设施，严格遵照国家药品标准和省、自治区、直辖市药品监督管理部门制定的炮制规范炮制，并填写“饮片炮制加工及验收记录”，经医院质量检验合格后方可投入临床使用。

第七章　煎　　煮

第三十五条　医院开展中药饮片煎煮服务，应当有与之相适应的场地及设备，卫生状况良好，具有通风、调温、冷藏等设施。

第三十六条　医院应当建立健全中药饮片煎煮的工作制度、操作规程和质量控制措施并严格执行。

第三十七条　中药饮片煎煮液的包装材料和容器应当无毒、卫生、不易破损，并符合有关规定。

第八章 罚 则

第三十八条 对违反本规范规定的直接负责的主管人员和其他直接责任人，由卫生、中医药管理部门给以通报批评，并根据情节轻重，给以行政处分；情节严重，构成犯罪的，依法追究刑事责任。

第三十九条 对违反本规范规定的医院，卫生、中医药管理部门应当给以通报批评。

第四十条 违反《中华人民共和国药品管理法》及其《实施条例》、《医疗机构管理条例》及其《实施细则》等法律、行政法规规章的，按照有关规定予以处罚。

第九章 附 则

第四十一条 其他医疗机构的中药饮片管理和各医疗机构的民族药饮片管理，由省、自治区、直辖市卫生、中医药管理部门依照本规范另行制定。

第四十二条 乡村医生自采、自种、自用中草药按照《关于加强乡村中医药技术人员自种、自采、自用中草药管理的通知》的有关规定执行。

第四十三条 本规范自发布之日起施行，1996 年 8 月 1 日国家中医药管理局发布的《医疗机构中药饮片质量管理办法（试行)》同时废止。

第四十四条 本规范由国家中医药管理局、卫生部负责解释。

附录二　中药饮片调剂标准操作规程

中药饮片调剂常规是近多年实践逐步形成的，是中药调剂工作的准则，中药饮片调剂常规一般分为审方、计价、调配、复核、发药5个程序。

一、审方

审方是中药调剂工作的第一个环节。它不仅对医师所开处方负责，而且要对患者用药安全有效负责，所以对处方要详细的审阅。中药调剂人员应全面掌握调剂理论知识，必须熟练识别中医处方的繁、简、行草字以及同音字。如果发现问题要及时解决，对字迹不清的，不可主观猜测，以免发生差错，一定要审查无误后，方可计价调配，否则不予调配，审方包括以下内容：

（1）审查科别、姓名、性别、年龄、婚否、住址或工作单位、病历号、日期、医师签名等。处方日期，医疗单位对超过三日的处方不予调配。中药店应了解新方还是旧方，如实旧方应问明处方上的姓名、日期，避免拿错方或误服的事故。审阅处方的性别、年龄、婚否、病历号、等，如系老人、小孩，注意剂量是否超量；如系孕妇，应注意有无妊娠禁忌药。

（2）审查药名，要注意药名的一字之差。

1）品种不同。如破故纸（补骨脂）与洋故纸（木蝴蝶），忍冬花（金银花）与冬花（款冬花），吴茱萸与山茱萸，怀牛膝与川牛膝，大胡麻与小胡麻等。

2）同一品种炮制方法不同。如干姜、炮姜、煨姜；制南星、胆南星等。

3）同一植物入药部位不同。如桑叶、桑枝、桑椹、桑白皮；橘核、橘络；扁豆衣、扁豆花等。

（3）审查剂量、剂数书写是否清楚，有无重开、错开、超量、药量遗漏或模糊不清，除重开、剂数可与患者商量酌情修改外，应请医师修正后方可调配，切忌主观猜测臆断，以防差错。

审查处方中有无毒性中药，如有毒性中药，必须按《医疗用毒性药品管理办法》进行调配。

（4）审查处方中有无相反、相畏药，超量药及妊娠禁忌药，如有不予调配。如系病情需要，应与医生联系，重新签字后方可调配。

（5）审查有无短缺药，如有按“先救急、后一般”，“先儿童、后成人”，“先重病、后轻病”，“先住院、后门诊”等原则酌情处理。对紧缺药品，药剂人员有责任介绍推荐疗效相似的品种，但未经处方医生改方，药剂人员无权更换处方药品，不得随意用替代品。

（6）审查处方有无临方制剂加工，处方若需要临方制剂加工，能否俺除非要求制作完成期限等应与患者交代清楚，经同意后再计价。再处方中需自备药引的应向患者说明。

二、计价

应按国家规定的价格计价，不得随意估价和改价，药价的尾数按“四舍五入”执行准确无误。调配是中药房完成医师对病人辨证论治，正确用药的重要环节。调配时应注意以下几点：对戥、持戥、调配、分剂量。复核应由责任心强、业务水平高、经验丰富的中药师负责，以确保调配处方的质量。发药是中药调剂工作的最后一个环节。发药时要核对患者姓名、取药凭证号码以及药的剂数，注意区分姓名相同相似者，防止错发现象。

三、调配

（1）调剂人员接到计价收款后的处方，应先进行审方，审查有无相反、相畏的药物，毒性药物等，还要对药物的别名、并开药名、处方脚注和有无需临时炮制加工的药物等进行审核，审核无误后方可调配。

（2）对戥。使用经检验合格的戥称。调配前先检查定盘星的平衡度是否准确。再根据处方药物的不同体积和重量，选用适当的戥子，一般用克戥，称取贵重药品或毒性中药，克以下的要使用毫克戥，才能保证剂量准确。

（3）持戥，左手持戥，右手取药，（具体操作如图）随右手关斗。检查戥量指数和所称药物是否平衡，要举到眉齐，以戥称平衡为准确。

（4）为了便于核对，要按处方药味所列顺序进行调配，间隔平放，不可混放一堆，对体积松泡的品种如通草、夏枯草、淫羊藿、茵陈等应先称，以免覆盖前药。对粘度大的药物如瓜蒌、熟地黄、龙眼肉等可后调配，放于其他药味之上，以免沾染包装用纸。配发饮片时应注意点排方法：“所配饮片间隔放，色白块片压四角，子实粉末中间搁，花叶全草放里面，质地重实内层数，另包药物称一边，逐一查对无差错，装药袋上写姓名，注明煎法和服法，讲清医嘱再发药”。

（5）根据医师处方要求、处方应付常规要求和传统调配习惯进行调配。不准生熟不分，以生代炙，若发现伪劣药品、炮制不合格药品、发霉变质药品等，应向有关责任者提出更换合格品后，再行调配。

（6）处方中有需特殊处理的药品，如先煎、后下、包煎、冲服、烊化、另煎等要单包并注明用法。

（7）处方中有矿物类、动物贝壳类、果实种子类等质地坚硬的药品，需要用捣药桶（铜冲）临时捣碎，以利于煎出有效成分。在使用铜冲时，须先视铜冲内是否干净，不得有残渣或粉末。凡捣碎毒性中药后，应及时洗刷干净，以免影响其他方剂，临时捣碎以适度为宜。

（8）方中有需要临时加工的药品，如炒肉桂、炒干姜、炙旋复花等由专人处理，临时炮制也要依法炮制，炮制品要符合质量要求。

（9）对一方多剂的鲜药，如鲜芦根、鲜地黄等应分剂量后包。并注明用法再单独另包，不得与群药同包，以便于低温保存，防止霉变。

（10）分戥，对一方多剂的调配要逐剂行复戥，不可主观臆断分戥或随意抓配。处方中的并开药物，如二目、龙牡等，应分别称量，不得以一味抓齐。一般药没剂误差不得超过±3%，细料药物或毒性中药不得超过±1%。

四、复核

复核是中药调剂的重要环节，对调配的药品必须按处方逐项进行全面细致核对。具体要求如下：

（1）审查有无相反、相畏药物，妊娠禁忌药物，毒麻药物的剂量。毒性中药、贵细药物的调配是否得当。

（2）调配药物是否与处方相符，药味是否齐全，有无错位、漏味或多味和掺杂异物。

（3）调配药物剂量、剂数是否与处方相符。

（4）要求先煎、后下、包煎、冲服、烊化、另煎等药物是否单包并注明用法。

（5）对医师处方脚注和临方炮制药物，是否符合医师用药要求。制剂加工是否符合常规要求。

（6）药物质量有无虫蛀、发霉变质、有无生炙不分、以生代炙，整药。籽药应捣未捣，调配处方有无乱代乱用等。

（7）节假日会一人值班没有复核人员时，调剂人员担负起复核职责，认真复核，并在复核项下签字（即一人双签字）。

（8）复核无误后符合签字，包装。

五、发药

（1）认真核对患者姓名、取药凭证和汤药剂数。

（2）向患者交代用法、用量、用药或饮食禁忌，特别要注意需特殊处理的中药的用法，是否有自备药引、鲜药的保存。

（3）回答患者提出的有关用药问题。

附录三　医疗机构中药煎药室管理规范

第一章　总　　则

第一条　为加强医疗机构中药煎药室规范化、制度化建设，保证中药煎药质量，根据有关法律、行政法规的规定，制定本规范。

第二条　本规范适用于开展中药煎药服务的各级各类医疗机构。

第二章　设施与设备要求

第三条　中药煎药室（以下称煎药室）应当远离各种污染源，周围的地面、路面、植被等应当避免对煎药造成污染。

第四条　煎药室的房屋和面积应当根据本医疗机构的规模和煎药量合理配置。工作区和生活区应当分开，工作区内应当设有储藏（药）、准备、煎煮、清洗等功能区域。

第五条　煎药室应当宽敞、明亮，地面、墙面、屋顶应当平整、洁净、无污染、易清洁，应当有有效的通风、除尘、防积水以及消防等设施，各种管道、灯具、风口以及其它设施应当避免出现不易清洁的部位。

第六条　煎药室应当配备完善的煎药设备设施，并根据实际需要配备储药设施、冷藏设施以及量杯（筒）、过滤装置、计时器、贮药容器、药瓶架等。

第七条　煎药工作台面应当平整、洁净。煎药容器应当以陶瓷、不锈钢、铜等材料制作的器皿为宜，禁用铁制等易腐蚀器皿。储药容器应当做到防尘、防霉、防虫、防鼠、防污染。用前应当严格消毒，用后应当及时清洗。

第三章　人 员 要 求

第八条　煎药室应当由具备一定理论水平和实际操作经验的中药师具体负责煎药室的业务指导、质量监督及组织管理工作。

第九条　煎药人员应当经过中药煎药相关知识和技能培训并考核合格后方可从事中药煎药工作。煎药工作人员需有计划地接受相关专业知识和操作技能的岗位培训。

第十条　煎药人员应当每年至少体检一次。传染病、皮肤病等患者和乙肝病毒携带者、体表有伤口未愈合者不得从事煎药工作。

第十一条　煎药人员应当注意个人卫生。煎药前要进行手的清洁，工作时应当穿戴专用的工作服并保持工作服清洁。

第四章 煎药操作方法

第十二条 煎药应当使用符合国家卫生标准的饮用水。待煎药物应当先行浸泡，浸泡时间一般不少于30分钟。煎煮开始时的用水量一般以浸过药面2~5厘米为宜，花、草类药物或煎煮时间较长的应当酌量加水。

第十三条 每剂药一般煎煮两次，将两煎药汁混合后再分装。煎煮时间应当根据方剂的功能主治和药物的功效确定。一般药物煮沸后再煎煮20~30分钟；解表类、清热类、芳香类药物不宜久煎，煮沸后再煎煮15~20分钟；滋补药物先用武火煮沸后，改用文火慢煎约40~60分钟。药剂第二煎的煎煮时间应当比第一煎的时间略缩短。煎药过程中要搅拌药料2~3次。搅拌药料的用具应当以陶瓷、不锈钢、铜等材料制作的棍棒为宜，搅拌完一药料后应当清洗再搅拌下一药料。

第十四条 煎药量应当根据儿童和成人分别确定。儿童每剂一般煎至100~300毫升，成人每剂一般煎至400~600毫升，一般每剂按两份等量分装，或遵医嘱。

第十五条 凡注明有先煎、后下、另煎、烊化、包煎、煎汤代水等特殊要求的中药饮片，应当按照要求或医嘱操作。

(1) 先煎药应当煮沸10~15分钟后，再投入其它药料同煎（已先行浸泡）。

(2) 后下药应当在第一煎药料即将煎至预定量时，投入同煎5~10分钟。

(3) 另煎药应当切成小薄片，煎煮约2小时，取汁；另炖药应当切成薄片，放入有盖容器内加入冷水（一般为药量的10倍左右）隔水炖2~3小时，取汁。此类药物的原处方如系复方，则所煎（炖）得的药汁还应当与方中其它药料所煎得的药汁混匀后，再行分装。某些特殊药物可根据药性特点具体确定煎（炖）药时间（用水适量）。

(4) 溶化药（烊化）应当在其它药煎至预定量并去渣后，将其置于药液中，微火煎药，同时不断搅拌，待需溶化的药溶解即可。

(5) 包煎药应当装入包煎袋闭合后，再与其他药物同煎。包煎袋材质应符合药用要求（对人体无害）并有滤过功能。

(6) 煎汤代水药应当将该类药物先煎15~25分钟后，去渣、过滤、取汁，再与方中其它药料同煎。

(7) 对于久煎、冲服、泡服等有其他特殊煎煮要求的药物，应当按相应的规范操作。先煎药、后下药、另煎或另炖药、包煎药、煎汤代水药在煎煮前均应当先行浸泡，浸泡时间一般不少于30分钟。

第十六条 药料应当充分煎透，做到无糊状块、无白心、无硬心。煎药时应当防止药液溢出、煎干或煮焦。煎干或煮焦者禁止药用。

第十七条 内服药与外用药应当使用不同的标识区分。

第十八条 煎煮好的药液应当装入经过清洗和消毒并符合盛放食品要求的容器内，严防污染。

第十九条 使用煎药机煎煮中药，煎药机的煎药功能应当符合本规范的相关要求。应当在常压状态煎煮药物，煎药温度一般不超过100℃。煎出的药液量应当与方剂的剂量相符，分装剂量应当均匀。

第二十条 包装药液的材料应当符合药品包装材料国家标准。

第五章 煎药室的管理

第二十一条 煎药室应当由药剂部门统一管理。药剂部门应有专人负责煎药室的组织协调和管理工作。

第二十二条 药剂部门应当根据本单位的实际情况制定相应的煎药室工作制度和相关设备的标准化操作程序（SOP），工作制度、操作程序应当装订成册并张挂在煎药室的适宜位置，严格执行。

第二十三条 煎药人员在领药、煎药、装药、送药、发药时应当认真核对处方（或煎药凭证）有关内容，建立收发记录，内容真实、记录完整。每方（剂）煎药应当有一份反映煎药各个环节的操作记录。记录应保持整洁，内容真实、数据完整。

第二十四条 急煎药物应在 2 小时内完成，要建立中药急煎制度并规范急煎记录。

第二十五条 煎药设备设施、容器使用前应确保清洁，要有清洁规程和每日清洁记录。用于清扫、清洗和消毒的设备、用具应放置在专用场所妥善保管。煎药室应当定期消毒。洗涤剂、消毒剂品种应定期更换，符合食品工具、设备用洗涤卫生标准（GB149301）和食品工具、设备用洗涤消毒剂卫生标准（GB149302）等有关卫生标准和要求，不得对设备和药物产生腐蚀和污染。

第二十六条 传染病病人的盛药器具原则上应当使用一次性用品，用后按照医疗废物进行管理和处置。不具备上述条件的，对重复使用的盛药器具应当加强管理，固定专人使用，且严格消毒，防止交叉污染。

第二十七条 加强煎药的质量控制、监测工作。药剂科负责人应当定期（每季度至少一次）对煎药工作质量进行评估、检查，征求医护人员和住院病人意见并建立质量控制、监测档案。

第六章 附 则

第二十八条 本规范自发布之日起施行，国家中医药管理局于 1997 年印发的中药煎药室管理规范同时废止。

第二十九条 本规范由国家中医药管理局负责解释。

附录四　小包装中药饮片医疗机构应用指南

说　明

小包装中药饮片是按设定的剂量包装、能直接“数包”配方的中药饮片。

中药配方调剂历来采用“手抓戥称”的传统调剂方式，随着各医疗机构中医药服务量的逐步增长等诸多因素的变化，传统调剂方法逐步显现称不准、分不匀、效率低、复核难、养护难、浪费大、卫生差等若干弊端。随着社会的发展与科技的进步，为确保中药处方的配方质量，对中药饮片处方的调剂方法进行技术改造势在必然。为此，部分中医医院先后将小包装中药饮片用于中药处方的调剂。

国家中医药管理局在分析比较小包装中药饮片与散装中药饮片的配方调剂情况后，于2007年8月在全国选择了中国中医科学院西苑医院等19家三级、二级中医医院，开展推广使用小包装中药饮片的试点工作。在总结各试点医院经验的基础上，组织制订了本《指南》。

本《指南》分为前言、规格设定、包装、仓储管理、处方调剂、展望等六部分，在总结小包装中药饮片特点的基础上，从小包装中药饮片的规格设定、包装、仓储管理、处方调剂几个方面，对医疗机构如何应用做了较为详尽的介绍，旨在指导医疗机构能够准确、迅速的掌握小包装中药饮片的应用方法，使医疗机构能顺利地使用小包装中药饮片，充分发挥小包装中药饮片的特色与优势。

前　言

始于商周的中药汤剂至今仍是中医防治疾病的首选剂型。

中药汤剂的配方调剂方式，历来是使用散装中药饮片、“手抓戥称”。然而，随着社会的进步发展，特别是在目前各医院现有中药调剂人员和调剂面积的条件下，这一方式所存在的称不准、分不匀、效率低、复核难、养护难、浪费大、卫生差等弊端更加突现，特别是称量不准、分剂不均的问题，影响了中医药的临床治疗效果，从而影响了中医药事业的又好又快发展。为此，不少中医医院及中医药工作者针对散装中药饮片调剂方式存在的不足进行了大量的实践探索，其中部分中医医院先后将小包装中药饮片用于中药饮片处方的调剂，取得了较好的效果。

从实践经验看，小包装中药饮片有以下主要优点。

一、保持特色

小包装中药饮片保持了中药饮片的原有性状，不改变中医临床以饮片入药、临用煎汤、诸药共煎的用药特色，且能基本满足临床医师处方用药的常用剂量。

二、剂量准确

称准分匀即剂量准确，是确保中药饮片处方调剂质量的基本要求。为此，国家有关部门先后制定了一系列相关规定（详见附表）。

附表　国家对调剂中药饮片处方制定的相关规定

时 间	依据	日调剂限量/人	称量误差	其它
1983 年	文明中医院建设标准	≥160 剂	≤±5%	凡调配 60 岁以上或一周岁以下患者处方，必须逐剂逐味称量
1991 年	中医医院分级管理标准	未定	≤±5%	一律逐剂逐味称量
1997 年	中药饮片质量管理规定	≤150 剂	≤±5%	一律逐剂逐味称量
2007 年	医院中药饮片管理规范		≤±5%	一律逐剂逐味称量

中药配方单剂的称量误差应≤±5%。然而，配方所用的戥子，其最小称量（感量）为 1g，按照衡器的称量误差 = P/Q×100%（P 为感量，Q 为要称取的量）计算，欲称取 10g 饮片，其称量误差为±10%，显然超过≤±5% 的规定，调剂质量得不到保证。同时，中医饮片处方多为复方，且一方多剂。使用散装中药饮片配方，调剂人员在实际操作中都是按剂数称取每味中药饮片的总量，再进行分剂，必然造成一方中每剂药之间存在重量差异（分不匀）。

小包装中药饮片是采用感量为 0.1g 的电子称，按设定的剂量精确称量后包装，有效地控制了每包中药饮片的装量差异。因而，确保了调剂剂量的准确，克服了使用散装中药饮片调剂所存在的既称不准、又分不匀的弊端。上海中医药大学附属龙华医院、武汉市中医医院在使用小包装中药饮片后，各随机检测 10 名调剂人员所调配的 100 张处方，单剂误差均在±5% 以内，全部符合 2007 年 3 月国家中医药管理局和卫生部制定的《医院中药饮片管理规范》的规定。

三、易于复核

中药饮片处方多为复方，其调剂复核应当包括中药饮片的种类和每种饮片的剂量。使用散装中药饮片配方，将每剂药中多种饮片混合，复核时只能确认所调剂的处方中药饮片种类有无“错漏”，不可能复核方中每味药的称量是否准确。

小包装中药饮片保持了原饮片的性状及片形，并采用透明的材料包装，且在包装袋上均有品名、规格、产地、煎煮方法等说明文字，还可采用色标管理，使调剂复核真正能做到既复核处方中的中药饮片种类有无“错漏”，又能复核每种中药饮片的剂量。

四、提高效率

从试点医院的普遍经验看，使用散装中药饮片配方，通过逐剂逐味称量来控制称量误差，平均每配一张中药饮片处方用时应在 20 分钟以上。

使用小包装中药饮片调剂，实现了变“戥药”配方为“数包”配方，配方的速度得以提高。武汉市中医医院使用小包装中药饮片配方，随机检测10名调剂人员所调配的100张处方，每张处方的平均用时为5.28分钟，速度提高了近4倍。

五、饮片纯净

散装中药饮片许多品种含有较多的琐屑、灰尘，并因其裸露而受日光、空气以及温度、湿度等因素影响发生质量变异。

小包装中药饮片由于大多采用透明的聚乙烯包装，如所包中药饮片含有较多琐屑，则极易判断；如附着灰尘，则不易封口，故供生产小包装的中药饮片纯净度必须达到一定的要求。为有效防止中药饮片的生虫、长霉等，供制备小包装的中药饮片通常经过干燥灭菌处理，有的还采用真空包装，保证了中药饮片的纯净度与质量，并有利于贮存与养护。

六、减少浪费

使用散装中药饮片调配处方，如果发生配方错误，或在“上斗”时发生“串斗”，因分捡困难，只得弃用，造成浪费。同时，散装中药饮片调剂时手抓戥称，难以避免漏撒，也容易造成浪费。

使用小包装中药饮片调剂，一旦调剂有误，极易分检，且能有效避免使用散装中药饮片“上斗”与称量时的“串斗”与“漏撒”，从而减少了浪费。另外，采用小包装中药饮片减少了霉变、虫蛀、变色、变味、“走油”等现象的发生，减少了因质量变异而造成的浪费。

七、改善环境

中药饮片取材于动物、植物、矿物，难以避免附着灰尘与杂质，散装中药饮片就更容易附着灰尘，加之部分中药饮片本身呈粉末状，一旦取料、“上斗”或称量调剂则粉末飞扬，工作环境较差，不利于工作人员的身心健康；库房与药房均不能使用空调等装置以有效地控温调湿，不利于对中药饮片的养护。

小包装中药饮片由于有包装材料屏蔽，因而能有效防止取料、“上斗”及称量时产生粉尘，显著改善了工作环境，控温调湿装置也能得到良好地使用。

八、有利管理

1. 量化管理

由于使用散装中药饮片调剂存在称不准、分不匀、浪费大等问题，因而不可能对其进、销及存量实施量化管理。使用小包装中药饮片调剂处方，则克服了前述问题，使其接近于成药的管理，从而为医院对中药饮片实施量化管理提供了可能，进而促进管理的规范化。

2. 计算机管理

有条件的中药房可针对使用小包装中药饮片调剂的特点，开发相应的计算机管理软件。该软件可设置审方核对、订正药名、标定区位、确定流程、规定配伍等功能，以利规范操作、统一调剂、避免差错、方便核对、降低劳动强度、提高调剂效率，并可自动生成“调剂清单”，为调剂人员提供调剂操作指南，为患者提供核对便利。

3. 色标管理

小包装中药饮片可以对所设置的规格统一实施色标管理，便于入库验收、调剂复核，提高效率、防止差错。

九、增进信任，普及知识

使用散装中药饮片配方，就患者而言，因其“不识药”而不能自行核对，其知情权得不到满足，极易导致心存疑虑，不利治疗，有时还由此引发医患纠纷，双方的合法权益得不到有效保护。

使用小包装中药饮片配方，患者可根据包装袋上的标注与处方进行核对，尊重了患者的知情权，有利于患者监督调剂质量，提高患者对调剂质量的信任度，有效维护医患双方的权益。同时还可使广大患者在感受中医药服务的同时，认识中药，了解中医，从而有利于普及中医药知识。

总之，推广使用小包装中药饮片，能确保中药饮片处方的调剂质量，提高中药饮片处方调剂的效率，促进中药饮片质量的提高，大大改善中药饮片处方调剂的工作环境，减少对中药材资源的浪费，提高医疗机构的中药饮片管理水平，增进人们对中医药的认知度，并有利于促进中药饮片生产的规范化、标准化、品牌化。

第一章　规格设定

规格设定系指每种中药饮片在进行小包装时，应设几种规格（品规数）以及每一规格（每包）的含药量（品规量）。规格设定是否合理，这是医疗机构运用小包装中药饮片进行调剂能否成功的关键。

如甘草这一中药饮片，进行小包装时设 3 种规格，分别是每包 3g、6g、10g，则甘草的品规数为 3 个，而品规量分别为 3g、6g、10g。

每个医疗机构、每种中药饮片的品规数和品规量，是有一定规律可循的，即常用品种规格相对固定，且数量有限。

第一节　规格设定的基本原则

1. 因药而异原则

不同的中药饮片品种，在采用小包装时，要设定不同的品规数和品规量。如麻黄、细辛与石膏、白花蛇舌草的品规设定应有显著差异。

2. 满足临床常用剂量需要原则

每种中药饮片的品规数和品规量，应最大限度地满足临床医师处方的常用剂量，尽量减少应使用小包装中药饮片而对临床医师处方剂量的限制。

3. 品规最少原则

一种中药饮片，在采用小包装时，应在最大限度满足临床医师常用处方剂量的前提下，尽量设定最少的品规数。

4. 高频多规原则

对于使用频率高的中药饮片品种，在中药饮片调剂室面积允许的条件下，根据临床常用剂量，可设定多种品规，以提高中药饮片处方的配方效率。

第二节　规格设定的基本步骤

一、统计调查

通过查询统计本医院以往中药饮片处方数据，结合本医院名老中医临床用药特点及经典中药处方的特殊性，以确定适合本医院临床用药习惯的各中药饮片品种的品规数和品规量。

1. 统计样本选择

（1）时间跨度应以上年度三个月至一年为宜，应以所选取的处方量确定。如以一年为时间跨度，可在每个季度中选择 1 个月。

（2）所抽处方应涵盖本医院各临床科室以及在本医院坐诊的名老中医的中药饮片处方。

（3）抽取处方应遵循随机原则，抽取一定数量。

（4）抽取处方的方法，可通过计算机进行，也可采用手工方法进行。

2. 统计

（1）统计内容，包括两个方面：

一是统计各种中药饮片的使用频率（M），即统计某种中药饮片在用于统计的全部处方中出现的次数（X），则该饮片的使用频率为：$M=X/$处方总张数$\times 100\%$。

比如茯苓在用于统计的 106670 张处方中出现的次数为 43510 次，则茯苓的使用频率为：$M=43510/106670\times 100\%=40.79\%$。

二是统计每一种中药饮片的各种剂量的使用频率（N），即统计某种中药饮片的某一剂量在用于统计的全部处方中出现的次数（Y），则该剂量对此种饮片而言，其使用频率为：$N=Y/$处方总张数$\times 100\%$。

比如茯苓 10 克剂量在用于统计的 106670 张处方中出现的次数为 21106 次，则茯苓该剂量的使用频率为：$M=21106/106670\times 100\%=19.79\%$。

（2）统计方法

1）电脑统计。将所抽取的每张处方中所含的每味中药饮片及其剂量，联同该张处方所属科室，一并输入计算机，编程统计处方中每种中药饮片及其各种剂量的使用频率。

2）人工统计。将本医院所用的全部中药饮片列表，取所抽取的处方，按上述方法，逐味统计每种中药饮片及其各种剂量的出现次数，汇总统计每种中药饮片及其各种剂量的使用频率。

（3）结果处理

将用于统计的全部处方中所含每种中药饮片及其该中药饮片所用到的各种剂量，按使用频率由高至低排序；

上述结果，既要含全部处方的汇总统计，又要按不同科室及名老专家分类统计。

二、初定规格

1. 品规数的确定

依据汇总统计的结果，可按下表确定每种中药饮片的品规数。

中药饮片的使用频率（*M*）	品规数
≥5%	3-4
≥1%且<5%	3
≥0.1%且<1%	2-3
<0.1%	1-2

2. 品规量的确定

取每个中药饮片品种使用频率最高的5个剂量（*N*1～*N*5），经斟别其可组合性与代用性后，再按设定的品规数确定其品规量。例如：甘草，使用频率最高的前5个剂量分别是10g、9g、6g、3g、12g，则甘草的品规数可设定为3个，品规量分别为3g、6g、10g，即可满足5种剂量的配方需要。

三、模拟测试

1. 测试方法

将初步设定的每种中药饮片的规格输入计算机，另取本医院上年度的部分中药饮片处方（注意：时间跨度应与选择统计样本的时间跨度一样，但不得抽取供初定规格时已用过的处方），再将所抽取的每张处方中所含的每味中药饮片及其剂量输入计算机，进行测试。

2. 测试指标

（1）可配处方的张数比，即可配处方数与测试的处方总数之比。从试点单位经验看，该比例应≥95%。只要处方中出现某种中药饮片的剂量不能用所设定的规格调剂，则该处方为不可配处方。

（2）单张处方的用包数与该处方的药味数之比。从试点单位经验看，该比例应≤1.3，且每味中药饮片的使用小包装中药饮片的用包数应≤2。

3. 结果处理

对不符合两项测试指标要求的每一中药饮片品种的原定规格重新调整，直至达到测试指标的要求。

四、征求意见

将经测试后设定的每种中药饮片的规格及分类统计的结果，印发至全院各临床科室及有关专家，广泛征求各方面意见。

根据各方面的意见，对初步设定的每种中药饮片规格进行调整。

五、审定发布

（1）将每种中药饮片的规格呈交医院药事管理委员会进行专题讨论，修改后确定本医院小包装中药饮片的规格方案。

在与临床医师充分协商的前提下，宜尽量减少每种中药饮片的规格数。如深圳市中医院，每种中药饮片设定两种规格，也比较好地满足了临床医师的处方需要。

（2）将上述方案印发医院各临床科室（有条件的医院，应在内部计算机网络上发布），让全体医师及时了解掌握，使其能在处方时，所用中药饮片的剂量尽量符合所设定的品规，或是所设定品规的二倍量，也可以是所设定品规可组合的剂量。

六、反馈调整

由于中医用药剂量往往因人、因时而异。因此，对所设定的小包装中药饮片规格，应根据实际使用情况，及时调整相关品种的品规数和品规量。为此，医院应当建立跟踪监测体系。

1. 信息收集

有条件的医院（建立计算机管理系统的医院），可在每张处方划价收费后，将该处方的下列信息贮存在用于划价的计算机源程序所设数据库中。

（1）每张处方中的每味中药饮片的品种及其剂量；

（2）每张处方中不能使用所设定的规格进行调剂的中药饮片；

（3）每张处方中所用中药饮片的总味数及其调配该处方的小包装中药饮片用包数；

（4）每张处方中每味小包装中药饮片的用包数。

未建立计算机管理系统的医院，应记录调配处方总数和不可配处方数及其不可配的中药饮片品种与剂量，记录调配一张处方时使用小包装中药饮片的包数超过 3 包的中药饮片品种及其剂量。

2. 监测项目

一段时间后，对所收集的信息，按前述两项“测试指标”进行统计分析评估。

3. 及时调整

根据监测结果，及时调整医院的小包装中药饮片的规格，以进一步适应临床需求和提高配方速度。

第三节　注 意 事 项

（1）凡麻醉药（罂粟壳）不得制成小包装中药饮片，在调剂时应当按规定将其他小包装的中药饮片拆包后与麻醉药（罂粟壳）混合后发药，并在调剂时应严格按处方剂量临方处理。

（2）凡《中国药典》、《炮制规范》注明“有毒”的中药饮片（非毒性饮片），如白附子、甘遂等，其最大规格的设定，应不超过规定的最大剂量。

（3）毒性中药饮片不得制成小包装中药饮片。

（4）凡不以重量为剂量单位的中药饮片，如灯心草（支、扎）、蜈蚣（条）等，可不设定品规，调剂时应按处方标定的剂量，临方处理。

第二章　包　　装

包装是指将中药饮片按设定的剂量，通过机械或人工方式将一定量的中药饮片装入符合药用规定的包装材料内并封口，同时进行包装标识的操作过程。

包装标识是通过看包装的标签及颜色等，就能知道内装药物的部分信息的一种标示。标识分标签和色标两部分。

小包装中药饮片的包装，主要由中药饮片生产企业负责。本指南从包装材料、包装方法、标签印制、色标应用、外包装等几方面进行介绍，目的是使医院在应用小包装中药饮片时，便于就有关内容向小包装中药饮片的生产企业提出建议和要求。

第一节　包装材料

一、包装材料的选择原则

（1）应符合国家对药品（或食品）包装材料的标准，禁止使用含“氯”成分和再生利用的有毒材料。

（2）应透明或部分透明，以便直观地看到内装饮片。无纺布等特殊用法的可不透明。

（3）包装材料应由符合资质的企业生产。

（4）为了适应环保需要，应尽可能选择可降解的环保材料。

二、常用包装材料

1. 聚乙烯塑料单膜

使用聚乙烯塑料单膜作为包装材料，适用于手工定量包装中药饮片。

2. 聚乙烯复合塑料膜

使用聚乙烯复合塑料膜作为包装材料，适用于机械自动或半自动定量包装中药饮片。

3. 纤维滤纸

使用纤维滤纸作包装袋，适用于煎煮时易糊化而需要作包煎处理的中药饮片，如车前子等。所用滤纸的厚度应大于20um，平均过滤率应小于12um，旨在阻拦药材中所含淀粉、果胶等分子量大于5000的成分通过，从而防止药液因糊化导致“溢出”和“焦底”。使用包装滤纸的不足之处是无法看到包装的中药饮片，不便于验收和养护。

4. 无纺布

无纺布可用作替代纤维滤纸。

（1）使用无纺布袋的优点：

1）用在需包煎的药物时能起到有效的过滤作用。

2）用后能作降解处理，属环保产品。

（2）使用无纺布袋的不足：

1）不适合自动和半自动包装使用。

2）调剂时要在需包煎的药物中加放无纺布袋，增加了一道调剂操作程序，并易发生因疏忽而漏放的情况。

5. 汗衫布

传统的28～32支纱的汗衫布包替代纤维滤纸袋，但禁止使用纱布包，因为纱布孔隙较大，不能阻拦无用成分通过。如用汗衫布包作包装时，不应直接将饮片放入布包中，而应将饮片先装入较薄透明的塑料中，不必封口，而只要将袋口折弯，并将此袋与布包一起放入印有标识或无标识而带有色标的包装袋中封口。

（1）汗衫布袋包装的优点

1）避免了不放布袋的包装在调剂时需另外发布袋给患者，既可少一道操作，也可防止因疏忽而漏发布袋给患者。

2）布袋与饮片分离可避免饮片的粉末、颜色污染在白色的布袋上，造成浪费药物又不美观的结果。

3）能直观地看到包装袋内饮片的质量，便于验收和保养。

（2）汗衫布袋包装的缺点

1）不适合自动和半自动包装，包装效率偏低。

2）包装使用材料多，生产成本偏高。

3）有的汗衫布可能有漂白剂残留成分。

第二节　包装方法

根据不同形状、质地的中药饮片，可采取自动、半自动、抽真空和人工四种包装方法。

1. 全自动包装

使用全自动颗粒包装机包装。此包装方法，适用于体积小、颗粒均匀、流动性好的种子类中药饮片包装。

2. 半自动包装

使用半自动包装机包装。此类包装方法，适用于密度、比重较大，但片形均匀的根、茎、藤、木类中药饮片包装。

3. 抽真空包装

使用真空包装机，先将中药饮片按定量装入包装袋内，再将单包或数包未封口的药包放入真空包装机内进行排空封口。此类包装方法，适用于不能用常规高温干燥灭菌处理的中药饮片包装，能有效防止中药饮片出现虫蛀、霉变和走油等现象。

4. 人工包装

通过人工用电子秤精确称量后，装入塑料袋中再封口。此类包装方法，适用于体积较大、质地较轻且蓬松的花、草、叶类中药饮片。

第三节　标签印制

1. 印制原则

应当符合国家药品监督管理部门对药品标签的有关要求。

2. 印制内容

应当包括下列内容：

（1）名称（应印刷《中国药典》或《炮制规范》所列的标准名称为准，不要印刷异名或别名）。

（2）产地。

（3）规格。

（4）特殊煎煮方法（如先煎、后下、烊化、包煎、冲服等）。

（5）生产批号。

（6）生产日期。

（7）生产企业。

第四节　色 标 应 用

1. 应用目的

小包装中药饮片的色标应用，是指在小包装中药饮片的包装袋上或标签上，使用不同的颜色来代表不同的规格。

从试点单位的经验看，小包装中药饮片的色标应用，能达到快速识别的目的，方便中药饮片在医院中各个环节的验收和中药饮片处方的调配、复核。

2. 应用原则

（1）醒目。使用的颜色应当醒目，并应当与标签的颜色、内装中药饮片的颜色有明显的区别。

（2）色差大。同一医院使用的不同颜色之间，色差应尽量大，便于识别。

（3）同一规格不同品种使用同一种颜色。同一医院，每种中药饮片的同一规格，应尽量采用相同颜色。

3. 印制方法

（1）将不同的颜色直接印制在小包装中药饮片的包装袋上。如武汉市中医医院的做法是每种中药饮片设定大、中、小三种品规，分别用红色、蓝色、棕色标示。此法适用于透明塑料袋用色带打印标签和在透明塑料袋上印刷专用标签的小包装。

（2）使用多种不同底色的不干胶纸来印制标签，每种颜色代表一种规格。如上海中医药大学附属龙华医院的做法是用蓝底色标签代表10g、棕底色标签代表15g，不管什么品种，只要重量一样，颜色就相同。此法适用于全透明塑料袋等加贴标签的小包装。

第五节　外　包　装

1. 目的

为方便药物的验收、清点和装斗。

2. 原则

（1）一个中包装、大包装中，只能装一种小包装中药饮片的一个规格，禁止不同品种、同一品种的不同规格混装。

（2）包装量不宜过大，否则容易造成药物积压。

（3）使用色标的，小包装、中包装、大包装上都应当使用色标，并且颜色一致。

3. 包装形式

中包装：一般以每 50 ~ 100 袋一个中包装为宜。

大包装：可根据医院实际仓储条件和需求，与供货企业协商确定。

第三章　仓储管理

小包装中药饮片具有一个品种多种规格和分剂量采用包装材料密闭包装的特点，因此在仓储工作中，除按中药饮片常规要求管理外，还应充分注意到它的特殊性。

一、仓储设施

1. 仓储面积

小包装中药饮片的一个品种多种规格的特点，比散装中药饮片占用更多的仓储面积。同时应综合考虑医院的用药量、小包装中药饮片的品种规格数、门诊住院病人数量，及近几年的变化情况等，确定医院中药饮片的仓储面积。

根据试点单位经验，小包装中药饮片库、周转库均以 50 平方米为基数，另以中药饮片处方量 10 万剂/年计为基数，每增加 10 万剂/年计，相应增加中药饮片库房面积 8 平方米、中药饮片周转库面积增加 10 平方米。

2. 仓库设备和用具配备

小包装中药饮片仓库应配备的设备和用具，与散装中药饮片基本相同。根据试点单位经验，推荐使用多层货架，且每层可设置不同的层高，以方便同种中药饮片的不同规格因用量不同而需要不同的储备量。特别要注意的是，由于小包装中药饮片采用的是密闭包装形式，为保证中药饮片在医院的仓储期间不发霉变质等，应设置足够的控温设备，有条件的可设阴凉库。

二、仓储管理工作

仓储管理工作是保证小包装中药饮片质量和供应工作的重要环节，包括采购、入库验收、在库养护、出库验收几个环节，其要求与散装中药饮片基本相同，但由于其一个品种多种规格和密闭包装的特点，决定了其管理具有某些特殊性，如对小包装中药饮片仓储货位的合理设置、同一中药饮片不同规格的采购量和仓储量可能不同、仓储温度控制等应充分重视。

1. 货位设置

小包装中药饮片具有一个品种多种规格的特点，货位设置时应当按照品种和规格设置货位，即不同的中药饮片和相同中药饮片的不同规格均应设置不同的货位，或者说同一中药饮片品种的不同规格应视作不同药品来设置货位。货位设置应当相对固定，做到一药一规格一货位。

货位的大小可视每个规格用量大小进行设置，即相同中药饮片的不同规格的用量不尽相同，其货位大小应视实际情况进行调整。对易走油、发霉、虫蛀等易变质的小包装中药饮片，其货位宜设置在单独配备控温设备的仓储空间内，以保证饮片质量。

2. 采购

应当注意同种中药饮片的不同规格用量是不同的，可以依据一定时间段内的出库记录，统计各中药饮片品种的各种规格的使用量，将每种小包装中药饮片按不同品种规格分为常用、非常用、极少使用三种情况，针对不同规格制定具体的采购计划，以保证临床配方需要，并控制库存量。

3. 入库验收

应当包括品种、规格、数量和质量的验收。

不同品种、不同规格，应分别进行。同一品种、同一规格，大、中、小包装应同时验收。

数量验收，应包括所有大包装、中包装的数量，对小包装的数量可根据入库情况进行全部或抽样验收。

质量验收，除按散装中药饮片的要求进行外，应当特别注意对每一小包装的重量差异的测定；同一品种、同一规格，大、中、小包装上的各种标识（包括色标）以及标识的一致性的验收。

同一品种、不同规格的小包装中药饮片，应当建立不同帐目和货位卡。

4. 在库养护

包括小包装中药饮片的品种、规格、数量、质量和库房温度湿度监控等。其中因小包装中药饮片采用密闭包装形式，所以在库质量养护和温湿度监控尤为重要。质量养护可采用抽样检查药品质量的方法，内容包括含水量、小包装外观及标识是否完整、是否气鼓、是否霉变虫蛀等，有条件的可测定指标性成分含量。在库房的温度控制方面，根据试点单位经验，储存温度比散装中药饮片适当降低为宜。

5. 出库验收

应对小包装中药饮片的品名、规格、数量以及包装完整性、内装中药饮片质量（如发霉、变质、虫蛀等）进行出库验收。

6. 出库明细帐目和货位卡的记录处理

认真做好小包装中药饮片的出库明细帐目和货位卡的处理，要求及时准确地将所有出库小包装中药饮片，按领用部门、品种、规格入帐并打印出库单；并在每种小包装中药饮片的每种规格的货位卡上，记录出库日期、出库数量、领药部门。

第四章　处 方 调 剂

使用小包装中药饮片进行中药饮片处方调剂，要使用散装中药饮片进行调剂相比，在调剂室的面积安排与布局设计、调剂设备与器具的配备、斗谱的编排以及具体的调剂操作规程等方面，需要进行调整，以适应小包装中药饮片的特点，更好地发挥小包装中药饮片的优势。

第一节　调剂室面积与布局设计

一、调剂室面积

与散装中药饮片相比，小包装中药饮片因其每个品种都有几个规格，而且每包饮片之间的空隙要比散装的饮片与饮片之间空隙大，单位体积增加。因此，调剂室的面积应相应增加。

小包装中药饮片调剂室面积，可按以下方式计算（供参考）：面积以 50 平方米为基数（M）；处方调剂量以 10 万剂为基数（X）；年实际调剂量（Y）；每 10 万剂/年增加面积 14 平方米（Z）。其计算式为：$W=Y\div X\times Z+M$。例如：年调剂门诊小包装中药饮片处方 100 万剂（Y），则调剂室面积应为：$100\div10\times14+50=190$ 平方米。

部分试点单位通过改革药斗、加快上药频率等，尽量减少了理论计算所需要的面积。

二、调剂室的布局设计

科学、合理的布局，是提高小包装中药饮片调剂工作效率、创造良好的调剂工作环境的重要前提。小包装中药饮片调剂室的布局设计，应根据本医院所设定小包装中药饮片的品规总数、饮片处方调剂量、调剂人员数等因素确定所需调剂台、药柜、药橱（或货架）等的数量，再根据调剂室的面积及房屋的实际（尺寸）情况，确定调剂台、药柜、药橱的尺寸。如调剂室面积紧张，则药柜、药橱的尺寸可设计得高一点，以充分利用空间，上层可放置一些非常用的品种。

通道的设计也是调剂室布局设计中不可忽视的内容，应根据调剂室的面积、中药饮片处方调剂量及调剂人员数、所用调剂设备（如使用调剂车，通道应适当加宽）、加药车的大小等因素综合考虑。试点单位的经验，一般主通道以 1.2 米左右、次通道以 1 米左右为宜。

第二节　调剂室设备及器具

一、调剂台

调剂室宜有与中药饮片处方调剂量相适应的调剂台。有条件的医院，每个调剂员可设一组调剂台。如因调剂室面积所限，可两个或多个调剂员合用一组，并可采用流水操作的方式，即取药者专事取药，分剂者专事分剂。

调剂台的尺寸，如为一人一组的，一般以长 120～150cm，宽 60cm，高 90cm 为宜。

调剂台的材质可使用木质或铁质，木质的优点是透气性相对较好。铁质的优点是实际利用的空间相对较大，耐磨性好，密闭性好。

如因调剂室面积所限无法设置调剂台的，可采用调剂车或调剂篮等进行饮片调配。

本指南的参考资料，附了部分试点中医医院调剂台、调剂车、调剂篮的实例，供参考。

二、药柜

调剂室应有与中药饮片处方调剂量相适应的药柜，确保本医院所有小包装中药饮片的各种规格都能够安置。

与散装中药饮片相比，小包装中药饮片除可使用传统的带抽斗的药橱（习称百眼橱）外，可结合医院自身的实际情况，采用药橱、货架多种形式。

本指南的参考资料，附了部分试点中医医院小包装中药饮片的药柜实例，供参考。

三、其他器具

1. 配药桶

在利用调剂台分剂时，可使用配药桶。配药桶可备大、小二种，小的用于一般处方的调配；大的用于药味多、剂量大的处方的调配。

2. 药袋

一般情况下，纸袋比较适合于不使用调剂台的使用。为节约成本，药袋宜备大小二种，视药味的多少、药量的大小选用合适的药袋。

第三节　斗谱编排

斗谱编排是否合理，直接影响调剂效率。

一、斗谱编排原则

（1）通常应将最常用的品规编排在调剂台的周围（不用调剂台的可编排在调剂路线的最前端），极少使用的品规编排在离调剂台最远的位置（或调剂路线的最远端）。

（2）常用的品规编排在药柜（橱）或货架的中层，非常用的品规编排在药柜（橱）的最上层和最底层。

（3）质坚量重的品种以及质地泡松体积较大的品种，宜放置在药柜的底层。

（4）经常连用的药物，如知母和黄柏、天冬和麦冬、生地和熟地应编排在一起，方便装药与调剂。

二、斗谱编排方法

斗谱的编排大致有以下四种方法，彼此各有千秋，且互有交叉，各医院可根据实际情况，选择合适的方法进行排列。

（1）从最常用的到非常用的依一定的顺序排列，并将药柜（斗）位置编列序号，电子处方（配方清单）的药名可按药柜（斗）的顺序，在每味药名左侧打印药柜（斗）的序号。

（2）根据药用部位排列，处方也按药用部位打印，将药柜（斗）编列序号，电子处方（配方清单）药名左侧亦打印上药柜（斗）的序号（序号的编列与上条类同）。

（3）参照散装中药饮片斗谱编排方法，结合本医院医师用药习惯，先按常用和非常用，再按药用部位以及处方中常联用的品种（如：知母、黄柏；紫菀、款冬花；山楂、六曲）等因素而编排的方法。上海龙华医院斗谱的编排即采用的本办法，本法的优点是调剂效率较高，缺点是调剂人员开始时熟悉区位的过程较长。

（4）以全院所有品种（规格）为一套，编排方法按上述三条中任意一种均可，视中药饮片处方量及调剂室面积等情况，设置若干套，部分极少使用的品种（规格）可二套或几套共用。

第四节　调 剂 操 作

一、基本原则

使用小包装中药饮片调剂与散装中药饮片调剂有很大差异，操作中应当遵循以下几项原则：

（1）为保证处方的完整性，同时不给患者增加不必要的麻烦，小包装中药饮片调剂时，应当按照处方的剂量，将每味中药饮片分至每剂，不应按每一味小包装中药饮片总包，让患者自已分剂。

（2）小包装中药饮片不宜与散装中药饮片混合使用。

（3）调剂过程中应遵循最少用包原则，如某单位甘草有3g、6g、9g三种规格，处方剂量为9g，应付9g一包，而不应付6g、3g各一包，更不应付3包3g，以提高调剂效率、减少差错，同时不人为增加小包装中药饮片的加工成本。

二、操作步骤

科学、合理的调剂操作步骤是确保调剂质量、提高调剂效率、防止和杜绝差错发生的重要环节。

1. 取药

根据处方（或者调剂清单）顺序取药，取药时必须关注包装上的标签内容与内装药物是否一致以及药物是否有变质情况。每取一味药须将所需包数数准，取完药后在药名右上角做标记，以示该药已取过。

2. 分剂

使用调剂台的，分剂时可先将药袋套到配药桶上，药配完后把药袋拎起扎好。分剂时应按一定的顺序，每分一味药最好中途不要停顿，以免搞不清停顿前分到哪一剂，也可每分一味药后在处方该药名处作标记。

使用调剂车（调剂篮）的，也可先将药袋放在调剂车上（或调剂篮内），在取药的同时进行分剂，药配完后把药袋扎好。

3. 特殊药物处理

处方中如有需特殊处理的品种，如先煎、后下、包煎、冲服、烊化等，最好使用专用标签（标签内容为："注意：内有需先煎、后下、包煎、冲服、烊化的药物，请仔细阅读说明书并按相应的方法操作"），在相应项目上打勾，并将专用标签贴在外面的药袋上，以提醒患者注意。

4. 自查

处方调配完毕，调剂人员取一剂药自行检查后在处方（配药清单）上签名，然后交复核人员复核。

5. 复核

复核人员依据处方（有医生工作站的可按配方清单）仔细复核。复核时应当既要核对药名，又要核对剂量。复核完毕后，应当在该处方（或配方清单）上签名，并在自己复核过的这一剂药的包装袋上写上患者的姓名，表示这一剂是自己复核过的。

将配方清单的一联或领药证存根（使用手写处方的）固定在外面的药袋上，并在药袋上写上领药号及患者姓名，以防配药清单（领药证存根）掉落后核查。

6. 发药

发药时应严格执行《处方管理办法》之规定，仔细核对患者姓名、药剂数等，收回具医师签章的纸质处方，同时将一份配方清单交患者，以便患者自行核对。

展　望

小包装中药饮片作为中药调剂方式改革的探索，在实际应用中还一些需要进一步改进的地方，主要有以下几点：

1. 规格方面

小包装中药饮片包装规格还不能完全满足临床各科医生的用药剂量需要。如儿科用药，有时需要拆散调配；用量组合有所欠缺，有时需要临方调配。

2. 饮片方面

（1）为便于包装，某些饮片在进行小包装时需要进行二次加工，导致片形不完整。

（2）目前对每袋小包装中药饮片的装量差异限度尚无统一标准，使检测无据。

（3）如使用塑料作为包装材料，因其密不透气，在高温季节，某些饮片由于水分不能挥发容易导致霉变。为此，一些中药饮片生产企业采用微波辐照工艺作防治处理，但对不同质地中药材所选波长、辐照时间、传送带的速度等，尚无供规范操作的技术参数，对微波处理前后中药材的理化性质与卫生状况等也还缺乏比照性研究。

3. 外包装方面

（1）环保问题：目前的包装材料多为聚乙烯树脂类塑料，其降解时间长，对环境有一定影响。

（2）方便性问题：煎煮中药时需逐袋拆包，不如散装中药饮片方便。

4. 生产成本方面

生产小包装中药饮片带来了生产设备、包装材料、人工等生产成本的增加。

5. 场地方面

小包装中药饮片的体积增大，再加上规格多，所需调剂室、库房面积要相应增大。

针对上述问题，要在今后的实践中，及时总结经验，继续深入研究，不断改进完善，为提进一步高中药饮片调剂质量，提高工作效率和管理水平，保持发挥中医药特色优势，促进中医药事业又好又快发展，发挥更大作用。

附录五　中药配方颗粒管理暂行规定

根据《药品管理法》的有关规定，为推进中药饮片实施批准文号管理，规范中药配方颗粒的试点研究，中药配方颗粒将从2001年12月1日起纳入中药饮片管理范畴，实行批准文号管理。在未启动实施批准文号管理前仍属科学研究阶段，该阶段采取选择试点企业研究、生产，试点临床医院使用。试点生产企业、品种、临床医院的选择将在全国范围内进行。试点结束后，中药配方颗粒的申报及生产管理将另行规定。

一、试点生产企业申报

（1）生产企业必须持有《药品生产企业许可证》且具备生产颗粒剂的剂型。

（2）中药配方颗粒的研究经省、部级科研立项，并取得阶段性成果（提供立项批件、合同书或验收证明）。

（3）生产企业研制的品种必须超过400个以上。

二、品种使用范围

（1）申报企业应将过去进入科研用药范围内的临床科研单位名单上报（包括临床科研单位简介及使用“中药配方颗粒”情况证明，并加盖单位公章），不得再另行增加临床医院。

（2）试点生产企业经确认后，应将使用中药配方颗粒临床医院名单报医院所在地省药品监督管理局备案。

三、申报资料的要求

（1）按照“中药配方颗粒质量标准研究的技术要求”提供质量标准研究资料（见附件）。

（2）相关附件，包括《药品生产企业许可证》复印件、立项证书、临床使用单位及证明。

（3）科研设计方案。

四、申报程序

（1）申报试点生产企业、品种及使用范围由所在地省药品监督管理局初审合格后，上报国家药品监督管理局药品注册司。

（2）国家药品监督管理局对申报试点生产企业进行现场考核。

五、试点工作期间的科研工作

试点应围绕中药的配方颗粒临床安全评价及生产质量控制做好科研设计，明确阶段目标及考核指标，试点结束后应提交严谨的研究报告。

对经现场考核符合条件的试点生产企业我局予以确认，并组织专家对其申报的品种质量标准进行审查，符合要求的品种由所在省药品检验所进行质量标准复核合格后，在备案的临床医院开展研究工作，未经确认的试点生产企业及备案的临床医院不能生产和使用。

附　中药配方颗粒质量标准研究的技术要求

中药配方颗粒质量标准内容应包括：药品名称、来源、炮制、制法、性状、鉴别、检查、浸出物、含量测定、功能与主治、用法与用量、注意、规格、贮藏等项目。

质量标准

1. 药品名称

包括中文名称和汉语拼音。药材名称应采用《中国药典》现行版一部及部颁标准中药材的名称，成品名称按“＊＊＊配方颗粒”进行命名，即“药材名+配方颗粒”。

2. 来源

包括植物的科名、中文名、拉丁学名和药用部位。

3. 炮制

凡与《中国药典》现行版一部及部颁标准中药材项下炮制方法不一致的品种，应写明其炮制方法。

4. 制法

应写明制备工艺的过程（包括辅料种类等），列出关键的技术参数，明确投料量和成品制成量（成品以1000g计）。并附工艺流程图。

5. 性状

对外观颜色、形状和气味进行描述。

6. 鉴别

要求专属性强、灵敏度高、重现性好。色谱法鉴别应选择适宜的对照品或对照药材作对照试验。

7. 检查

除另有规定外，按照《中国药典》现行版一部附录颗粒剂通则项下规定的检查项目进行检查。

8. 浸出物

对难以进行含量测定或所测成分含量低于千分之一的品种，应建立浸出物测定。测定方法参照《中国药典》现行版一部附录浸出物测定的有关规定，选择适当的溶剂进行测定。

9. 含量测定

（1）除难以进行含量测定等特殊情况外，原则上均应进行含量测定。

（2）含量测定方法可参考有关质量标准或有关文献，也可自行研究后建立，但均应进行方法学考察试验。

（3）含量限（幅）度应根据实测数据（至少有10批样品的20个数据）制订，单剂量包装以每袋（瓶）含某成分的量表示；多剂量包装以每克含某成分的量表示。

10. 功能与主治

应与《中国药典》现行版一部及部颁中药材标准中相应的品种项下一致。

11. 用法与用量

供配方用，遵医嘱。

12. 注意

应与《中国药典》现行版一部及部颁中药材标准中相应的品种项下一致。

13. 规格

应标明每袋（瓶）的包装量及相当的原饮片量。

14. 贮藏

根据各品种的情况酌定。

15. 有效期

根据稳定性实验确定。

质量标准起草说明的编写要求

编写质量标准起草说明的目的在于说明制定质量标准中各个项目的理由，规定各项目指标的依据、技术条件和注意事项等，既要有理论解释，又要有实践工作的总结及试验数据，是全部研究工作的汇总。

1. 药品名称

包括中文名和汉语拼音。成品名称按“药材名称+配方颗粒”进行命名，药材如系炮制品，应采用“炮制品名称+配方颗粒”进行命名。药材及其炮制品的名称应采用《中国药典》现行版一部及部颁标准中药材的名称。

2. 来源

生产用的中药材应进行严格的品种鉴定。成品来源包括植物的科名、中文名、拉丁学名、药用部位及其制成品，科名只写中文名，不附拉丁名。如川芎配方颗粒的来源可表述为：本品为伞形科植物川芎 *Ligusticum chuanxiong* Hort. 的干燥根茎制成的配方颗粒；制川乌配方颗粒的来源可表述为：本品为毛茛科植物乌头 *Aconitum carmichaeli* Debx. 的干燥母根经炮制后加工而成的配方颗粒。

3. 炮制

凡采用《中国药典》现行版一部和部颁标准中药材项下的炮制方法炮制的饮片，不要求提供炮制方法，但需说明采用何种标准；采用各省、市、自治区中药材炮制规范炮制的饮片，需写明详细的炮制方法，并提供炮制规范的复印件。

4. 制法

应附制备工艺路线图，应说明关键技术参数的含义及确定最终制备工艺及其技术条件的理由。若用辅料需说明辅料品名及用量，并附标准，详细研究资料列入制备工艺的研究资料中。

5. 性状

说明正文中所描述性状的理由，叙述在性状描述中需要说明的问题。所描述性状的样品至少必须是中试产品。色泽的描写应明确，考虑到原料色泽差异所产生的影响，色泽可以有一定的幅度。

6. 鉴别

应说明确定鉴别方法和试验条件的依据。鉴别方法一般采用光谱鉴别或色谱鉴别，要求专属性强、灵敏度高、重现性好。色谱法应采用阳性对照（对照品或对照药材）和阴性对照（辅料），并附有关图谱或彩色照片，要求清晰、真实。对于原料品种混乱或难以建立专属性强的鉴别方法的产品，应建立特征指纹图谱鉴别方法。色谱鉴别所用的对照品或对照药材，应符合“质量标准用对照品研究的技术要求”。起草过程中曾做过的鉴别试验，但未列入正文的方法，均应详尽地记述于起草说明中。

7. 检查

除《中国药典》现行版一部附录颗粒剂通则项下的检查项目外，各品种自行制订的检查项目应说明制订理由，列出实测数据及确定各检查限度的依据。重金属、砷盐检查必须考察，凡重金属超过百万分之二十、砷盐超过百万分之十的应列入正文。

8. 浸出物

应说明规定该项目的理由，所采用溶剂和方法的依据，列出实测数据，制订浸出物量限（幅）度的依据和实验数据（至少10批中试以上样品的20个实测数据）。考察各种浸出条件对浸出物量的影响。

9. 含量测定

说明含量测定成分选择的依据，测定成分应选择有效成分或指标性成分。根据所测成分的理化性质，选择相应的测定方法，阐明测定方法的原理，确定该测定方法的方法学考察资料和相关图谱，包括实验条件的选择（如提取、纯化、测定条件的比较）和各项方法学考察数据（包括测定方法的线性关系、稳定性、精密度、重复性和回收率试验等），回收率的测定应有五份以上数据，相对标准偏差RSD%一般为3%以下。阐明确定该含量限（幅）度的意义及依据（至少应有10批样品20个数据）并附原药材用相同方法测定的10批数据。

含量测定所用的对照品应符合“质量标准用对照品研究技术要求”。

起草过程中曾做过的含量测定，但未列入正文的方法，均应详尽地记述于起草说明中。

10. 功能与主治

参照《中国药典》现行版一部及部颁中药材标准中相应品种项下的功能与主治叙述。

11. 用法与用量

因中药配方颗粒仅供配方用，原则上按照中国药典和部颁标准所规定的相应剂量使用，或遵医嘱。如有特殊规定，应说明理由。

12. 注意

参照《中国药典》现行版一部及部颁中药材标准中相应品种制订。如有特殊规定，应说明理由。

13. 规格

根据各品种的情况，叙述需要说明的问题。

14. 贮藏

说明制订贮藏条件的理由，需特殊储存条件的应说明理由。

15. 有效期

根据室温留样的稳定性实验结果制定。